国医大师
传薪丛书

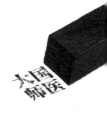

国医大师传薪丛书

第2版

国医大师 邹燕勤

中医肾病临床求真

主编　周恩超　易岚

副主编　孙伟　曾安平

编委　(按姓氏笔画排序)

朱晓雷　仲昱　孙伟

李华伟　易岚　周迎晨

周恩超　曾安平

人民卫生出版社
·北京·

**图书在版编目（CIP）数据**

国医大师邹燕勤中医肾病临床求真 / 周恩超，易岚
主编 . —2 版 . —北京：人民卫生出版社，2024.5
ISBN 978-7-117-31172-4

Ⅰ . ①国… Ⅱ . ①周…②易… Ⅲ . ①肾病（中医）–
中医临床 – 经验 – 中国 – 现代 Ⅳ . ①R256.5

中国国家版本馆 CIP 数据核字（2020）第 264771 号

| | | |
|---|---|---|
| **人卫智网** | **www.ipmph.com** | 医学教育、学术、考试、健康，<br>购书智慧智能综合服务平台 |
| **人卫官网** | **www.pmph.com** | 人卫官方资讯发布平台 |

**国医大师邹燕勤中医肾病临床求真**
Guoyi dashi Zou Yanqin Zhongyi Shenbing Linchuang Qiuzhen
第 2 版

主　　编：周恩超　易　岚
出版发行：人民卫生出版社（中继线 010-59780011）
地　　址：北京市朝阳区潘家园南里 19 号
邮　　编：100021
E - mail：pmph @ pmph.com
购书热线：010-59787592　010-59787584　010-65264830
印　　刷：三河市宏达印刷有限公司
经　　销：新华书店
开　　本：710×1000　1/16　印张：21
字　　数：323 千字
版　　次：2014 年 9 月第 1 版　2024 年 5 月第 2 版
印　　次：2024 年 6 月第 1 次印刷
标准书号：ISBN 978-7-117-31172-4
定　　价：70.00 元

打击盗版举报电话：**010-59787491**　E-mail：**WQ @ pmph.com**
质量问题联系电话：**010-59787234**　E-mail：**zhiliang @ pmph.com**
数字融合服务电话：**4001118166**　E-mail：**zengzhi @ pmph.com**

# 前　言

　　邹燕勤,女,汉族,1933年4月26日出生,江苏无锡人。现任南京中医药大学教授、主任医师、博士研究生导师、国家传承博士后导师。第二、三、四、五、六批全国老中医药专家学术经验继承工作指导老师。曾任南京中医学院(现南京中医药大学)中医系副主任及附属医院(即江苏省中医院)副院长、党委副书记(主持工作),江苏省第六、七届政协委员,中华中医药学会第二届理事,江苏省中医肾病专业委员会主任委员,全国中医肾病专业委员会副主任委员,国家及江苏省药品审评委员会委员;现任中华中医药学会肾病分会、世界中医药学会联合会肾病专业委员会、江苏省中医药学会肾病专业委员会顾问,华东地区中医肾病专业委员会名誉主任委员。第三届国医大师,江苏省名中医,江苏省首届国医名师,1993年享受国务院政府特殊津贴,全国中医肾病医疗中心暨中医肾病学重点学科学术带头人,全国老中医药专家传承工作室专家。

　　邹燕勤教授1957年及1968年分别毕业于南京师范大学生物系及南京中医学院中医系,获双学士学位。期间曾任植物学及药用植物学助教5年。中医系毕业后至江苏省中医院内科任职至今。1971年参加名中医学术继承班,师承其父邹云翔教授,之后随师学习、工作20余年,得其真传。邹燕勤教授从事教学、临床、科研60余载,在中医治疗肾系疾病方面,尤其是对原发性和继发性肾小球疾病和肾衰竭的中医药治疗方面具有独到的见解、深入的研究,积累了丰富的经验,在全面继承邹云翔先生学术思想体系的基础上,形成了自己的治肾学术思想和经验特色。邹燕勤教授,年已八旬,仍坚持临床一线工作,带教学术弟子,不断探索治肾新方法和新药物,如近年对肾系肿瘤术后肾衰竭的研究,对于外治法的研究、反佐法的应用等,反映了邹教授活到老学到老、精益求精、永远追求探索的研究精神。本书全面总结了邹燕勤教授60余年临床诊治肾病的经验,系统地介绍了邹燕勤教授的学术思想、医论医话、临证验案等。希望本书的出版能够对从事中医和中西医结合肾病的临床工作者、教育工作者、研究生等有所启发、借鉴、参考作用。

　　本书由邹燕勤传承工作室和"江苏中医肾病名家诊疗经验及临床应用示范研究"课题组负责编写,分工写作。由于各自风格、文笔不一,对邹燕勤教授思想和经验理解、认识不尽相同,文中可能存在差异,虽经主编统稿,但由于水平所限,仍有不足,敬请批评指正。本书经我们敬爱的老师邹燕勤教授审阅、修改,特此致谢!

编者

2019 年 12 月

# 目 录

## 第一章 医 家 小 传

## 第二章 学 术 思 想

## 第三章　医　论　医　话

## 第四章　医　案　实　录

第五章　邹燕勤年谱

# 第一章　医家小传

邹燕勤,女,汉族,1933年阴历四月初二生,1957年及1968年分别毕业于南京师范大学生物系及南京中医学院中医系本科,获双学士学位,任植物学与药用植物学助教。20世纪70年代初期又参加名中医学术继承班,在职学习2年,师承其父邹云翔教授。她现任南京中医药大学教授、主任医师、硕士生导师、博士生导师、博士后合作指导老师。受其父、著名中医学家,肾病、老年病专家邹云翔教授学术思想影响,并经长期中医肾病临床、教学和科研工作的磨炼,在中医药治疗肾系疾病方面,特别是在慢性肾小球肾炎和肾衰竭的中医药治疗上有独到的见解和深入的研究。曾任南京中医学院中医系副主任及附属医院(即江苏省中医院)副院长,江苏省第六、七届政协委员,中华中医药学会第二届理事,江苏省中医肾病专业委员会主任委员,全国中医肾病专业委员会副主任委员,国家及江苏省药品审评委员会委员。现任中华中医药学会肾病分会顾问,世界中医药学会联合会肾病专业委员会、江苏省中医学会肾病专业委员会顾问,华东地区中医肾病专业委员会名誉主任委员。第三届国医大师江苏省名中医,享受国务院政府特殊津贴。是国家中医药管理局、人事部、国务院学位委员会等五部委组织的第二、三、四、五批全国老中医药专家学术经验继承工作指导老师,国家中医药管理局第一、二、三批优秀中医临床人才指导老师。2011年由国家中医药管理局批准成立邹燕勤名医传承工作室。

## 一、家学熏陶

1933年4月,正是江南太湖最斑斓美好的季节,邹燕勤出生于江苏省无锡东绛镇(现太湖镇)。其父云翔先生自小勤奋聪慧,具有厚实的文学功底,并经著名经学大师唐文治先生的授教,奋研文史,20世纪20年代末至30年代初,在上海《申报》《时事新报》《新闻报》等报刊发表数十篇论文,先后任小学、中学教师、校长。值邹燕勤出生前夕,因邹云翔先生思想进步,对当时政局见解不同,学校董事长害怕出事而停办该地中学。加之邹云翔先生的母亲不幸染病,失治而逝,遂使邹云翔先生发愤改教学医,遵循"不为良相,宁为良医"的古训,师从孟河名医费伯雄先生的高足刘莲荪先生,学成后遂悬壶乡里,医治百姓。后受聘于上海《光华医学杂志》,又师从孟河名医丁甘仁先生之子丁仲英先生。

邹燕勤的幼年就是在父亲学医、行医的过程中度过的,耳闻目染其父诊病及救治患者的情景,也许就是这最初的启蒙教育,为她今后从事中医事业奠定了基础。

抗战胜利后,邹云翔先生在南京大行宫存心泰药房行医,邹家遂举家从无锡迁来南京,邹燕勤在南京读完了初中。课后假期,邹老先生在行医之余,教导孩子读书学习,《古文观止》是常读之书,重要章节须认真背诵。邹老先生治学严谨,由此培养了邹燕勤良好的旧学根基。

## 二、薪火相传

邹燕勤教授的父亲邹云翔教授是江苏省中医院院长,一级教授,我国首批博士生导师,南京中医学院副院长,于1955年编著出版了我国第一部肾病专著《中医肾病疗法》,是中医肾脏病学的奠基人。

1957年,邹燕勤从南京师范学院生物系毕业后留校任植物学助教。适逢国家开展培养名老中医学术接班人工程,邹燕勤奉命调任南京中医学院中药系任药用植物学助教,1962年秋在组织的安排下,进入南京中医学院中医系学习中医6年,踏上了继承父业的艰辛路途。邹云翔先生医术精湛,经验丰富,精于内、妇、儿科,尤对肾病、老年病见解独特。邹燕勤教授在跟父学习中勤观察、细琢磨,在帮助邹老先生整理资料、医案、经验等过程中,经父亲言传身教,耳提面命,加之自己勤勉有加,深得邹老先生真传,医术渐精,特别在中医药治疗肾系疾病及老年病方面造诣较深。邹燕勤教授时常说,父亲的教诲和生物及中医两个专业的大学学习,是她成功的基础,并对她一生产生了深刻的影响。邹老先生治疗肾病注重辨证论治,治肾不拘泥于肾,及维护肾气,运行气血的学术思想,对邹燕勤教授治肾学术思想的形成及遣方用药规律影响颇深。邹燕勤教授秉承其父之学术思想,并在临证中师承父业,以父为镜,并有所发展。

她认为肾病的辨证,以虚实为纲。暴病多实,久病多虚,多实不是皆实,实中常夹有虚象;多虚不是均虚,虚中亦有夹实候。因此,急性肾炎和慢性肾炎的治疗,是从虚治,是从实治,还是攻补兼施,不是从急慢性来区分,而是依据辨证来决定的。虽然纯虚纯实之证亦有,但大多是本虚标实者多,特别是慢性肾炎,因此务必重视扶正祛邪。根据不同病程,不同病情,虚实之间,孰轻孰重而灵活处理。对肾炎水肿的治疗,多从肺、脾、肾着手,以宣肺利水、补气行水、健脾利水、温肾利水、活血利水等为常法。邹教授遵从其父之学术观点,根据活血化瘀法治疗水肿的论点,欲"温肾行血宣瘀,必佐通阳行气的药物,肾脏血流才不发生障碍","各种慢性肾炎,中医治法都用补气养血,化瘀温肾的整体的根本治疗,增强抵抗力",并提出,五脏中肺与肾最为娇嫩与柔脆,凡是气候上的变化,物理上的刺激,情绪上的波动,外因与内因各方面,都能影响到肺脏与肾脏。其治疗肾病不拘泥于肾而强调辨证施治,整体调理,根据病情而注意其他脏器的治疗。例如重视研究肾脏病中肺的证候而摸索了一套治肺方法,如疏风宣肺、清肺解毒、降肺理气、养肺滋阴,以及金水相生、肺肾同治等法则;研究了肾与脾的关系,强调先天、后天关系更为密切,所以在辨证中脾肾气虚证、脾肾阳虚证、脾肾气阴两虚证的治疗均丝丝入扣;又注意在临床治疗过程中,肾与肝、心等脏器的关系而采用多脏同治而提高了疗效。

对激素治疗所出现的副作用,如满月脸、水牛背、围裙腹,而尿蛋白不降等症状,邹教授在跟随父亲侍诊过程中领悟而整理出父亲用疏滞泄浊法的经验,并阐明其机理。认为:因药物引起体内升降出入功能紊乱所致,当升者不升,当降者不降,当出者不出,当入者不入,气血精微变为湿浊痰瘀,阻于脏腑络脉肌腠而成。用疏滞泄浊之法,以丹溪越鞠丸加减,疏其气血,泄其湿浊、痰瘀,使失常之升降出入生理功能得以恢复而病可痊愈。

对水肿及蛋白尿等的治疗,邹教授整理总结如下方法:疏风宣肺利水法、清肺解毒行水法、降肺理气法、养肺滋肾法、疏达清理法、补气固卫法、补气行水法、健脾益气法、运脾化湿法、健脾补肾法、温阳利水法、滋养肝肾法、补肾固摄法、补气养阴法、补气养血法、阴阳并补法、活血化瘀法、清热渗湿法、疏滞泄浊法等。在临床中重视调理脾胃,顾护中气,以后天养先天,深得孟河学派之真谛,认为慢性肾病的治疗,以维护肾气,加强肾的气化功能为根本原则。但脾胃为后天之本,生化之源,气血津液升降的枢纽。肾与脾胃关系密切,肾为先天生命之根,脾胃为后天仓廪之本。从生理上是相互促进、相辅相成的,在人体水液代谢中也起了协同作用,肾气的开阖,脾气的运化都对水液代谢起了调节作用。从病理上两者亦相互影响,慢性肾病,特别是慢性肾衰竭的晚期,肾病及脾,水毒浸渍中焦,脾升胃降功能紊乱,中气受戕,怯弱难复,往往致肾病不可挽回,所以治疗肾病必须详察脾胃之盛衰。遵先贤"人以胃气为本","五脏六腑皆禀气于胃","有胃气则生,无胃气则死","得谷者昌,失谷者亡"的训导,故顾护中气与维护肾气一样重要。在调理脾胃时邹教授常指出:"一要调补脾胃之气。因慢性肾病患者脾胃气虚证候居多,常选参苓白术散、健脾丸加减治疗。二要调畅中焦气机。因临床气虚者兼气滞,故须调畅气机,于补气方加陈皮、佛手,或砂仁、蔻仁或枳壳、苏梗等,或用香砂六君丸加减治疗。三要注意顺应脾胃的特性。脾宜升则健,胃宜降则和,脾喜燥恶湿,胃喜润恶燥,故治疗中若见脾虚湿困为主者,宜运脾化湿,投以胃苓汤、藿香正气散加减治疗。若胃气上逆,呕恶不止,不思饮食,宜和胃降逆,以旋覆代赭汤、小半夏加茯苓汤、橘皮竹茹汤、左金丸等化裁运用。"慢性肾病,大多病程较长,肾病及脾,脾胃功能多虚弱者,故应注意少用苦寒之品。若过用苦寒,不仅损脾败胃,导致后天气血不能正常化生,亦可伤肾薄骨,抑制先天肾精气化功能,加重肾病病情变化,故应用时要知节知慎,中病即止。

## 三、创新光大

邹燕勤教授从事医教研50余载,从临床医师到治院行家、学科带头人,学验俱丰,桃李满天下。

邹燕勤教授临床涉及内科各专业,20世纪70年代起更独专肾科。尤当称道的是在邹云翔教授电脑诊疗系统研制、继承邹云翔教授肾病学术思想、临床经验科研课题的不断深入及将江苏省中医院肾科建成全国中医肾病医疗中心等方面,取得卓越成绩。

20世纪80年代初期,国家重视对名老中医学术经验的继承工作。如何既能让先辈经验传之后人,又能直接以名家经验永久服务于广大患者。邹燕勤教授与同事们一起,引进世界当时新兴顶尖之电脑技术与古老传统中医学相结合,将邹云翔教授治肾之学术经验,研制成电脑诊疗软件,在全国开此类课题研究之先河。历经三载研制成"邹云翔教授急慢性肾炎诊疗与教学经验应用软件"和"邹云翔教授肾系疾病诊疗与教学经验应用软件",其中存储了828个症状信息,总结了肾系疾病316个主证和50个兼证,能使用的基本方剂739个,能为肾脏系统的13种疾病作辨证治疗,经一万人次的肾病诊治结果证明,有效率达90%。荣获江苏省计算机应用成果一等奖、全国微机应用展览会一等奖,国务院电子振兴小组三等奖。后又于1985年参加日本筑波国际科技博览会展出,获得国际行家们的好评。1987年在美国华盛顿召开的世界医药信息会上,邹老肾病软件用于治疗的论文,引起国际医药界的极大重视。邹燕勤教授于1988年代表研制小组赴苏联参加国际会议,在大会上以第一位发言人宣读了该软件医理设计的论文。这些软件不但成功地应用于本院临床,还在国内转让给20余家医院应用,如同邹云翔教授亲自为当地患者诊疗肾病一样。软件又被选参加澳大利亚举行的国际博览会展览。科研论文曾在美国、加拿大、苏联等国家举行的国际学术会议大会宣读、交流。

自20世纪80年代起,邹燕勤教授围绕继承邹云翔教授学术经验,先后完成卫生部课题1项、省级课题4项。其中"慢性肾功能不全辨证论治的临床规律和原理研究"获江苏省科学技术进步奖二等奖、首届中医药工程国际学术会议金陵杯金奖;"益气养阴和络渗湿法治疗慢性肾炎气阴两虚证的临床和实验研究"获江苏省科学技术进步奖三等奖;"健脾益肾补气法治疗慢性肾炎脾肾气虚证的临床和实验研究"获江苏省科学技术进步奖四等奖。由她主持研究的卫生部课题"慢性肾功能不全辨证论治的临床规律和原理研究",则是在总结邹云翔先生治疗慢性肾衰竭经验的基础上,对慢性肾衰竭的病机演变规律及中医药治疗机理的深入研究及阐述,提出了该病是"肾元衰竭,水毒潴留"的本虚标实证,维护肾元是根本治则,并创立了保肾丸,从临床及动物实验多种角度论述其维护肾元的治疗机理;该课题1991年获江苏省科学技术进步奖二等奖,首届中医药工程国际学术会议金陵杯金奖。根据新药研究及临床应用的需要,将保肾丸剂改成为保肾片,而由其负责的"保肾片治疗慢性肾衰的新药研究"于1996年正式列为江苏省科学技术委员会"九五攻关"项目,进行新药开发研究,其研究成果已经专家鉴定,转让药厂,获得国家新药证书,名为参乌益肾片(国药准字Z20100051)。另外,转让的肾炎宁也已开发为国家级新药,更名为黄蛭益肾胶囊(国药准字Z20020086)。在她主持的卫生部及江苏省科研项目4项、参加研究的4项课题中,获江苏省科学技术进步奖二等奖2项、三等奖2项、四等奖2项,已完成的课题经专家鉴定均达国内先进水平,部分达国际先进水平。邹燕勤教授先后被评为南京中医药大学科研先进工作者;江苏省卫生厅、江苏省中医管理局科研教育先进工作者。

## 四、剑胆琴心

邹燕勤教授从事中医肾病临床、教学、科研工作 50 余载,著述甚丰。被聘为《南京中医药大学学报》编委,参与撰写《中医临床肾脏病学》《实用中医内科学》等巨著。至今以第一作者发表论文 26 篇,以第二作者及指导学生撰写论文 30 余篇,编写专业著作 8 部,参编著作 3 部,主审多部。其代表作有《肾炎的中医辨证治疗》《慢性肾衰竭的辨证治疗》《IgA 肾病的中医治疗》《论治疗肾炎水肿的常用大法》《邹云翔医案选》《邹云翔学术思想研究选集》《中医临床家邹云翔》《现代中医肾脏病学》《中华中医昆仑·邹云翔卷》《邹云翔实用中医肾病学》《中国现代百名中医临床家·邹燕勤》。在继承及弘扬中医学家邹云翔先生治肾学术思想及推动中医肾病事业的发展方面成就卓著。

邹燕勤教授诲人不倦,先后协助其父邹云翔先生指导博士研究生 3 名,亲自指导培养硕士、博士研究生 14 名,带学术徒弟四批计 7 名,指导国家中医药管理局第一、二、三批中医优秀临床人才 10 人以上,指导全国各地进修医师及海外留学生,举办多期全国及省的肾病学习班,培养学员遍及全国,是后学者的良师。

邹燕勤教授除了在医、教、研方面的突出成就外,她对患者不分地位高低、经济贫富,均细心、耐心、精心的诊治态度给病家及其学生均留下深刻印象,她对病人如家人,医嘱交代很详细,有问必答,疗效很高,病人视她为亲人。她谦虚平易,乐善好施,当有患者因看病急需购药缺钱之时,她帮助垫付,对有些经济窘迫的病人,她不仅不收挂号费,甚至贴钱购买处方。她时常因不忍看到远道而来的病人挂不到号的失望而延长诊病时间,宁愿自己忍受饥饿坚持到下午一二点后再用餐。

邹燕勤教授修身治学之道可概括为"和、诚、精、勤"。

修身之道在"和"。邹燕勤教授认为:"在于心态平和,对人谦和,宽厚善良,又勤奋自信。对待病人热情细心,如亲如友,上班时总是精神振奋,毫无倦意,下班后在家能调息养心,自得其乐。"

处世之道要"诚"。"若'诚'字胸中藏,当能求贤若渴,奖掖后进。坦然看人上进,自当奋发有为。既不拖人后腿,也不甘处下游。以'诚'字立身,终可享友情呵护,心境愉快,事业有成。"

治学之道贵"精"。"所谓'精'者,其一精益求精,不可浅尝辄止。为中医者,远学先哲经典,近学现代医学,旁学科技新知,并坚持中西医结合,善于利用西方先进医疗技术,提高肾病诊断之准确性,而其治疗,始终坚持中医中药辨证论治。其二精专有道。学海无涯,当学以致用。精专一点,旁通其余,博中求精。集众家之长,悟一己心得。"

行医之道重"勤"。"勤思、勤笔、勤手是也。勤思,多用脑,多自问,通过努力找出答案,才能启发思维。勤笔,多记录总结。勤手者,多实践之意。医学乃经验科学,有道是'熟读王叔和,不如临证多',从一个侧面强调了实践的重要性。并贯彻以预防为主的方针,只有真正的上医才会先治未病,充分体现其预防胜于治疗之理念。"

特别是近几年她专注于各种肾病的饮食治疗,预防摄生、妊娠宜忌、药膳调理等,大力推进中医肾病的科普宣传工作。

邹燕勤教授目前仍活跃在临床一线,带教第五批国家师承学员、国家中医药管理局优秀中医临床研修人才,每周5个半天门诊,并查房,在"邹燕勤名医传承工作室"为学术传人、进修生做示范诊治病患,传道解惑,指导博士后做研究工作。她融自己的智慧、勤勉、灵气和珍贵的家学先机于一体,将传统医学和现代医学结合起来,推进了中医肾病学的飞跃发展。

# 第二章　学术思想

# 第一节　源自孟河、秉承父学

邹燕勤老师学承其父、我国中医肾病学的奠基人和创始人，曾长期担任江苏省中医院院长和中央保健委员会医师的邹云翔先生。邹云翔先生学宗武进孟河，1925年至1929年，师从孟河名医费伯雄高足刘莲荪先生，得其真传。1935年5月，应上海名医丁仲英（孟河名医丁甘仁之子，上海中医学会会长）之邀，主事《光华医学杂志》，并在丁氏诊所应诊，从丁仲英深造医道，临床水平大进。抗日战争期间，邹云翔任中医救济医院医务处长兼内科主任，又师从同行的喉科专家、无锡中医研究社社长张嘉炳，深得垂爱。邹云翔精研历代医著、医案，采百家之长，融流派之擅，为我所用，在医学实践中，千锤百炼，铸成一代名医。于1955年出版发行了国内首本中医肾病学专著《中医肾病疗法》，1981年江苏科学技术出版社出版了《邹云翔医案选》。书中均强调肾气的重要性，邹师承其学术思想，推崇肾气在肾病和其他杂病中的重要性，发病学上认为肾气不足是发生肾病的重要原因，治疗上强调维护肾气，保一分元阳，增一分元阴，以治病求本。

## 一、先天之本，五脏之根

中医所说肾，是一个综合性功能单位，其生理功能范围较广，包括主管生长发育、主管生殖、主管水液代谢、生髓化血、主管纳气和濡养脏腑6个方面。另外，肾气通于耳，主闻音辨声；是胃之关；与膀胱相合；其充在骨，其华在发；开窍于二阴而主二便。具有西医学中泌尿、生殖、内分泌、神经、血液及呼吸系统等的部分功能。肾之功能是肾中精、气、阴、阳共同作用的结果。肾中的精气阴阳来源于先天、充盛于后天，即是说它们一方面来源于先天，禀受于父母，另一方面出生后，又依赖于各脏腑之精气阴阳的资生、发育，以保持肾中精气阴阳的充盛。由于肾中精气阴阳来源于先天，又为生育下一代的重要物质基础,并传给下一代,故称"肾为先天之本"。但随着人体的生长发育,饮食物中的营养成分和脏腑代谢所产生的后天精气不断滋养先天之精,使其不断充盈,这时肾中精气根本就无法简单地说它是先天还是后天的,所以统称之为肾中精气,其实它是先天和后天之精的融合体。肾中精气又不断温煦濡养其他脏腑,故又称"五脏之根"。邹师认为,肾气在人体的作用至关重要,肾是全身脏腑功能的化源,对人的生长发育、预防疾病、健康延年等方面都是非常重要的。肾藏之元阴元阳是人体最宝贵的物质与最重要的功能。保护好肾的功能,能促进生长发育,减少疾病与提高疗效,却病延年。

## 二、肾气不足,发病内因

邹师认为,肾炎发病的原因,虽有先天不足、后天失养、六淫侵袭、药毒损害、七情所伤、疮毒内归、劳倦过度、房室不节以及素体肾虚或年老肾气自衰等方面,但总不越内、外因两端。内因主要是指人的肾气,外因是指外感诸邪、疮毒、药毒。肾气充足,一是指肾之精气阴阳充盛,二是指肾阴肾阳的功能正常。但凡肾气充足,即使外感六淫或疮毒,或使用常规剂量的肾毒性药物,一般都不会发生肾炎、肾病。这种认识与《素问·刺法论》"正气存内,邪不可干"及《灵枢·百病始生》之"风雨寒热,不得虚,邪不能独伤人"等观点完全吻合。临床上可见,感冒之后,有的人得了肾炎,有的人得了心肌炎,有的人得了肺炎,而更多的人感冒可自愈或服药后很快恢复。又如患扁桃体炎、猩红热及化脓性皮肤病时,并不都发生肾炎,其发生肾炎与否,决定因素在于肾气的强弱。这说明人体正气不足,外邪来袭,易于犯其"虚"地,正所谓"邪之所凑,其气必虚",而肾气一虚,其人易患"肾"病矣。邹师认为,肾气,某种程度上可以理解为人的体质,泛指肾的气化功能,人体的正气,也包括调节免疫,抵抗肾炎发生等功能。

## 三、维护肾气,治病求本

因此,不论从预防、保健、延寿或治疗疾病来讲,维护肾气也就是求本之法。维护肾气,加强肾的气化功能,是邹师治疗肾系疾病的根本原则。

维护肾气的措施,主要有三个方面。一是在用药上常在辨证论治方中,根据患者脏腑亏损程度佐以益肾之品,如川续断、桑寄生、杜仲、枸杞子、地黄、山萸肉之类;外感者参以玉屏风散补气固卫。其二,常据"阴阳互根"之理,于温肾之剂中佐入首乌、白蒺藜、怀牛膝、山萸肉之属,以达"阴中求阳";在滋肾方中伍以淡附片、肉桂、仙灵脾、巴戟天、菟丝子等,以期"阳中求阴",并少佐枳壳、陈皮、香橼皮、佛手以防腻滞。其三,禁用苦寒、辛凉之品以免损伤、克伐肾气,必要时可小量短期服用,同时注意药物间配合,以监制其偏,常用药对有黄柏配苍术,知母、黄柏配肉桂,黄连配吴萸等。西药抗生素及磺胺类药物常致伤肾,临床要慎用、少用、尽量不用。结合药源性肾损害,包括抗菌药物使用不合理,某些利尿药、脱水药、造影剂以及某些有毒的中药(主要是含马兜铃酸的中药),都可以造成肾损害,引起肾脏病甚至肾衰竭,此论更值得我们警醒。

对肾炎水肿的治疗,邹师多从肺、脾、肾着手,以宣肺利水、补气行水、健脾利水、温肾利水、活血利水等为常法。邹师遵从其父之学术观点,根据活血化瘀法治疗水肿的论点,欲"温肾行血宣瘀,必佐通阳行气的药物,肾脏血流才不发生障碍"(邹云翔编著,《中医肾病疗法》,江苏人民出版社,1955年,93页),"各种慢性肾炎,中医治法都用补气养血,化瘀温肾的整体的根本治疗,增强抵抗力"(邹云翔编著,《中医肾病疗法》,江苏人民出版社,1955年,90页),并提出,五脏中肺与肾最为娇嫩与柔脆,凡是气候上的变化,物理上的刺激,情绪上的波动,外因与内因各方面,都能影响到肺脏与肾脏。其治疗肾病不拘泥于肾而强调辨证施治,整体调理,根据病情而注意其他脏器的治疗。例如重视研究肾脏病中肺的证候而摸索了一套治肺方法,如疏风宣肺、清肺解毒、降肺理气、养肺滋阴,以及金水相生、肺肾同治等法则;研究了肾与脾的关系,强调先天、后天关系更为密切,所以在辨证中脾肾气虚证、脾肾阳虚证、脾肾气阴两虚证的治疗均丝丝入扣;又注意在临床治疗过程中,肾与肝、心等脏器的关系而采用多脏同治而提高了疗效。

## 一、肺肾相关,从肺论治

肺与肾在生理上的关系,主要体现在水液代谢与呼吸运动两方面的协同作用和依存关系。肺主通调水道,为"水之上源","肾主水",肺肾的协同,保证了水液的正常输布与排泄,肺的宣发肃降和通调水道,有赖于肾阳的蒸腾气化,而肾的主水功能亦有赖于肺的宣发肃降和通调水道。一旦肺失宣肃,通调水道失职,必累及于肾,而致尿少,甚则水肿。肾阳不足,关门不利,则水泛为肿,甚则上为喘呼,咳逆倚息而不得平卧,诚如《素问·水热穴论》所说"其本在肾,其末在肺,皆积水也"。肺主呼气,肾主纳气,"肺为气之主,肾为气之根"。另一方面,肺气肃降,有利于肾之纳气,而肾气摄纳,也有利于肺之肃降。因此,肺肾在呼吸运动方面,既有协同作用,又有依存关系。若肾的精气不足,摄纳无权,气浮于上;或肺气久虚,久病及肾,均可导致肾不纳气,呼吸浅表,出现动则气喘等症。此外,肺与肾之间的阴气也是相互资生的,肾阴为一身阴气之根本,所以肺阴虚可损及肾阴。反之,肾阴虚亦不能上滋肺阴。故肺肾阴虚常同时并见,而出现两颧嫩红,骨蒸潮热,盗汗,干咳音哑,腰膝酸软等症。肾炎、肾病综合征患者常见卫表气虚,卫外失固,易受风邪外袭,使肺气闭塞,通调水道失职,水液不能正常敷布,无以下输膀胱,泛溢肌肤,而发为水肿。水肿日久,必损伤脾肾,致正虚邪实,病情迁延。而脾肾气虚,又易复感外邪,致反复发作。中医认为肺肾相关,急性肾炎多犯肺系,从肺论治,可使原发疾病及早得到处理,慢性肾炎、肾病综合征、IgA肾病从肺论治对于调整脏腑气化功能,也非常重要。邹师概括为以下七法:

1. **疏风宣肺法**　适用于急性肾炎或慢性肾炎肾病急性发作时风水相搏,水湿泛滥,并兼有肺卫症状者。症见眼睑浮肿,继而遍及全身,恶寒发热,头痛鼻塞,咳嗽,尿少,大便不实,脉浮。证偏风寒者,常用三拗汤加味,药如麻黄、杏仁、防风、苏叶、荆芥穗、羌活、甘草;偏于风热者,常用冬桑叶、牛蒡子、浙贝母、桔梗、连翘、白茅根、赤芍等。夹湿加苍术、苡仁;气虚加黄芪、白术;胸水明显可用三子养亲汤加减;颈部肿胀加海藻、昆布。

2. **清肺解毒法**　适用于急性肾炎或慢性肾炎急性发作,风热蕴结,肺经热毒较盛者。症见发热,咽喉肿痛或溃烂,面颈部浮肿,溲黄而少,口干纳减,头昏乏力,苔黄,脉数。治以玄麦甘桔汤合银翘散加减。药用北沙参、玄参、川石斛、金银花、连翘、鱼腥草、牛蒡子等。薄荷、山豆根、前胡、桔梗、生苡仁、蝉衣、马勃、木蝴蝶可酌选。如热重加黄芩、玉枢丹;口干加川石斛、天花粉。

3. **降肺理气法**　适用于急、慢性肾炎或肾病综合征水湿泛滥,上逆清窍,肺气不利者。症见浮肿、胸闷、心悸、咳嗽、不得平卧,苔白,脉弦。胸部X线可见胸腔积液。方用三子养亲汤加味,常用药如苏子、莱菔子、白芥子、葶苈子、厚朴、香橼皮、大腹皮、陈葫芦、炙麻黄、杏仁、炙甘草。

4. **疏达清渗法**　适用于急性肾炎或慢性肾炎、肾病综合征急性发作,由皮肤湿热毒邪内攻,稽留营血,伤及肾脏者。症见发热,浮肿,皮肤红痛,或患有疮疖、湿疹、疱疹等,脉数,苔黄。方用麻黄连翘赤小豆汤加减,常用药物有麻黄、连翘、赤小豆、荆芥、防风、生地、云茯苓、甘草、当归、丹皮、赤芍、茅根、芦根等。如皮肤疮疖、湿疹未愈者,可加清解渗利湿毒之品,如金银花、紫花地丁、苦参、地肤子、晚蚕沙、穭豆衣、二妙丸、六一散、玉米须等,皮肤疮毒也可用玉枢丹醋调外敷患处;丹毒发作时可用如意金黄散麻油调敷或青敷膏外涂患处。

5. 固肺实表法　适用于急性肾炎、慢性肾炎、肾病综合征,肺气虚弱,卫外不固而易患感冒者。主症有气短乏力,汗多恶风,脉细,苔薄白。有时自觉症状不著,但尿常规检查异常,常年易发感冒。有的患者则常发咽部炎症,尿检结果亦时有蛋白和红细胞或管型。治以玉屏风散加味,常用药物如黄芪、防风、白术、南沙参、糯根须、浮小麦、甘草。另可服用冬虫夏草。感冒时以气虚外感论治,如咽红肿痛则合以玄麦甘桔汤。

6. 养肺滋肾法　适用于急性肾炎恢复期,以及慢性肾炎、肾病综合征出现肺肾阴虚者。症见干咳少痰,低热咽干,咽炎及扁桃体红肿疼痛,腰酸倦怠,舌质红苔少,脉细等,尿常规检查结果常随咽部炎症反复发作而变化。治以麦味地黄汤加减,常用药物为麦冬、五味子、沙参、玄参、百合、地黄、山萸肉、山药、枸杞子、云茯苓、芦根。如果咽痛明显,加桔梗、生甘草、射干、牛蒡子、山豆根。

7. 补气行水法　适用于急性肾炎及慢性肾炎、肾病综合征水肿明显,属于肺脾气虚者。症见气短纳少,面肢浮肿不易消退,大便溏薄,脉细,苔薄白,易感冒而导致水肿反复消长。治以防己黄芪汤加减,常用药物生黄芪、防己、防风、党参、连皮苓、苡仁、炒山药、炒白术、甘草。生黄芪剂量用30~60g。此外,对于原因不明的水肿,邹师也常从气虚水肿来施治,补气渗利为法。

## 二、脾肾相济,从脾论治

《素问·经脉别论》说:"饮入于胃,游溢精气,上输于脾;脾气散精,上归于肺;通调水道,下输膀胱。水精四布,五经并行。"说明脾胃是水液代谢的枢纽。《灵枢·口问》曰:"中气不足,溲便为之变。"《脾胃论》云:"百病皆由脾胃衰而生。"肾脏疾病虽病本在肾,但脾胃与肾密切相关,其病理因素中的"湿"邪在疾病的发生、发展、预后中起着关键的作用。《黄帝内经·素问·至真要大论》云"诸湿肿满,皆属于脾。"张景岳亦说"脾虚则土不制水而反克。"脾失健运,土不制水,致使湿邪留连,湿聚成水,泛溢肌肤,而成水肿;停于胸腹,皮里膜外,而成胸水、腹水;湿蕴成浊,升降失司,清阳不升,浊阴不降,则见少尿、恶心、呕吐、肾功能减退之"关格""溺毒""肾劳"。脾胃的强弱决定了疾病的发生、发展及预后,况且药物的治疗作用也有赖于脾胃的敷布与转输。此外,补肾养阴之品大多滋腻碍胃助湿,若脾胃之气虚弱,则虚不受补反增其害。故健运脾胃是治疗肾病不可忽视的重要内容,邹师平时常云"补肾必健脾",嘱须遵先贤"人以胃气为本","五脏六腑皆禀气于胃","有胃气则生,无胃气则死","得谷者昌,失谷者亡"的训导,故顾护中气与维护肾气一样重要。在调理脾胃时邹师常强调:"一要调补脾胃之气。因慢性肾病患者脾胃气虚证候居多,常选参苓白术散、健脾丸加减治疗。二要调畅中焦气机。因气虚者常兼气滞,故调畅气机非常重要,补气方宜加陈皮、佛手,或砂仁、蔻仁,或枳壳、苏梗等。三要注意顺应脾胃的特性。脾宜升则健,胃宜降则和,脾喜燥恶湿,胃喜润恶燥,故治疗中若见脾虚湿困为主者,宜运脾化湿,投以胃苓汤、藿香正气散加减治疗。若胃气上逆,呕恶不止,不思饮食,宜和胃降逆,以旋覆代赭汤、小半夏加茯苓汤、橘皮竹茹汤、左金丸等化裁运用。"邹师常用的从脾论治有以下七法:

1. 健脾益气法　适用于慢性肾炎、肾病病情稳定阶段或恢复期,以及慢性肾衰竭代偿期或其他阶段,阴阳虚损但仍处于低水平平衡,无明显外感、湿浊与血瘀者。主要症状有气短纳少,倦怠乏力,有时腹部微胀,大便不实,脉细,苔薄白,浮肿轻微,有时无自觉症状,仅尿检异常。常用方有六君子汤、香砂六君子汤、健脾丸等,药用党参、太子参、黄芪、炒白术、生苡仁、茯苓、怀山药、谷芽、麦芽、炒扁豆、法半夏、陈皮。重用生黄芪30g以上。如腹胀气滞明显,可加木香、砂仁、佛手、枳实。

2. 健脾渗湿法　适用于慢性肾炎、肾病综合征伴有水肿,气虚为主者。症见胸脘胀闷,纳少便溏,头重微肿,脉细濡,苔白腻。治疗不宜过用攻逐之法以防其更耗正气,宜选淡渗利湿缓消其水,健脾和中绝其根源。常以参苓白术散、五苓散加减。药用党参、黄芪、白术、茯苓、泽泻、猪苓、车前子、苡仁、山药、冬瓜皮、玉米须。如腹胀明显,或伴有腹水者,加大腹皮、陈皮、生姜皮;而大便溏薄者,则入炒扁豆、谷芽、麦芽、鸡内金以助脾运。

3. 辛开苦降法　适用于慢性肾炎、肾病、慢性肾衰、尿毒症兼夹湿浊或湿热内蕴。症见胸闷,脘腹痞胀,干呕或呕吐,不欲进食,口淡无味,苔白而腻或黄腻。常以半夏泻心汤及黄连温胆汤化裁。药用黄连、黄芩、干姜、姜半夏、陈皮、姜竹茹、茯苓。如痞胀明显可加枳实、苏叶、苏梗、大腹皮以利气机;大便干结可加大黄、火麻仁等通腑泄浊。

4. 芳香化浊法　适用于慢性肾炎、肾病综合征,以及慢性肾衰竭患者或因外感或饮食不洁(节)诱发,或在梅雨季节,水气上蒸,潮浊充斥,而出现湿浊的临床症状,如脘痞腹胀,纳呆、口黏腻不爽,大便不实,苔白腻。方选藿朴夏苓汤。药用藿香、佩兰、苡仁、砂仁、厚朴、紫苏、橘皮、苍术、半夏、石菖蒲。

5. 清胃和中法　本法常用于慢性肾炎、肾病综合征脾胃升降失常,湿浊不能下泄,久蕴化热者。症见呕吐吞酸,口干口苦,胃脘嘈杂,嗳气,舌苔黄腻等症。常用方为左金丸加味。药用黄连、吴茱萸、姜半夏、姜竹茹、黄芩、丹皮、麦冬。如呕恶明显,可与旋覆代赭汤合方加减,增其降逆和胃之功;如湿热久蕴,气机壅滞,腑气不通,大便秘结,则可入大黄、枳壳、厚朴、土茯苓、六月雪、玉枢丹等通腑清热,泄浊和中。

6. 温中降逆法　适用于慢性肾炎、肾功能不全脾阳虚弱,浊气上逆者。症状可见恶心,呕吐,口中有氨味,舌质淡、边有齿印,苔腻或垢。可以吴茱萸汤、小半夏汤、温脾汤加减。常用药有潞党参、附子、生姜、白术、陈皮、姜半夏、吴茱萸、姜竹茹、制大黄。目前对温法争议较多,有人认为过用温燥之品可升高血压,加重肾衰竭病情。邹师也常告诫肾衰竭不要轻用桂、附之类,对合并高血压、感染及伴有血尿、衄血及其他出血倾向者免用或慎用,但如有明显畏寒怕冷,脉沉,舌淡等阳虚症状,温阳之品短期应用或配合其他养阴之品仍可取效。

7. 通腑和中法　适用于慢性肾衰竭湿浊壅盛,腑气不畅,升降失常者。症见大便秘结,或通而不畅,腹胀,苔腻。常以温脾汤及小承气汤加减化裁。药用制大黄、厚朴、枳实、陈皮、半夏、竹茹、茯苓、生苡仁、六月雪。近年来对大黄的研究较多,认为其对慢性肾衰竭的治疗并非单纯通便,并有影响机体氮质代谢,缓解残余肾"高代谢"状态,延缓残余肾病变进程,调节尿毒症患者脂质代谢紊乱等多种作用。邹师常常告诫在使用本法时以保持大便通畅,日行2~3次,但不泻下稀水为度。如过量,则伐伤脾胃正气,甚则可致胃气衰败,阴竭阳亡,电解质及酸碱平衡严重失调。

又如治疗肾癌,对于症状不明显者,不是见肾治肾,邹师常从脾肾同治,俾脾气健旺,则肾元得充,使正胜邪却以带病延年。

### 三、肝肾同源,从肝论治

肝与肾在生理上的关系,主要体现在血与精之间和阴阳之间的相互依存关系方面。在病理上,如肝之阴血不足可以引起肾之阴精亏损,甚至相火妄动,肾之阴精亏损亦能导致肝之阴血不足,如"水不涵木"。另外,肝主疏泄与肾主封藏之间亦存在着相互制约、相反相成的关系,主要表现在女子的月经来潮和男子泄精的生理功能。肾病综合征及尿毒症可出现肝脏损害,而激素、免疫抑制剂、雷公藤制剂等治肾药物出现的肝功能损害更为常见。患者可出现食欲减退、恶心、呕吐、谷丙转氨酶升高,甚至可出现黄疸。从中医辨证来说,肝肾同居下焦,肝木需赖肾水之濡养,肾精充足,则肝得以滋养。肾精不足,肝水失濡,或致肝肾阴虚,或致阳亢风动。而肝失疏泄,气机不利,也可致水气内停。故在肾炎、肾病综合征中常可见由肝及肾,或由肾及肝,终至肝肾同病,如肝气郁滞、肝胆湿热、肝阴不足等证型的肾炎、肾病综合征。因肝主疏泄,能调节全身气机,推动血液和津液运行,如肝失疏泄,可导致津液输布代谢障碍,而发为水肿,故治肝有助于消肿,治肝有助于治肾。肝实之证主要为肝气郁滞及肝经热盛,肝虚之证主要为阴血亏虚,肝经失养。邹师常用以下从肝论治法:

1. 和解少阳法 适用于各种肾病少阳枢机不利,三焦决渎失常而水气内停者。症状见胸胁苦满,纳谷不香,口苦,咽干,头痛,或发热,或见面肢浮肿,脉弦或沉紧。方用小柴胡汤化裁。常用药有柴胡、黄芩、白术、茯苓、泽泻、桂枝、半夏、车前子。

2. 疏肝和胃法 适用于各种肾病和肾衰肝胃气滞而致水气不利者。症见情绪不佳,易生气发怒,不思纳谷,或纳食减少,面睑下肢轻度浮肿,舌苔薄白或淡黄,脉弦。方用四逆散加茯苓。常用药有柴胡、枳壳、白术、茯苓、芍药、生甘草、陈皮、制香附。若伴水肿,水湿内停明显者,加车前子、冬瓜皮、泽泻利水渗湿;若胃失和降,恶心欲吐者,加姜半夏、姜竹茹、佛手和中降逆。

3. 泻肝利水法　适用于慢性肾炎、肾病综合征肝火湿热证,常见于合并高血压及使用皮质激素治疗的患者。症见头痛眩晕,面红目赤,耳鸣,口苦咽干,烦躁易怒,舌红,苔黄,脉弦数。方以龙胆泻肝汤加减。常用药龙胆草、泽泻、车前子、当归、柴胡、生地黄、栀子、白术。若肝阳上亢,肝风内动者,加钩藤、石决明、牡蛎等镇肝息风之品;若水湿内停,水肿明显者,加猪苓、茯苓皮、冬瓜皮利水渗湿。

4. 疏滞泄浊法　此法由邹云翔先生创立,邹燕勤教授总结整理。适用于肾病综合征使用激素出现库欣综合征,症见:满月脸,水牛背,围裙腹,腹部及大腿内侧有紫纹,关节酸痛,女性或有月经不调、闭经,舌苔腻。邹云翔据《黄帝内经》五郁"木郁达之,火郁发之,土郁夺之,金郁泄之,水郁折之"创立疏滞泄浊法以施治。常用药有苍术、生苡仁、茯苓、香附、郁金、合欢皮、半夏、陈皮、当归、红花、川芎、桃仁、神曲、芦根、白花蛇舌草。如痤疮明显,可加连翘、土茯苓、丹皮清热解毒透邪;蛋白尿仍多者,加制僵蚕、全蝎、蝉衣祛风消蛋白尿;血尿明显者,加荠菜花、白茅根、生槐花止血。

5. 清利保肝法　适用于乙肝相关性肾炎、慢性肾炎、肾病综合征伴肝脏功能异常,或因使用激素、免疫抑制剂、雷公藤而出现的肝损害患者。患者可无任何临床表现,或可见食少、恶心、不思纳谷、谷丙转氨酶升高。在辨证基础上结合清利保肝方法,药用垂盆草、马鞭草、鸡骨草、田基黄、茵陈、贯众、虎杖、半枝莲,并可酌加当归、丹皮、丹参、赤芍等养肝活血,提高疗效。

6. 疏肝活血法　适用于慢性肾炎、肾病综合征、继发性肾病肝郁气滞,血瘀络脉证。症见腰痛固定或刺痛,胁肋胀痛,面色晦滞,舌质紫黯,或有瘀斑,脉弦或涩,或肌肤甲错。常用血府逐瘀汤加减。药用生地黄、桃仁、红花、枳壳、芍药、柴胡、川芎、当归、怀牛膝等。如水肿、蛋白尿持续难消者,加益母草、泽兰、水蛭活血利水。

7. 平肝息风法　适用于慢性肾炎、肾病综合征,各种继发性肾病,以及尿毒症肝风内动证。症见头晕目眩,耳鸣,头痛,躁动不安,抽搐,甚则昏迷惊厥,血压较高。方用天麻钩藤饮加减。常用药天麻、钩藤、石决明、川牛膝、桑寄生、杜仲、泽泻、制僵蚕、半夏。若热盛便秘者,加制大黄泻热通便;若肝肾阴虚者,加枸杞子、制首乌、白芍、制黄精滋补肝肾。

8. 养肝益肾法　适用于乙肝相关性肾炎、慢性肾炎、肾病综合征肝肾阴虚证。主要症状有头昏头痛，耳鸣眼花，目睛干涩或视物模糊，咽燥口干，手足心热或面赤升火，心烦易怒，血压升高，舌红少苔，脉弦或弦细。方以杞菊地黄丸加减。常用药有枸杞子、杭菊花、生地黄、制首乌、潼蒺藜、制豨莶、怀牛膝、杜仲、山萸肉等。若肝血不足者，加当归、白芍、桑椹子养血柔肝。

## 四、心肾相交，从心论治

心与肾在生理上的关系，主要体现在两个方面：一是在心阴心阳与肾阴肾阳之间的依存关系方面；一是在心血与肾精之间的依存关系方面。心五行属火，居上焦而属阳；肾五行属水，居下焦而属阴。从阴阳、水火的升降理论来说，位于下者，以上升为顺；位于上者，以下降为和。《素问·六微旨大论》说："升已而降，降者谓天；降已而升，升者谓地。天气下降，气流于地；地气上升，气腾于天。"表明阴阳水火升降原理。心有阴阳，肾亦有阴阳，各自相互对立依存，以维持动态平衡。心之阴阳必须下降于肾，而充养肾之阴阳；肾之阴阳必须上升至心，以濡养温煦心之阴阳，只有心肾阴阳之间的上下交通，相互依存，才能保证这两脏之阴阳充足，并维持动态平衡关系，而称为心肾相交，也即是"水火既济"。《格致余论·房中补益论》谓："人之有生，心为火，居上；肾为水，居下。水能升而火能降。一升一降，无有穷已，故生意存焉。"反之若心火不能下降于肾而上亢，肾水不能上济于心而下泄，肾无心火则水寒，心无肾水则火炽，心肾之间的生理功能就会失去协调，而出现一系列的病理表现，即为"心肾不交"或"水火不济"。心主血，肾藏精，血与精之间可以相互化生。血化为精，如《医原》所说"谷气归心，奉君火而化赤，赤血得金气敷布，下行入肾化精"。精化为血，如《张氏医通》所说"精不泄，归精于肝而化清血"。这种精血互生关系，即体现了心肾之间在生理上的关系之一，亦为心肾相交、水火既济的功能创造了物质基础。对于肾病出现心系症状，邹师常施以如下治法：

1. 补气养阴，养心宁神　适用于心之气阴不足，导致心肾不交者。症见失眠、心悸、怔忡、心烦、腰膝酸软，或见男子梦遗，女子梦交等症。方用生脉散、桂甘龙牡汤加减。药如太子参、生黄芪、玉竹、麦冬、远志、生地、生龙骨、生牡蛎、桂枝、甘草、茯神、杜仲、川续断、桑寄生、菟丝子。

2. 补养心肾 适用于心血不足导致肾精不足,或肾精不足导致心血不足者,亦用于肾性贫血者。症见面色无华、心悸、耳鸣、腰酸膝软等症。方用八珍汤加味。药如太子参、白术、茯苓、炒当归、白芍、枸杞子、墨旱莲、女贞子、川芎、制狗脊、怀牛膝、山萸肉、灵磁石。如有失眠者,加酸枣仁、柏子仁、合欢皮。

# 第三节 运行血气、平衡阴阳

气血乃人体的物质基础，是化生营养皮肤、肌肉、骨骼、关节、经脉、官窍的来源与根本，如《灵枢·营卫生会》曰："壮者之气血盛，其肌肉滑，气道通，营卫之行，不失其常……老者之气血衰，其肌肉枯，气道涩，五脏之气相搏，其营气衰少而卫气内伐……营卫者，精气也；血者，神气也。故血之与气，异名而同类焉。"《灵枢·本脏》谓："人之血气精神者，所以奉生而周于性命者也……是故血和则经脉流行，营复阴阳，筋骨劲强，关节清利矣。卫气和则分肉解利，皮肤调柔，腠理致密矣。"

## 一、气血冲和，百病莫生

夫百病皆生于气，《素问·调经论》云："五脏之道，皆出于经隧，以行血气。血气不和，百病乃变化而生，是故守经隧焉。"朱丹溪亦谓："气血冲和，百病不生；一有佛郁，百病生焉。"邹师认为，通过活血和络，以运行血气，达到增加肾气的目的。人体的经络是上下内外运行气血的通路，脉之直者为经，支而横者属络，络之别者为孙络，经即大地之江河，络犹原野之百川，经络相贯，如环无端，经络血气运行通畅，则百病不生。

## 二、补行宣降，重在气化

邹师认为，五脏之中，肾气乃根本，但与五脏相关。

1. 补气　针对气虚而言，一者径补肾气，或通过五脏相关及五行化生理论来补脾气、心气和肺气，间接达到益肾气的目的。补气有以下诸法：①补肾气以固根本。《素问·刺法论》云："正气存内，邪不可干。"邹师认为不论外感内伤，肾病的发病原因根本在于肾气不足。正常人体肾气充足，精气强盛,即使有病邪入侵,或常规剂量、方法使用肾毒性药物,也不足以损害肾脏,引起急慢性肾损伤。反之,肾气不足,则病邪药毒极易伤肾。肾气充足与否,实为肾脏发病的关键。此处所及肾气泛指肾脏正常的气化功能、气机的升降出入,结合现代医学,大体指正常的免疫、代谢功能。治疗上,邹师主张积极维护肾气,常采用川断、桑寄生、杜仲等补益肾气之品,若兼有阴虚,则加入生地、枸杞子等滋养肾阴,同时阴中求阳,化生肾气。此外,忌用伤肾药物,避免过于苦寒、辛凉,对西药、中药伤肾之品、激素及免疫抑制剂等尽量少用、慎用,以防止其克伐肾中生生元气,损害已急之肾之功能。②补脾气以养先天。藕塘居士云:"善补肾者,当于脾胃求之。"邹师常用六君子汤加黄芪、山药益气健脾,如无明显纳差、乏力、便溏等脾气虚证,亦参以健脾和胃之品以固脾胃之气,补脾以充肾。③补肺气以生肾气。肺居上焦,主一身之气,为水之上源,乃肾水之母。肺气亏虚,则难以通调水道,累及肾之气化主水功能。卫外不固则邪易入侵,循经传变诱发或加重肾病。邹师常用补肺固表之法,重用生黄芪30~50g,俾肺气旺,金水相生,上源清则下流畅。④补心气以济肾水。《中藏经》云:"火来坎户,水到离局,阴阳相应,方乃和平。"心主火为离,居于上,肾主水为坎,居于下。历来医家均很重视心肾水火相济的关系,邹师认为君命之火亦不得相失,命火为君火之根,君火为命火之用。常有患者肾气不足,阴寒内生,出现心悸、胸闷痛、失寐、脉结代等心气不足表现;心气虚馁,血脉不利,瘀痰内生,亦会影响到肾脏气化功能。邹师常采用补火通心法,药用仙灵脾、巴戟天、益智仁等,痰瘀内阻配入丹参、川芎、瓜蒌等品涤痰化瘀,俾坎离气机流通,以助肾脏气化。亦常用玉竹、远志、五味子以补心气,济肾水,以冀阴阳平和。

2. 行气　目的有二:一是在于使气机通畅,令"气行则水行""行气以渗湿"。肾病气化失司,水液代谢失常,外溢肌肤,留着腔道,阻滞气机正常运行,而气机不畅会进一步妨碍水湿的祛除。邹师认为行气利水为肾病水肿重要治法,常于扶正利水方中少佐行气之品,临证多采用木香、生姜皮、大腹皮行气,加强利水之功。肾病水液代谢失常,如见中焦湿阻气滞,脾失运化,出现恶心、呕吐、苔白腻或水润者,邹师在辨证方中同时辅以半夏、陈皮、枳壳,行气以化湿。若舌质偏红,则改用佛手、香橼皮,取其理气而不伤阴之效。二是气行则血行,通过行气以活血,常用川芎、苏木、香附、郁金。

3. 宣气　主要针对肺气失宣而言。肺气失宣,水失通调,则水肿矣,故肾病一旦外邪袭肺，或痰浊、痰热壅塞肺气，则治当宣发肺气为主。邹师认为上焦不通，下焦闭塞，不利于肾脏正常气化，故认为，上焦心肺以宣通为补。肺卫失和，鼻塞流涕、咳嗽发热者，治当宣肺散邪为先，三拗汤或荆防败毒散加减。若以咽喉肿痛等肺经热毒证为主，则当清宣肺气，银翘散加玄参、射干、重楼、僵蚕、蝉衣之品。如痰浊、痰热阻肺者，则当宣肺化痰清热，常遣浙贝母、瓜蒌皮、鱼腥草、车前草、紫菀、杏仁之属。上焦心脉痹阻，见胸闷痛、心悸等心气不足，阴乘阳位之证，治当补火通心，配合宣痹通阳，邹师多处以瓜蒌、丹参、桂枝、仙灵脾、远志等品温通宣散，以恢复胸阳旷达之性。俾上焦得通，津液得下，水道调畅，以助肾脏气化的恢复。中焦湿困，脾胃运化不及，常见纳呆、便溏、苔腻，邹师多用藿香、佩兰、砂仁、蔻仁等芳香之品宣畅气机，化湿和胃醒脾，恢复健运之功。

4. 降气　适用于急慢性肾炎水湿泛滥，上逆清窍，肺气不利者，症见浮肿，胸闷咳嗽，气急心悸，不得平卧，苔白或腻，脉弦，常有胸腔积液，治宜三子养亲汤合葶苈大枣泻肺汤，急降肺气以调水道。每予川朴、香橼皮、大腹皮、苏子、葶苈子、白芥子、莱菔子、陈葫芦瓢、炙麻黄、杏仁等。此外，胃气上逆者，可见恶心、呕吐，食入即吐，不欲饮食，法当降胃气为先，旋覆代赭汤加小半夏茯苓汤或平胃散，偏于胃寒者，加干姜、吴萸、肉桂；便溏加炒山药、炒扁豆、炒芡实。如胃中郁热而气滞者，予以黄连温胆汤加减。

5. 化气　人体正常生理功能靠脏腑气机的升降出入来完成，一身的气机又依赖肾气的气化推动得以正常运行。邹师极为重视肾脏气化功能，肾气衰惫，无力化气，多于辨证方中配入肉桂 3g，以温阳化气。下焦湿盛，"阳化气，阴成形"，"无阳则阴无以化"，肾与膀胱气化失司，出现尿频急涩痛、腰痛如折等症，则于益肾清利方中伍以滋肾丸，取知母、黄柏协助清利下焦湿热，另用肉桂化气，相反相成，共同恢复气化以助驱邪外出。肉桂剂量宜小，约 1.5~3g。若湿热壅结，气机阻滞，小腹疼痛，则选乌药温肾化气、调畅气机，以达到气化止痛的效果。

## 三、活血和络，运行血气

《素问·调经论》云"孙络外溢，则络有留血"，仲景亦有"血不利则为水"之训，故水不去则留瘀。但活血化瘀法治疗肾病水肿，最早见于邹云翔先生。古人治水肿,不外开鬼门、洁净府、去菀陈莝,从肺、脾、肾着眼,鲜有从活血和络来施治的。邹师宗其父之旨,发挥拓展。认为,肾病皆有血气郁滞,络脉运行不畅、肾络闭塞不通的病理,运用活血和络之品常能提高疗效,对慢性肾病久病入络,从血分求之,疗效更为明显。平时教导吾侪:"久病必和络。"其活血类药物常根据瘀血程度,分为以下 3 类。

1. 和血类 常用药有当归、丹皮、丹参、生地、赤芍、鸡血藤,一般用量不大,但此类药在临床最常用,每参于其他治法之中使用,适用于瘀血证较轻或不明显者。

2. 活血类 常用药有川芎、红花、蒲黄、三七、郁金、大黄、姜黄、刘寄奴、五灵脂、益母草、茺蔚子、泽兰、怀牛膝、元胡、鬼箭羽、乳香、没药、王不留行、苏木、穿山甲和紫葳。适用于病程相对较久,或血黏度升高,血脂高者,但无明确的瘀血癥块者。如有确切的癥积死血,当选破血类药。参三七既能化瘀,又可止血,在临床应用范围较广。

3. 破血类 常用药有水蛭、虻虫、土鳖虫、血竭、桃仁、三棱、莪术、干漆。从而达到和血、活血、散血、行血、破血、逐瘀血、去恶血等作用。适用于病久不愈,瘀血证较明显者。其中莪术、三棱活血之力较强,但邹师认为此两味临床破血作用并不明显,但用于脾胃积滞,纳呆失运,却有较好疗效。

此外,邹师治疗肾病血瘀络病者,非单用活血化瘀药,亦参以化痰软坚之品,因久病必然痰瘀胶结,或生瘀热、寒痰,故治疗时每佐入生牡蛎、海藻、昆布之类,特别是慢性肾衰竭、尿毒症之肾络闭塞,肾脏萎缩之证;此外每合清热、解毒、渗湿之品以期使"瘀"势孤也。

## 四、老年肾病,平衡为上

邹师认为:"久病体虚,阴阳俱不足,只是偏胜而矣。"不论老年肾虚或老年肾炎、肾衰竭,其所患之病与青壮年所谓有所不同;老年或久病,肾气自虚或渐衰,气血阴阳俱不足,且常兼夹外感、水湿、湿热、瘀血诸邪实。邹师强调治疗老年肾脏疾病,用药上始终要注意:

1. 维护肾气,平衡阴阳 老年肾脏病,尤其着重补肾,维护肾气,加强其气化、封藏之功,这是治疗老年肾脏病的根本原则。用药首选性味平和、血肉有情之品,如枸杞子、紫河车、鹿角片、菟丝子等,药味配伍要兼顾阴阳和谐、气血相宜。

2. 调理脾胃,顾护后天 老年人肾气自衰,脾胃功能亦日益减退。肾病日久,脾胃功能更加虚弱,故调理脾胃,不仅可以后天补先天,且脾胃功能健运方能更充分地发挥补益药的作用。

3. 注意和络,运行血气 血气和顺,百病不生,一有怫郁,百病丛生,老年肾脏病者由于肾气自衰,正气不足,气血亏损,或由虚而滞,或因郁致瘀。因此老年肾脏病更须十分注意和络活血,运行血气。

4. 勿用攻伐,平药为上 邹师遵先贤之诫:老年用药"任有外邪,忌大汗吐下,宜平和药调之"。老年肾病的治疗,切忌用伤害肾气之药,克伐肾气之方,即使苦寒、辛凉之品,亦当防止过用。

# 第四节　辨倡虚实、治分三焦

## 一、辨倡虚实,脏腑标本

邹师认为肾系病证的辨证,以虚实为纲。暴病多实,久病多虚,多实不是皆实,实中常夹有虚象;多虚不是均虚,虚中亦有夹实候。因此,急性肾炎和慢性肾炎的治疗,是从虚治,是从实治,还是攻补兼施,不是从急性、慢性来区分,不是从发病时间的长短来分别,而是依据辨证来决定的。虽然纯虚纯实之证亦有,但以本虚标实者居十之七八,特别是慢性肾炎,因此务必重视扶正祛邪。根据不同病程,不同病情,虚实之间,孰轻孰重而灵活处理。对于肾炎、肾衰竭,不论其表里,也须分虚实,因多数肾脏疾病以本虚标实为基本病理类型,即使感外邪,亦不离其本虚一面,因此,遣方用药也当根据正虚之程度,决定扶正解表用药之比例,做到解表不伤正气,扶正不恋外邪。外感之邪入侵人体后,如不能得到及时疏解外达,会与体内之邪合流,如内外湿邪相引,外热内火夹攻,外风内风相煽,外受寒邪与脾肾阳虚,外感燥邪与肺阴亏虚;此外,外邪入里,可因体质不同而有所同化,如外寒不甚而里有热盛或阴虚阳亢者易热化。此外,尚须分别病变脏腑,如肺、脾、肾、肝、心,或是胃、肠、膀胱诸腑,首犯何经,传于何经何络,方能用药中的。以邹师对慢性肾炎的辨证举例如下:

1. 抓主症,辨脏腑病位,析气血阴阳　慢性肾炎是本虚标实的病候,临床辨证首先根据主症,辨别脏腑病位,是在肾、在脾、在肺、在肝,还是多脏同病。如腰脊酸痛,下肢浮肿明显者,病位在肾;四肢倦怠乏力,纳少或脘胀、大便易溏泄者,病位在脾;易感冒,颜面浮肿,少气懒言者,病位在肺;头晕耳鸣,目睛干涩或视物模糊者,病位在肝。

明确脏腑病位后,还须分清气血阴阳之轻重。如症见神疲乏力,精神萎软,少气懒言,食欲减退,面浮肢肿,舌质淡或淡红,舌边有齿痕,苔白,或淡黄,脉细弱无力者,属气虚;症见唇甲苍白,毛发枯槁,女子经少色淡,舌淡,脉细弱者,当属血虚;症见口干咽痛,大便干结,手足心热,易合并风热或湿热病邪者,当属阴虚;症见面色少华,少气乏力,口干,或手足心热,腰痛或浮肿,如舌质嫩红,舌边有齿痕,属气阴两虚偏气虚者;如舌质红,有裂纹则属气阴两虚偏阴虚者;症见浮肿明显,畏寒肢冷,大便溏或五更泄泻,易感风寒、水湿、湿浊等邪,当属阳虚;症见大量蛋白尿,男子遗精、滑精等,当属精亏。

辨明患者的病位病性后,即可明确其本证所属。脾肾气虚证主症:腰脊酸痛,疲倦乏力,或浮肿,纳少或脘胀;次症:大便溏,尿频或夜尿多,舌质淡红、有齿痕,苔薄白,脉细。肺肾气虚证的主症:颜面浮肿或肢体肿胀,疲倦乏力,少气懒言,易感冒,腰脊酸痛;次症:面色萎黄,舌淡,苔白润、有齿痕,脉细弱。脾肾阳虚证的主症:全身浮肿,面色㿠白,畏寒肢冷,腰脊冷痛(腰膝酸痛),纳少或便溏(泄泻、五更泄泻);次症:精神萎靡,性功能失常(遗精、阳痿、早泄),或月经失调,苔白,舌嫩淡胖,有齿痕,脉沉细或沉迟无力。肝肾阴虚证的主症:目睛干涩或视物模糊,头晕耳鸣,五心烦热或手足心热或口干咽燥,腰脊酸痛;次症:遗精,滑精,或月经失调,舌红少苔,脉弦细或细数。气阴两虚证的主症:面色无华,少气乏力,或易感冒,午后低热,或手足心热,腰痛或浮肿;次症:口干咽燥或咽部黯红、咽痛,舌质红或偏红,少苔,脉细或弱。

2. 识标证,别兼夹病邪,分水湿瘀风　慢性肾炎在本证的基础上常兼夹一种或多种标证。慢性肾炎所兼夹的标邪往往关系到病情的反复、迁延和进展,所以抓住标证的辨证,是提高疗效的重要一环。

(1)水湿证:主症:颜面或肢体浮肿;次症:舌苔白或白腻,脉细或细沉。

(2)湿热证:主症:皮肤疖肿、疮疡,咽喉肿痛,小溲黄赤、灼热或涩痛不利,面目或肢体浮肿;次症:口苦或口干、口黏;脘闷纳呆,口干不欲饮;苔黄腻,脉濡数或滑数。

(3)血瘀证:主症:面色黧黑或晦暗,腰痛固定或呈刺痛,舌色紫黯或有瘀点、瘀斑;次症:肌肤甲错或肢体麻木,脉象细涩,尿纤维蛋白降解产物(FDP)含量升高,血液流变学检测全血、血浆黏度升高。

(4)湿浊证:主症:纳呆,恶心或呕吐,口中黏腻,舌苔腻,血尿素氮、肌酐偏高;次症:脘胀或腹胀,身重困倦,精神萎靡。

（5）风证：恶寒发热，鼻塞喷嚏，咽痒咽痛，或面部浮肿，或关节疼痛，腰脊酸痛，或眩晕，头痛，伴蛋白尿、血尿、水肿等急剧加重，脉浮细，或弦细。

## 二、治分三焦，宣运固涩

**1. 上焦如羽须轻灵** 《薛氏医按难经本义》下卷云："肺主皮毛而在上，是为嫩脏，故形寒饮冷则伤肺。"《医学举要·治法合论》亦谓："肺为娇脏而朝百脉，主一身元气，形寒饮冷则伤肺，火热刑金亦伤肺……肺位至高，六气著之，肺先受之。"邹师认为，五脏之中唯肾与肺最为柔脆，而肺为五脏华盖，位居于上，"上焦如雾"，外感六淫，内伤痰饮火热皆可伤肺，治肺为急，用药最贵轻清灵动，切忌过燥过辛，正所谓"治上焦如羽，非轻不举"。如《石室秘录·抑治法》谓："盖肺为娇脏，可轻治而不可重施。"《神医汇编》卷一有云："盖肺为娇脏，为一身之华盖，宜润不宜燥，要其大法，无非清润而已。"王节斋亦道："夫金受火制，则无健运之能，而百病生焉。药宜甘寒滋养，使子母相生，不受火刑，其气自清，乃为良法，辛燥纯凉之剂，不宜轻用。"邹师用药一者轻宣，如用杏仁、桑叶、桑白皮之属；二者，量小，一般用量为6~10g，桔梗则用3~6g。

**2. 中焦如枢贵健运** 黄坤载《四圣心源》："脾为生血之本，胃为化生之原"，"枢轴运动，清气左旋，升而化火，浊气右降，降而化水"，"土之所以升降失职者，木刑之也，木生于水而长于土，土气冲和，则肝随脾升，胆随胃降，木荣而不郁"，"皆以气而不以质也"。人以水谷为本，故人绝水谷则死，脉无胃气亦死，"全谷则昌，绝谷则亡"，脾胃之与五脏可谓非常密切，如张景岳所言："脾胃有病，自宜治脾，然脾为土脏，灌溉四傍，是以五脏中皆有脾气，而脾胃中亦皆有五脏之气，此其互为相使，有可分而不可分者在焉，故善治脾胃者能调五脏即所以治脾胃也。能治脾胃而使食进胃强即所以安五脏也。"而肾病之与脾，可谓息息相关，《杂病源流犀烛·胃病源流》有言："盖以肾为先天之根，胃为后天之本，胃强则后天强，而先天于以补助，胃绝则后天绝，虽先天足恃，七日不食亦死。"《临证指南医案》："上下交损，当治其中。"对于中焦脾胃调理，邹师认为，胃主收纳，脾主消化，食而不化，责在脾；不能食，责在胃。脾以健为运，胃以通为补。健脾宜升，如东垣之法，可补中益气、调中益气、升阳益胃，邹师习用太子参、党参、生黄芪、炒白术、苡仁、怀山药、小红枣、甘草;通胃宜降,如和胃降逆、清热和中、温中散寒,邹师常用生姜、干姜、吴萸、半夏、茯苓、竹茹、川连、肉桂、旋覆花、代赭石。治法不一,其要在于健运。

3. 下焦如权宜沉重 徐灵胎在《医学源流论·病深非浅药能治论》中有精辟论述:"天下有治法不误,而始终无效者,此乃病气深痼,非泛然之方药所能愈也。凡病在皮毛荣卫之间,即使病势极重,而所感之位甚浅,邪气易出。至于脏腑筋骨之痼疾,如劳怯、痞隔、風痹、痿厥之类,其感非一日。其邪在脏腑筋骨,如油之入面,与正气相并,病家不知,屡易医家。医者见其不效,杂药乱投,病日深而元气日败,遂至不救,不知此病非一二寻常之方所能愈也。"邹师认为,肾系疾病之慢性肾炎肾病、肾衰竭,均属此类,病位深处下焦,肾元虚损,或虚实夹杂之证,治非易事,药非轻浅能达病所,久痼之症亦非一日之功。故药量较大,用药偏于补肾之品稍多,又佐以杜仲、川续断、桑寄生、怀牛膝等引经之药,以期药达肾脏或肾府。

# 第五节　分期分段、标本论治

## 一、围绕疾病主要矛盾,分期分阶段治疗

例如,慢性肾炎的治疗既要抓住脾肾,又要注意脏腑阴阳气血的整体调理。治疗一般先侧重治其肿,肿退后调治脏腑虚损,治疗蛋白尿并保护肾功能。水肿期多见证候为脾肾气虚,水气不运;脾肾阳虚,水邪泛滥;气阴两虚,水湿逗留;瘀滞阻络,水液潴留;风邪外袭,水气犯肺等证候。治疗需辨别证型,扶正祛邪,运用补气渗利、温阳利水、滋阴利水、活血利水等方法治疗。无水肿期多见证候为脾肾气虚、脾肾阳虚、气阴两虚、肝肾阴虚、湿郁络阻证候。气虚、阳虚证常反复出现水肿,常伴见水湿证;气阴两虚、肝肾阴虚常兼夹湿热或肝阳证,需用辨证方调治获效。

## 二、厘清标本,辨识缓急,因人因病施治

标本是指疾病的主次本末和病情轻重缓急的情况。本是疾病的本质及其发病的内在基础。《素问·刺法论》指出:"正气存内,邪不可干。"《素问·评热病论》则说:"邪之所凑,其气必虚。"古人也有"肾病多虚"之说。由于大多肾脏疾病为慢性久病,并且肾主气化,藏精,主骨生髓,而肾脏病常见的水肿,腰痛,少尿或多尿,蛋白尿,血尿等也常与肾失封藏,气化不利,开阖失节,水湿内蕴,精微下泄等肾气不足有关,并常涉及肺脾心肝。故治本之法根本在于调节肾之阴阳,或补气,或温阳,或滋阴。并根据合病的脏腑,或补肺益肾,或健脾补肾或滋补肝肾等,培补虚损的脏腑功能。标是疾病表现于临床的现象和所出现的证候,常为多种病理因素而致的邪实表现,如肾病常见的水湿、湿浊、湿热、瘀血、痰湿、肝风等,均为标实之候。治标即通过多种手段,去除其邪实证候及病理因素。标本既是对立着的矛

盾,又常相互联系,相互影响。治标之法有利于邪实去除,而邪去则正安,有利于固本。治本则正气充足,有利祛邪外出。故临证应权衡标本缓急,或治标为先,或治本为主,或标本同治。

在中医临证辨证时,应根据病情变化情况,而按照"急则治其标,缓则治其本"和"间者并行,甚者独行"的原则进行治疗。急则治其标通常指在肾脏疾病过程中,出现了紧急危重的情况,或其邪实证候影响疾病的病程或导致病情进展,必须先解决其标,然后再治其本。如脾肾亏虚,水湿内蕴,凌心犯肺而见咳喘气逆,则应化湿利水,俟水去病缓,再行健脾益肾。缓则治其本通常应用于病情平稳,或慢性疾病缓解期的治疗原则。如急性肾炎缓解期或慢性肾炎水肿消退阶段,根据中医水肿发病"其本在肾""其制在脾"的原则,采用扶正固本、健脾益肾的治疗方法。"间者并行"指在肾脏疾病中病情较轻浅的情形,可以采取标本同治的原则。"甚者独行",是指标或本病情急重者,标或本单独治疗,即标急治标,本急治本。出现标本俱急的情况,则应采用标本同治。如肾病水肿明显,小便量少,肾虚水泛,则应标本同治,益肾利水或温阳利水。

# 第六节　平淡为法、主张和缓

## 一、医宗孟河,和缓王道,平淡之法显神功

孟河名家费伯雄在其《医醇賸义·自序》中云:"岂不以疾病常有,怪病罕逢,惟能知常,方能知变,故于命名之日,早以和、缓自任欤！夫疾病虽多,不越内伤、外感。不足者补之,以复其正;有余者去之,以归于平。是即和法也,缓治也。毒药治病去其五;良药治病去其七。亦即和法也,缓治也。天下无神奇之法,只有平淡之法,平淡之极,乃为神奇;否则眩异标新,用违其度,欲求近效,反速危亡,不和、不缓故也。"邹师之父亲、我国中医肾病学的奠基人邹云翔先生即师从费伯雄高足刘莲荪先生,得其精髓,治宗和缓。邹师亦然,在继承孟河余绪及云翔先生学术思想的基础上,方药更求平淡,治法越发纯粹以精。就邹师治疗水湿和祛除风邪治法,介绍如下:

1. 利水湿,重脾肾,气化为先　邹师认为慢性肾炎、肾病综合征、各种继发性肾病或慢性肾衰,常兼夹水湿之邪,轻者面肢浮肿,重者出现胸水、腹水,喘息难安,又如临床无因可查的气虚水肿,无论何者,终以脾肾气虚为本,水湿潴留为标,病久伤阴及阳,瘀阻血络。临证之时当先诊其肿势之轻重,再辨气血阴阳之分属。但无论水肿或轻或重、在气在血、属阴属阳,治疗总以气化为先,气行则水行、湿化,气行则血畅,具体之法则如健脾、益肾、渗利、活血,等等。或补气,或养阴,或气阴并补,可渗利、活血通络之法并用,以助气化功能,而达利水消肿、恢复脏腑功能。具体有以下几法:

(1)健脾益肾补气利水:主要针对脾肾气虚、水湿内聚证,方选五苓散合参苓白术散或四君子汤加减。常用药如太子参15~30g,生黄芪30~50g,怀山药20g,炒白术10g,生薏苡仁30g,茯苓皮30~50g,猪苓15~30g,泽泻15~20g,川断15g,寄生15g,杜仲20g,怀牛膝15g,车前子(包煎)20~30g。

(2)补气养阴淡渗利水:为脾肾气阴两虚、水湿逗留证所设,方选五苓

散合参芪地黄汤加减。常遣太子参 15~30g,生黄芪 30~50g,生地黄 10g,山萸肉 10g,枸杞子 20g,南北沙参各 15~20g,天麦冬各 15~20g 等益气养阴之品,加淡渗利湿之生苡仁、米仁根、茯苓皮、猪苓、车前子等品。

(3)健脾益肾温阳利水:针对脾肾阳虚、水湿泛滥证,方取真武汤合附子理苓汤之意。常用熟附子 10g,淡干姜 6g,炙桂枝 6g,党参 15g,生黄芪 30g,炒白术 12g,生薏苡仁 20g,茯苓皮 40g,怀山药 20g,菟丝子 20g,枸杞子 20g,车前子(包煎)30g,泽泻 15g,泽兰 15g,怀牛膝 15g。

各证候中常佐以当归 10~20g、红花 10g、桃仁 10g、丹参 20g 等活血和络的药物。脾虚湿困,舌苔白腻者,加苍术 10g、藿香 12g、佩兰 12g 以健脾化湿;脾虚便溏者,加炒扁豆 15g、炒芡实 15g、法半夏 6g、陈皮 10g 健脾助运;腹胀、水肿明显者,加大腹皮 15g、玉米须 30g 以行气利水。

(4)活血化瘀利水:针对瘀滞阻络,水液潴留证,表现为较明显的瘀血症状,方取桃红四物汤、血府逐瘀汤加减。药用桃仁 10g,红花 6g,当归 10g,生地 12g,赤芍 15g,川芎 10g,枳壳 10g,柴胡 10g,桔梗 5g,怀牛膝 15g,泽兰 15g。若气虚、阳虚明显者,加黄芪 15g、桂枝 6g、干地龙 10g 以益气活血;水肿经久不退,尿蛋白不消者,加制僵蚕 10g、全蝎 3g、蝉衣 6g。

水湿渐除,肿势消退后再侧重调整脏腑虚损,消蛋白尿,保护肾功能。

2. 祛风邪,重肝肾,分别部位 邹师认为风邪在肾病的发生、发展中有重要作用,因风邪外可皮肤口鼻而受,内而脏腑经络受侵,上可犯咽喉,下可及肾脏,出现诸般症状,故邹师治疗风邪尤其重视肝肾,因肝主风,肾脏受风则溲血、尿蛋白增多。常用如下数法:

(1)疏风解表法:适用于外感风寒或风热者。常用药:荆芥、防风、蝉衣等,风热者加金银花、连翘等疏散风热。此类药物有抗炎、抗病毒的作用。

(2)祛风利咽法:适用于风湿热毒壅结咽喉,咽喉不利者。常用药:玄参、射干、桔梗、牛蒡子、制僵蚕等,热重加黄芩、炒山栀。牛蒡子中提取的牛蒡子苷元具有较强的抗炎及免疫调节活性,并可抑制尿中总蛋白的排泄。

(3)祛风除湿法:适用于风湿痹阻而见关节疼痛等。常用药:青风藤、雷公藤、鸡血藤等。此类药物均有通络作用。雷公藤去净皮,用木质部,毒性小,用时需久煎,如用 10g,就需煎 1 小时以上。雷公藤用于临床治疗肾脏病的作用已经临床证实,其中提取的雷公藤多苷片已广泛应用于临床。而青风藤中提取的青藤碱被药理实验证实具有明显的抗炎及免疫抑制作用。

（4）祛风通络法：适用于顽固性蛋白尿、水肿。常用药：全蝎、蜈蚣、水蛭、䗪虫等。亦可用大黄䗪虫丸、大黄䗪虫胶囊。此类虫类药有抑制肾脏免疫反应、抗炎、降低尿蛋白的作用，使用此类药物治疗顽固性蛋白尿，常可取效。

（5）祛风强肾法：适用于风湿伤肾，表现为腰脊酸痛者。常用药：桑寄生或槲寄生、独活、川断等。此类药邹师常用于补益肾气，作为引经药，实则兼有祛风除湿之效。

（6）平肝息风法：适用于肝风内动，严重肾性高血压者。常用药：明天麻、双钩藤、潼蒺藜、白蒺藜、石决明、夏枯草等。

祛风法在临床运用时，邹师常根据病情参入辨证各法中使用。

## 二、肾病之要，补益肾元，平补缓图竟奇效

1. 治肾衰平补肾元，不用滋腻　慢性肾衰竭临床表现为气、血、阴、阳不足，虚弱劳损，且以肾元虚损为主，故在治疗中强调维护肾气，即"保肾元"作用，以求增一分元阳、复一分真阴。扶正祛邪，扶正不用峻补用平补，祛邪亦主张缓攻，治疗中不妄投辛热、苦寒、阴凝之品，防温燥伤阴，寒凉遏阳，滋腻湿滞。而以甘平之剂为主，补而不滞，滋肾不腻，温而不燥，缓缓图治，延缓肾衰竭发展的进程。

2. 治肾炎健脾补肾，平补为上　邹师对于各种肾炎肾病一般也是采用平补的原则，鲜用滋腻重浊之品，如健脾每用太子参、党参、生黄芪、炒白术、生苡仁或炒苡仁、茯苓，补肾多用杜仲、牛膝、川断、桑寄生、狗脊以益肾气；玄参、麦冬、墨旱莲、女贞子、山萸肉以滋肾阴；当归、枸杞子、桑椹子补血；淡附片、肉桂、仙灵脾、仙茅、鹿角片、巴戟天温肾阳。

3. 循八法知常达变，变法取胜　邹师认为，治病除"汗、吐、下、和、温、清、消、补"八法为常法外，临床中还会经常用到八法之外的治法，是为变法，究其实质，是审因论治，治病求本也。现择其部分略作介绍。

（1）引火归原：此法邹师常用于口舌周期性糜烂生疮，如舌疮、口疳、虚火牙痛、口糜、狐惑，他法无效者。针对肾火上炎，不归龙宅，实乃虚火浮越之下真寒而上假热、上实下虚之证，或称戴阳证。故治以引火归原，或称

泻南补北法。一般以六味丸加川连 1.5~3g、肉桂 1.5~3g，量不须大，意在导龙入海。

（2）塞因塞用：对于产后、或肾气亏虚、脾气不足癃闭采用本法。"胎气系于脾""中气不足，溲便为之变""肾主二便"，故宜补脾益肾，参以桔梗、杏仁开提肺气，肉桂助膀胱气化，以通小溲。

（3）上病下取：临床见高血压肾病或肾性高血压，常有眩晕、头痛，病在上，巅顶之属，治当取下，补益肝肾为主，益阴潜阳，引火下行。或有咳喘而便闭或便虽通但不稀者，亦可从通便论治，因肺与大肠相表里，腑气得通则肺气肃降，咳喘得平。

（4）下病上取：如部分肾炎，每与外感风寒风热，湿热搏击肺系，出现咽喉肿痛，咽痒不适，咳嗽咯痰，致使肾病加重反复，蛋白尿、血尿明显增多。故咽喉一有风吹草动，下焦肾即不安，故下病上取，从咽论治，清利咽喉，或疏散风寒，或疏风清热，或养阴清利，咽喉一利，肾乃得安。

（5）提壶揭盖：癃闭一证，常规予以通剂，临床每有屡用茯苓、泽泻、车前、通草之辈而症情不减者，此时，邹师认为可在方中佐入桔梗一味，往往可收到较好效果。常用桔梗、杏仁、枇杷叶参入，一以治癃闭，另者对于肾性蛋白尿久治无效者参入一两味宣肺升提之品，效果迥异。

（6）增水行舟：肾衰病人常兼有大便秘结者，有热结，有气滞，有寒凝，有虚证，其中因于阴液不足，肠道干涩，水枯舟停，兼见舌质偏红少津，口干饮不解渴，治疗当以增水行舟，方选增液汤，药用玄参、生地、麦冬之属，量一般宜稍大，20~30g。

（7）行血以止血：肾性血尿者，久病多瘀，肾络阻滞，常规清热、利湿、凉血止血罔效者，宜从行血化瘀通络以止血。往往可见舌质偏黯，或有瘀点、瘀斑、腰部疼痛固定，法当行血止血，方用失笑散加味，药如生蒲黄、五灵脂、桃仁、红花、丹参、丝瓜络、参三七（或景天三七）等。

（8）治风先治血：慢性肾衰竭、尿毒症常见皮肤瘙痒难忍，局部脱屑，干枯少泽。邹师认为风邪为患，但其本当属阴血不足，遂生内风，上行下窜故瘙痒难忍，治当滋阴养血，药用沙参、麦冬、玉竹、鸡血藤、当归、苦参之类，俾阴血得充，风邪自息，当然，经常合以防风、制僵蚕、蝉衣、龙衣、乌梢蛇等祛风止痒之品，加强效果。

# 第七节　药尚轻灵、善用对药

## 一、水肿之病,淡渗利水,轻药重投忌攻逐

"去菀陈莝""开鬼门""洁净府"乃治疗水肿的原则,各种肾炎和肾病综合征水肿的治疗当以利水消肿为第一要务。利水之法有攻下逐水、淡渗利水之不同,邹师鲜用攻逐之法,而喜用淡渗利水之法。淡渗利水的药物多取自《伤寒论》五苓散,习用茯苓皮、生薏苡仁、猪苓、泽泻、车前子等。此类药物性平味淡,渗湿利水的作用平缓,但作用持久,能起缓消其水的作用。对于肿势明显者,邹师采用"轻药重投"法,即作用轻缓之淡渗药物投以重剂,常可获肿退水消之效。如茯苓皮,为茯苓的皮部,渗湿利水作用强于茯苓,常用至50g,生薏苡仁用至30g,猪苓常用30~40g,泽泻20g,车前子30g。茯苓、薏苡仁等又有健脾的作用,并伍以太子参、生黄芪、炒白术等补气健脾之品,利水而不伤正。太子参的补气之力虽不及党参,但可兼顾阴分,防利水而伤阴。

对于慢性肾衰竭,常伴水湿逗留、湿毒蕴盛,利水之法也为常法。邹师认为,慢性肾衰竭病程较久,脾肾俱虚,故利水应防伤正,忌峻猛攻逐利水之品,宜淡渗利水,轻药重投,缓缓图之。切不可攻逐过猛,克伐脾肾之气,甚则可致水、电解质紊乱,加重病情。临证辨治常配合茯苓皮30~50g、车前子30g、猪苓20g、冬瓜皮30g、泽泻20g、生薏苡仁15~20g、玉米须30g等淡渗泄浊。此外,对合并有大便秘结者可配合大黄通腑泄浊,大黄以制者为宜,用量以小量始之,每用3~5g,如不至,则加量至8~15g或以上,使患者每日大便2~3次为宜。制大黄虽泻下力缓,但同样可达促进肠道毒素排泄,改善肾功能的作用。

## 二、注重配伍,相须相使,常用对药增疗效

邹师用药强调辨证,喜用对药,常两味并用,取其相须相使,协同增效。现将部分总结的药对介绍于次,详见本书第三章相关内容。

1. **清热利湿药对** 如治疗下焦湿热证者,邹师常用以下清热利湿药对:知母配黄柏治下焦湿热兼有阴虚者;萹蓄合瞿麦用于清利下焦,尿路感染用得最多;椿根皮常伍蜀羊泉清利湿热,对于妇科带下病特别有效;石韦合猫爪草治下焦湿热而蛋白尿较多者;车前草配荔枝草清热利湿,尤其对血尿作用较强;马齿苋、凤尾草与鸭跖草常相合以治下焦热毒、湿热胶结;蒲公英合紫花地丁则有较强的抗菌消炎作用,对于尿路感染常用,而且没有明显的苦寒伤肾之弊。

2. **清热解毒药对** 对于热毒较盛者,邹师常用清热解毒药对。如白花蛇舌草、蛇莓用于清解血分热毒,多施于狼疮性肾炎;半枝莲、半边莲合用以治泌尿系肿瘤或肿瘤术后、放化疗后余毒未清者;龙葵、山慈菇相伍以抗癌解毒;石打穿与白毛藤相合治疗肺部热毒。

3. **祛风解毒药对** 对于风邪作祟,或内风扰肾出现蛋白尿,或外风犯肾之咽痒痛、皮肤瘙痒诸证,邹师每以祛风解毒药对。如制僵蚕、蝉衣用于咽痒痛或较多蛋白尿者;全蝎、地龙内风外风均能祛,对于消减蛋白尿作用较强;射干与牛蒡子合用,具有更强的清解热毒,发散风湿,利咽消肿之功;白鲜皮、地肤子有较强的祛风除湿止痒;荆芥、防风多用于外风侵袭引起的表证、皮肤疮疖。

4. **活血软坚药对** 邹师常用桃仁合红花,这是合用最多的药对,祛瘀生新之功,破血而不伤血;丹参与川芎,活血行气,用于大多数血瘀证;赤芍与怀牛膝,对于高血压肾病或肾性高血压有无瘀血征象均可合用,一般以上焦头面部瘀血合用较多,具活血而引火下引之功;玉米须伍丝瓜络,通经络渗利水湿,而无耗伤正气之虞,两味配合,有降低血尿酸作用;昆布与生牡蛎,消水潜降、收涩敛精,对高血压、蛋白尿有作用,并能直接吸附尿毒素。

5. **渗利泄浊药对** 常用苍术、生苡仁,辛散寒降,升降相应,畅利气机化水湿;茯苓皮、车前子,能行皮肤水湿,行水而不耗气,胜似大腹皮,内能利肾水脾湿,利中有补,功用盖泽泻;半夏、生姜,和胃蠲饮,用于脾胃水湿

痰饮随气上逆之证;凤尾草、六月雪,味均淡,具淡渗之功,助邪外出,性均寒凉,有下降之势,迫浊下泄。此外,茯苓皮、米仁根;泽泻、萹蓄;玉米须、萆薢亦常用于临床。

6. 补肾药对 邹师喜用制首乌与菟丝子,乃平补肾元第一药对;太子参、生黄芪用于补脾肺肾气;川续断、桑寄生补肾壮腰,同时起引经作用;制狗脊、枸杞子补肾益气养血;京玄参、大麦冬补肺肾之阴,多用于肾病兼有咽痛者;女贞子、墨旱莲、桑椹子用于肾阴亏虚或阴虚血尿者;制黄精、肥玉竹补肾阴兼益气;细生地、山萸肉用于肾阴不足兼有阳虚者。

## 一、肾病疑难,一方一法难奏功,多途并举

1. **肾衰竭三联疗法**　慢性肾衰竭是多种慢性肾脏疾病末期出现的肾元衰竭、湿毒潴留、虚实错杂的病症。治则虽不离扶正祛邪,但仍需根据正虚邪实的孰轻孰重各有侧重。邹师在临证中总结出口服、静脉滴注、灌肠,甚至配合药浴等多途径的治疗方法,综合治疗,临床疗效明显提高。口服方药以辨证论治立法,病之初以肾气亏虚为主,邪实较轻以扶正为重,兼以渗利泄浊;正虚邪实俱盛,则扶正祛邪并重;标实之证突出,则急则治标,邪不去则正不安,待邪实去再转从扶正祛邪。本虚以脾肾气虚、气阴两虚尤为多见,晚期则常表现为阴阳衰竭。邪实主要有湿浊、湿热、水湿、血瘀等证。早期一般单服中药,中晚期均配合静脉滴注及灌肠,即三联疗法。静脉滴注可用黄芪注射液、脉络宁注射液每 2 周 1 个疗程,可持续 1~2 个疗程。每疗程结束后休息 3~5 天,再进行下一疗程。保留灌肠方为生大黄15g,蒲公英 30g,生牡蛎 30g,六月雪 30g,生甘草 5g。其中大黄根据患者体质、精神状态及大便次数调整用量,以保持每日大便 2~3 次为度。保留灌肠时间以 30 分钟至 1 小时为宜,每日 1 次,10~15 天为 1 个疗程。每疗程结束后休息 3~5 天,继续下一疗程,但不宜长久使用。三联疗法采用多途径给药,其疗效通常优于单纯口服方药。

2. **药浴**　对于慢性肾衰竭、尿毒症或皮肤瘙痒证者,药浴也不失为一种较好的辅助方法。药浴方主要成分为附子、桂枝、麻黄、赤芍、地肤子等,将其打成粗末,纱布包裹煎浓液,掺入温水中,患者在其中浸泡,使之微微汗出,每日 1 次,10 天为 1 个疗程,可促进湿毒之邪从毛窍排泄。

3. **外敷**　邹师对于肾性高血压,顽固难治者采用外敷一法。常用生附子 5g 磨粉加醋调,大蒜 5~6 瓣、葱 2~3 茎捣烂成泥,细辛 3~5g,混匀后外

敷涌泉穴,配合辨证的内服方治疗难治性高血压属阴虚阳越者,起引火归原的作用。此乃上病下取,内服与外敷相结合的反佐疗法。

对于肾衰竭、尿毒症,采用肾衰竭外敷方,常用药物由生附子、川芎、冰片、沉香等,研成 120 目规格的粉末,用 95% 乙醇溶液将皮肤渗透剂桂氮酮(Azone)稀释成 1.9% 的溶液,用此溶液调和肾衰竭外敷方粉末,纱包包裹药末外敷双侧肾俞及关元穴,每日以 1.9% 的桂氮酮溶液湿润药末,隔 3 日换 1 次药,4 次为一疗程,一般使用 2~4 个疗程。通过穴位和经皮肤吸收,达到温肾和络、利尿泄浊的作用。

4. 足浴　邹师对于肾性高血压,顽固难治者,经常配合中药足浴方法。常用药物如双钩藤 20g,夏枯草 20g,灵磁石 30g,车前草 50g,杜仲 20g,怀牛膝 20g,石韦 40g,红花 30g。煎汤浴足,用于肾性高血压,肝肾阴虚,肝阳上扰,症见眩晕、头痛、耳鸣者。

5. 坐浴　妇女下焦湿热,外阴灼热瘙痒,带下色黄量多有异味者,邹师除用辨证汤剂外,每每结合中药坐浴,药物直接作用于局部,药达病所,起效更捷。常用方药为:苦参 50g,蒲公英 50g,野菊花 50g,蛇床子 50g,车前草 50g。煎汤,加温水至温度为 42℃许,外洗坐浴。

6. 耳穴埋籽　对于各种肾系疾病,如出现失眠、恶心呕吐、纳谷不振、头痛、肾绞痛等症状明显时,常常双耳选择 2~4 个耳穴,埋下王不留行,左右交替按压,以酸胀微痛为度,每日数次,起到辅助治疗作用。

## 二、慢性虚损,丸药膏滋久服用,祛病延寿

各种肾脏疾病,均有本虚一面,或以虚为主,或虚实夹杂,病程较长,治疗除汤剂外,经常单独或配合丸、散、膏、丹诸剂型,一求方便患者,二者病久宜缓图,虚损者难得骤补获功。

1. 膏滋　如部分病情稳定,但尚须巩固续后,可结合病情、体质等制一料丸药或散剂,每日服 2~3 次,病家易于接受,且能坚持久服。此外,每至冬令,邹师常以膏滋调理慢性虚损者。对于各种慢性肾脏疾病,如各种慢性原发性肾小球肾炎、继发性肾脏疾病、慢性肾功能减退的早中期、慢性反复发作的尿路感染、尿道综合征、夜尿多、尿失禁、肾结核、多囊肾、肾下垂、单纯蛋白蛋、血尿患者等等。这些肾脏病患者属病情基本稳定,或属恢

复期,但感到精力不支,体质虚弱或容易感冒者;各种肾脏病患者临床病情不重,虽然没有达到临床痊愈的程度,但已无大变化者;病已达临床痊愈,要求增强体质、保健强身者,均可采用膏滋治病强身。但对于各种肾脏病急性发作期;病情反复变化者;慢性病急性发作者;危重病人,如尿毒症患者,特别是晚期病人常一日多变,脏器并发症(兼症)多而变化频繁,如脾胃症状呕恶纳少症状频发,电解质如钾、钠、磷、钙等紊乱,血肌酐、血尿素氮很高,水肿,血压升高难予控制等急需治疗,则不适合服膏滋。治肾膏方也需治病调理相结合,治中寓补,补中寓治。在辨证论治方基础上,加调理气血、阴阳、脏腑的复方,其中抓住重点,照顾全面,补肾是关键。另外,必须向患者交代,进补膏滋,不能替代肾脏病人的所有用药,如有高血压、心脏病等等的用药必须坚持服用。

2. 片剂、胶囊或颗粒剂 邹师根据自身长期的临床实践经验,总结了一批行之有效的验方,为方便患者服用,开发为院内制剂,如健肾片治疗慢性肾炎脾肾气虚证,肾炎宁胶囊治疗气阴两虚证,肾炎灵颗粒剂治疗大量蛋白尿,保肾片治疗慢性肾衰竭气阴两虚、湿浊瘀毒证。不仅疗效明显,而且对于缓解期或稳定期患者,可以长期服用,携带方便。

3. 茶饮 对于慢性肾炎、肾病综合征或其他肾系疾病,如常因咽炎或扁桃体炎发作引起症情反复,或急性加重的,邹师常在口服辨证方药为主的基础上,使用茶饮方。常用药物如:金银花5g,生甘草5g,胖大海1枚,藏青果5g,开水泡茶频饮,用于慢性咽炎,咽部隐痛不适,急性发作期可配合锡类散吹喉。

（周恩超）

# 第三章　医论医话

# 第一节　诊治急性肾炎的经验

急性肾小球肾炎,简称急性肾炎(AGN)。该病主要发生于 5~14 岁儿童,成人少见,但老年患者发病较重。急性肾炎在发达国家已逐渐减少,但在生活及工作环境卫生条件较差的地区发病率依然较高。该病大多急性起病,临床表现为蛋白尿、血尿、高血压、水肿、少尿及氮质血症。主要的病理类型是毛细血管增生性肾炎,以肾小球内皮及系膜细胞增生为主要表现,早期尚有中性粒细胞和单核细胞的浸润。本病常见于感染之后,尤其是链球菌感染,但也有部分是非链球菌感染,如葡萄球菌、肺炎双球菌、病毒、立克次体、螺旋体、支原体、真菌、原虫及寄生虫等。另外,非感染性因素,如去氧核糖核酸抗原、肿瘤抗原、甲状腺球蛋白抗原等也可引起本病。临床最常见的是急性链球菌感染后肾炎。目前认为其发病机制主要是溶血性链球菌菌体作为抗原刺激 B 淋巴细胞产生抗体,既可循环免疫复合物沉积致病,又可通过原位免疫复合物生成致病。急性肾炎大多为良性自限性疾病,有部分病例可发展为慢性肾炎。本病属于中医"风水""肾风""水气""尿血"病范畴。

## 一、病因病机

本病发生的内在因素是先天肾气不足,或肾元亏虚。而外邪袭表,肺失宣肃,不能通调水道,下输膀胱,脾失运化,水湿内蕴则是发病的外因。

1. 风邪外袭,与水相搏　风为百病之长,又为百病之始,或兼热,或夹寒。风寒则使肺气郁闭,风热则使肺失清肃,影响水之上源。肺失通调肃降,风遏水阻,风水相搏,泛溢肌肤,而致水肿。

2. 湿毒浸淫,水运受阻　肺主肃降,通调水道,为水之上源;脾位于中焦,主运化水湿。肺主皮毛,脾主肌肉四肢。若湿热疮毒蕴于肌肤,不能及时清解消透,从皮毛内归于肺,从肌肉内归于脾,致脾失健运而不能运化水湿,肺失宣降而致水道不通,水湿不行,运行受阻,溢于肌肤四肢,发为水肿;或热毒内归,下焦热盛,则可灼伤肾络而为血尿。

3. 先天不足,肾气亏虚　患者禀赋薄弱,体衰多病,则先天精气不足,肾气亏虚,可导致气化失司,水失蒸腾,泛溢肌肤,而成水肿;精微不摄,而成蛋白尿、血尿之证。

本病初期以标实邪盛为主,以水肿为突出表现,病变在肺脾两脏,恢复期则虚实错杂,病变主要在脾肾两脏,病久则正虚邪恋,水湿内聚,煎熬成毒,灼伤脉络,消灼肾阴。

## 二、辨证论治

### (一)急性期

1. 风寒束肺证

证候:症见恶寒发热,咳嗽痰白,尿少,面部浮肿,苔薄白,脉浮紧。

治法:疏风散寒,宣肺渗利。

方药:三拗汤加减。常用药:净麻黄 3~6g,光杏仁 10g,苏叶 10g,荆芥 10g,防风 10g,防己 10g,生黄芪 30g,云茯苓 20g,生苡仁 20g,白术 15g,川断 15g,车前子(包煎)15g,甘草 6g。若水肿较甚,伴有胸水,喘息气逆不得平卧者,乃水邪犯肺,加三子养亲汤和葶苈大枣泻肺汤泻肺利水。

2. 风热袭肺证

证候:症见发热口渴,咳嗽,痰少色黄,咽红咽痛,浮肿,尿少,脉浮数,苔薄黄,舌尖边红。

治法:清热宣肺,疏风利水。

方药:桑菊饮加减。常用药:桑叶 10g,金银花 15g,浮萍 12g,防风 6g,黄芩 10g,杏仁 10g,桔梗 6g,茯苓 15g,薄荷(后下)10g,白茅根 20g,芦根 20g,车前子(包煎)15g,生甘草 6g。热甚咳重者,加生石膏 10g、知母 10g、鱼腥草 15g、金荞麦 15g 等清热宣肺止咳。

3. 风热蕴结咽喉证

证候:症见发热,浮肿,咽喉红肿疼痛较著,尿少而黄,苔黄,脉数。

治法:清热解毒,疏风渗湿利咽。

方药:玄麦甘桔汤加减。常用药:黑玄参20g,麦冬15g,桔梗6g,生甘草6g,南沙参15g,金银花10g,连翘10g,牛蒡子12g,前胡6g,防风6g,浮萍10g,车前子(包煎)15g,芦根20g。若热重加黄芩10g清肺热;口干加川石斛15g、天花粉15g养阴生津;喑哑加玉蝴蝶3g、蝉衣6g祛风开音;湿重加苍术15g、薏苡仁20g、茯苓20g、六一散(包煎)10g等利湿;咽喉肿痛可用锡类散吹喉,亦可用金银花5g、甘草3g泡茶频饮或玄麦甘桔汤代茶漱口。

4. 疫毒伤肾证

证候:烂喉痧之后,湿热毒邪未清,下陷入肾,症见血尿、蛋白尿,舌质红,苔薄黄腻,脉细数。

治法:疏表达邪,清热渗湿,解毒凉营。

方药:自拟清营透达汤。常用药:荆芥10g,防风6g,金银花15g,蒲公英20g,前胡6g,生地15g,丹皮15g,茅根20g,芦根20g,六一散(包煎)10g,生苡仁20g等。若咽喉仍腐,疫痧未化,仍宜清咽化痧,加用黑玄参20g、桔梗6g、甘草6g、牛蒡子12g、制僵蚕10g、蚤休10g、赤芍15g、连翘10g等品,可用锡类散吹喉;低热者加青蒿15g、银柴胡15g、嫩白薇10g、地骨皮15g等清虚热;浮肿者加浮萍15g、车前子(包煎)15g利水消肿;气虚者加生黄芪30g、太子参15g等补气以利水。

5. 疮毒内攻证

证候:皮肤湿热邪毒内攻,乘虚内陷及肾,症见发热、浮肿,皮肤红肿,或痛或痒,或生疮疖、湿疹、疱疹,或为陈旧性皮疹,苔黄,脉数。

治法:疏表清热,解毒除湿。

方药:麻黄连翘赤小豆加减。常用药:麻黄6g,连翘15g,赤小豆20g,荆芥10g,防风10g,生地12g,茯苓30g,甘草8g,当归12g,丹皮15g,赤芍15g,白茅根20g,芦根20g等。如皮肤湿疹未愈,加金银花15g、紫花地丁20g、苦参20g、地肤子15g、晚蚕砂10g、稽豆衣6g、六一散(包煎)10g、玉米须15g、二妙丸(包煎)6g等清解渗利;皮肤疮毒可用紫金锭以醋磨或玉枢丹醋调涂患处,亦可用如意金黄散麻油调敷。

(二)恢复期

1. 肺虚邪恋证

证候:症见低热咽干,咳嗽痰少,手足心热,舌尖红,苔少,脉细或细数。

治法:补肺养阴,清热利咽。

方药:玄麦甘桔汤合百合固金汤加减。常用药:天冬 15g,麦冬 15g,南沙参 15g,北沙参 15g,生地 15g,百合 15g,玄参 20g,桔梗 6g,甘草 6g 等。体虚易于外感者,加玉屏风散、冬虫夏草等补肺肾、固卫表。

2. 脾虚湿蕴证

证候:症见倦怠乏力,面色萎黄,腹胀纳少,便溏,或肢肿,舌淡红,苔薄白腻,脉细弱。

治法:益气健脾化湿。

方药:参苓白术散加减。常用药:党参 15g,生黄芪 30g,白术 15g,茯苓 20g,怀山药 15g,薏苡仁 20g,白扁豆 12g,陈皮 10g 等。下肢浮肿者,加猪苓 20g、泽泻 15g、车前子(包煎)15g 等利水消肿;脘闷、呕恶,舌苔白腻者,加藿香 10g、佩兰 10g、砂仁 6g 等以化湿助运;食欲不振者,加炒谷麦芽各 20g、焦楂曲各 20g 等消食助运。

3. 肾虚湿热证

证候:腰膝酸软,耳鸣,尿频,尿多,舌质淡红,苔薄黄腻,脉沉细。

治法:益肾清利。

方药:知柏地黄丸合三妙丸加减。常用药:生地 15g,山萸肉 12g,怀山药 15g,知母 10g,黄柏 10g,生苡仁 20g,怀牛膝 12g,石韦 20g,泽泻 15g,茯苓 20g 等。少量蛋白尿者,加芡实 20g、金樱子 20g、杜仲 15g、覆盆子 20g 等益肾固精;镜下血尿明显者,可加藕节炭 20g、苎麻根 15g 等敛涩止血。


## 三、临床求真

1. 补益肾元,维护肾气  急性肾炎发生的内在因素是肾气不足,肾元亏虚,病邪乘虚而入,所以补益肾元、维护肾气是治疗急性肾炎的基本原则。肾乃五脏六腑之本,为水火之宅,内藏元阴元阳。张景岳云:"元精元气者,即化生精气之元神也,生气通天惟赖乎此。"邹师认为肾气即为肾中元气,包含了元阴元阳。在辨证治疗时常伍以川断、桑寄生或槲寄生、杜仲、枸杞子、生地等补益肾中元气。祛邪之时不妄投过于苦寒、辛热、阴凝之品,以免戕伤肾中元阴元阳。若使用苦寒、辛凉之剂,剂量宜小,中病即止,并适当配伍温药以缓其性。若用温燥之品,应短期使用,配伍阴药以制其燥。处处注意补益肾元,顾护肾气。

2. 原发病因,及早处理 急性肾炎的原发病因有呼吸道感染、丹毒等皮肤化脓性疾病。若对原发病因能及时控制,及早处理,则能提高急性肾炎的治疗效果。如上呼吸道感染引起的急性肾炎,多表现为风寒束肺、风热袭肺、风热蕴结咽喉、疫毒伤肾等。其中风热蕴结咽喉证临床较多见,治疗上从咽论治,清利咽喉为先,并持续应用至咽喉部感染彻底清除为止。凡由丹毒、疮疡、湿疹、疱疹及其他皮肤化脓性炎症所致者,辨证为疮毒内攻、湿热稽留证,治疗应疏表清里解毒除湿,及时祛邪外出,以防闭门留寇。

3. 急性期积极治疗并发症 急性肾炎在病程可出现各种严重的并发症,这些并发症可影响急性肾炎的预后,所以需积极处理。①如心阳不振,水气上凌,致心悸不安、胸闷发绀、脉微结代者,予真武汤加丹参、薤白、全瓜蒌以温阳利水、理气宽胸;②如浊毒内蓄,见有神昏嗜睡,恶心泛呕,口有尿味,尿少尿闭者,可加用附子、大黄、黄连、法半夏等泄浊降逆解毒,药物治疗无效者,应使用肾脏替代治疗;③若咽喉肿痛者,可加金银花、连翘、玄参、牛蒡子、蚤休、制僵蚕等清热利咽散结解毒;④若尿频尿急尿痛者,可加萹蓄、瞿麦、蒲公英、紫花地丁等清利通淋;⑤若皮肤糜烂或伴瘙痒者,可加苦参、土茯苓、蛇舌草以清热燥湿解毒;⑥若皮肤瘙痒者,加蝉衣、地肤子、白鲜皮以祛风止痒。

4. 恢复期注意扶正祛邪,巩固治疗 急性肾炎是本虚标实的证候。在急性肾炎的缓解期,水湿或湿热余邪留恋,而肺、脾、肾等脏器功能尚未恢复,处于正虚邪恋的状态之中,表现为发热浮肿基本消退,咽喉、皮肤等感染基本控制,仅遗留尿常规的轻度异常。此时病情极易反复,若不注意恢复期的巩固治疗,则病情迁延难愈或转为慢性,故治疗上宜扶正祛邪。急性肾炎发生的内在因素是肾气不足,肾元亏虚,因此,在养肺、健脾、益肾三者之中,补益肾气最为重要。补肾宜选平补肾气之品,如川断、桑寄生、制首乌、枸杞子、菟丝子、杜仲等平补肾中元阴元阳之品,每于辨证治疗的基础上加入。此外,邹师常说,益肾必健脾,健脾必补气。因此,在补肾的同时参入补气健脾的药物,如生黄芪、太子参、白术等,以达助后天补先天的目的。此外,亦可选用西洋参、冬虫夏草等打粉吞服或用茶盅炖汤服用,以扶助正气,补益肺脾肾,巩固疗效,防止病情反复。

(周恩超)

# 第二节　诊治慢性肾炎的经验

慢性肾小球肾炎(chronic glomerulonephritis),简称慢性肾炎(CGN),是一组原发于肾小球的疾病,其起病隐匿,临床表现多样,轻重不一,病情迁延,随着病情的发展,可出现肾功能减退、贫血、电解质、矿物质代谢紊乱等情况,最终可导致慢性肾衰竭而危害生命。国内1397例慢性肾衰竭的资料表明,在引起终末期慢性肾衰竭的各种病因中,慢性肾炎占64.1%,居首位。2010年中国血液净化病例信息登记数据中,原发性肾小球疾病占57.4%,为第一位病因,其中主要的就是慢性肾炎。慢性肾炎根据其临床表现,归属于中医"水肿""腰痛""虚劳""尿血"等病范畴。

## 一、病因病机

1. 发病之因,内外相因　慢性肾炎的发病是内外因共同作用的结果,内因导致脏腑虚损是发病之本,感受外邪毒物是致病条件,内外相因,缺一不可。先天禀赋不足、后天调摄失宜,加之劳倦过度、房事不节、七情所伤等内因,导致脏腑功能受损。肾为五脏之根本,故脏腑虚损,以肾气不足为本。肾气不足即抗御肾炎发生的免疫功能受损是慢性肾炎发生的根本内在因素。而感受外邪、毒物损伤是慢性肾炎发生的外在因素,也是重要条件。外邪指六淫、疮毒等邪气。六淫之中,风为百病之长,寒、热、湿邪常与风邪相夹侵袭人体。风邪内扰,可出现水肿、蛋白尿、血尿等肾炎的表现。慢性肾炎的临床表现时轻时重,可因感染而诱发急性加重,这些符合风邪致病的特点。因此,风邪既是慢性肾炎发病的外因之一,也是慢性肾炎急性发作和诱发加重的重要因素。外因中的毒物损伤,包括肾毒性药物和其他肾毒性的物理化学物质。

2. 发病之本,脾肾虚损　慢性肾炎的发病中,脏腑虚损主要责之于脾肾。肾为先天之本,脾为后天之源。先天禀赋不足,后天失于调养,脏腑功能受损,免疫功能失调,病邪乘虚而入,就会导致肾炎的发生。所以,脾肾虚损是慢性肾炎发病的病理基础。慢性肾炎的病变脏腑除肾与脾之外,与肺(咽喉)、肝、心的关系也非常密切。

3. 病机之要,脾肾气虚 在慢性肾炎的发病中尤以气化功能虚弱最为关键。因慢性肾炎常见的水肿、蛋白尿、血尿等,实则为精、气、血、津液等物质代谢与转化障碍的结果,而这些物质代谢与转化的过程即为气化运动的过程。肾为气化运动的根本,脾乃气化运动之枢纽,脾气散精,藏精于肾。脾肾之气充盛,则水液得以正常运行,精微归于正化。而《灵枢·口问》云:"中气不足,溲便为之变。"脾肾气虚则气化无权,转输失职,水液潴留,发为水肿。蛋白质乃水谷之精微,由脾所化生,为肾所封藏。若脾肾气虚,则肾之开阖失司、封藏失职,脾运不健,不能升清,则谷气下流,精微下泄,出现蛋白尿。脾肾气虚,封藏失职、统固无权,血溢脉外,亦会出现血尿。所以,慢性肾炎临床症状发生的病理机制是以脾肾气虚为基础的。

4. 病变之标,风水湿瘀 慢性肾炎是本虚标实的证候。在本虚的基础上,若出现外感,兼夹水湿、湿热、瘀血等病邪,这常常关系到病情的反复、迁延,甚至成为肾功能恶化或加重的因素。

综上所述,慢性肾炎是本虚标实,以虚为主的证候,内外相因而发病,脾肾虚损是病变之本,又可兼夹风、水、湿、瘀等邪为患。

## 二、辨证论治

慢性肾炎是本虚标实的病候,临床辨证首先根据主症,辨别脏腑病位,是在肾、在脾、在肺、在肝,还是多脏同病。辨明患者的病位病性后,即可明确其本证所属。在本证的基础上常兼夹一种或多种标证。治疗上强调扶正祛邪,标本兼顾,处处以顾护肾气为要。扶正不忘祛邪,祛邪不忘固本。扶正与祛邪可视标本缓急和病情轻重而分主次先后。

### (一)本证

1. 脾肾气虚证

证候:主症见腰脊酸痛,疲倦乏力,或浮肿,纳少或脘胀;次症见大便溏,尿频或夜尿多,舌质淡红、有齿痕,苔薄白,脉细。

治法:健脾补肾益气。

方药:参苓白术散或四君子汤加减。常用药:太子参15g,生黄芪30g,白术15g,茯苓15g,生薏苡仁20g,怀山药20g,川断15g,桑寄生15g,泽泻15g。脾虚湿困,舌苔白腻者,加苍术10g、藿香12g、佩兰12g以健脾化湿;脾虚便溏者,加炒扁豆15g、炒芡实20g健脾助运。肾虚腰痛明显者,加狗脊15g、功劳叶15g以补益肾气。

2. 肺肾气虚证

证候:主症见颜面浮肿或肢体肿胀,疲倦乏力,少气懒言,易感冒,腰脊酸痛;次症见面色萎黄,舌淡,苔白润、有齿痕,脉细弱。

治法:补气固卫。

方药:玉屏风散加味。常用药:生黄芪30g,太子参15g,炒白术10g,防风5g,茯苓皮30g,生苡仁30g,川断15g,桑寄生15g,泽泻15g。热结咽喉,咽喉肿痛者,加玄参10g、麦冬15g、射干10g、牛蒡子15g以清利咽喉。肺经热盛,咳嗽,咯黄痰者,加桑白皮15g、炒黄芩10g、鱼腥草30g、金荞麦30g、冬瓜仁15g等以清肺化痰。

3. 脾肾阳虚证

证候:主症见全身浮肿,面色㿠白,畏寒肢冷,腰脊冷痛(腰膝酸痛),纳少或便溏(泄泻、五更泄泻);次症见精神萎靡,性功能失常(遗精、阳痿、早泄),或月经失调,苔白,舌嫩淡胖,有齿痕,脉沉细或沉迟无力。

治法:温运脾肾。

方药:理中丸合济生肾气丸或右归丸加减。常用药:熟附子10g,淡干姜10g,炙桂枝6g,党参15g,生黄芪30g,炒白术12g,生薏苡仁20g,茯苓15g,仙灵脾15g,菟丝子15g,枸杞子20g,车前子(包煎)30g,怀牛膝15g。若肾阳虚甚,形寒肢冷,大便溏薄明显者,加肉桂(后下)3g、补骨脂12g温补脾肾;腰痛明显者,加制狗脊15g、杜仲20g、川断15g、桑寄生15g;遗精、阳痿、早泄者,加巴戟天15g、锁阳15g、蛇床子15g、韭菜子(包煎)15g、金樱子30g、芡实15g以补肾固摄。

4. 肝肾阴虚证

证候:主症见目睛干涩或视物模糊,头晕耳鸣,五心烦热或手足心热或口干咽燥,腰脊酸痛;次症见遗精,滑精,或月经失调,舌红少苔,脉弦细或细数。

治法:滋肾养肝。

方药:杞菊地黄丸加减。常用药:枸杞子20g,杭菊花15g,生地12g,山萸肉10g,制首乌12g,怀山药15g,云茯苓15g,杜仲20g,怀牛膝15g。肝阳上亢者,加天麻12g、钩藤15g以平肝潜阳;下焦湿热者,加知母12g、黄柏6g、石韦20g、车前草15g以清利湿热;伴血尿者,加大蓟15g、小蓟15g、白茅根30g以清利凉血止血。

5. 气阴两虚证

证候:主症见面色无华,少气乏力,或易感冒,午后低热,或手足心热,腰痛或浮肿;次症见口干咽燥或咽部黯红、咽痛,舌质红或偏红,少苔,脉细或弱。

治法:益气养阴。

方药:参芪地黄汤加减。常用药:生黄芪30g,太子参15g,生地12g,山药15g,山萸肉10g,丹皮12g,泽泻15g,茯苓15g,菟丝子15g,制首乌20g,枸杞子20g。若大便干结者,加玄参10g、柏子仁12g、制军6g以清热润肠通便;咽干咽痛、咽部黯红者,加玄参10g、麦冬15g、桔梗6g、生甘草3g、南沙参15g、赤芍15g以养阴活血利咽;肺卫气虚、易感冒者,加炒白术10g、防风10g以益气固表。

(二)标证

1. 水湿证

证候:主症见颜面或肢体浮肿;次症见舌苔白或白腻,脉细或细沉。

治法:渗湿利水。

方药:五苓散加减。常用药:茯苓皮30g,生苡仁30g,猪苓15g,泽泻20g,车前子(包煎)30g。骤起眼睑及全身浮肿,伴咳嗽者,加防风10g、杏仁10g、桑白皮15g以疏风宣肺利水;胸闷、气喘,不能平卧,或喉间痰鸣,舌苔白腻,脉弦滑者,加苏子10g、莱菔子10g、葶苈子12g以泻肺行水、下气平喘;若腹胀、水肿明显者,加大腹皮15g、桑白皮15g、陈皮10g以利水消肿;若下身水肿较甚,形寒怕冷,手足不温者,加熟附子10g、淡干姜10g以温阳利水。

2. 湿热证

证候:主症见皮肤疖肿、疮疡,咽喉肿痛,小溲黄赤、灼热或涩痛不利,面目或肢体浮肿;次症见口苦或口干、口黏;脘闷纳呆,口干不欲饮;苔黄腻,脉濡数或滑数。

治法:清热利湿。

方药:八正散加减。常用药:车前草 15g,泽泻 15g,生苡仁 20g,白茅根 20g,芦根 20g,炒山栀 10g。咽喉肿痛者,加玄参 10g、射干 10g、金银花 10g、黄芩 10g、牛蒡子 15g 等清咽解毒;脘闷纳呆,口干口黏者,加苍术 10g、白术 10g、黄连 3g、法半夏 6g、陈皮 10g 等清化和中;小溲黄赤、灼热或涩痛不利者,加萹蓄 15g、瞿麦 15g、石韦 20g、蒲公英 20g、紫花地丁 20g 等清热解毒通淋;皮肤疖肿疮疡者,加金银花 15g、野菊花 15g、蒲公英 15g、紫花地丁 15g、土茯苓 20g 等清热解毒消痈。

3. 血瘀证

证候:主症见面色黧黑或晦暗,腰痛固定或呈刺痛,舌色紫黯或有瘀点、瘀斑;次症见肌肤甲错或肢体麻木,脉象细涩,尿 FDP 含量升高,血液流变学检测全血、血浆黏度升高。

治法:活血化瘀。

方药:桃红四物汤、血府逐瘀汤加减。常用药:桃仁 10g,红花 6g,丹参 20g,赤芍 15g,川芎 10g,当归 10g,枳壳 10g,怀牛膝 15g,泽兰 15g。瘀血明显者,加莪术 10g、三棱 10g、参三七粉 2g 等加强活血之力;瘀血较甚,水肿经久不退,尿蛋白不消者,加制僵蚕 10g、全蝎 3g 等祛风通络;全身疲乏无力,胃纳少,药物性库欣综合征,妇女闭经,舌苔白腻,脉细者,加苍术 10g、制香附 10g、郁金 15g、半夏 10g、陈皮 6g、神曲 15g 等以疏滞泄浊。

4. 湿浊证

证候:主症见纳呆,恶心或呕吐,口中黏腻,舌苔腻,血尿素氮、肌酐偏高;次症见脘胀或腹胀,身重困倦,精神萎靡。

治法:化湿泄浊。

方药:胃苓散合小承气汤加减。常用药:制苍术 10g,炒白术 10g,茯苓 15g,姜半夏 10g,陈皮 10g,制军 3~15g,生牡蛎 40g,六月雪 20g,泽泻 15g,车前子(包煎)20g。舌苔浊腻者,加藿香 10g、佩兰 10g、砂仁 3g 以化湿泄浊;恶心呕吐较甚者,可加姜竹茹 10g、黄连 3g 等以和胃降逆;皮肤瘙痒者,加土茯苓 20g、地肤子 15g 等祛风泄浊解毒。

## 三、临床求真

1. 补益肾元，治病求本　肾乃五脏六腑之本，为水火之宅，内藏元阴元阳。张景岳云："元精元气者，即化生精气之元神也，生气通天惟赖乎此。"邹师认为肾气即为肾中元气，包含了元阴元阳。慢性肾炎发生的根本内在因素是肾气不足，所以补益肾元，维护肾气，是治疗慢性肾炎的基本原则。在辨证治疗时常伍以川断、桑寄生、杜仲、枸杞子、生地等补益肾中元气。祛邪之时主张缓攻，而不妄投过于苦寒、辛热、阴凝之品，以免戕伤肾中元阴元阳。扶正不用峻补，而用平补之法，选用甘平之剂，补而不滞，滋而不腻，温而不燥。使用苦寒、辛凉之剂，剂量宜小，中病即止，并适当配伍温药以缓其性。若用温燥之品，应短期使用，配伍阴药以制其燥。处处注意补益肾元，顾护肾气，而使肾中阴阳达到相对的平衡。

2. 补益后天，以养先天　邹师认为肾气是人体生命活动的本原，治疗时应处处维护肾气。藕塘居士云："善补肾者，当于脾胃求之。"脾与肾乃先后天之本，先天之本既充，后天之本得固，后天之本得健，先天之本不竭。健脾可助生化之源，健脾又可强后天而养先天，以达脾肾双补之效。治疗时提出益肾必健脾，注意脾肾兼顾，两者不可偏废。脾乃气血生化之源，补气与健脾二者不可分。所以邹师常说，益肾必健脾，健脾必补气。即通过补气健脾以达补益肾气之目的。补气健脾取四君子汤和参苓白术散之意，常用生黄芪、太子参或党参等。肾气包括了肾阴肾阳，所以补气健脾亦可助肾阴肾阳。无论肾阴虚，还是肾阳虚，邹师每于平补肾阴、平补肾阳之药中参入补气健脾的药物，以补益肾气，维护先天。

3. 平补平泻，和缓轻灵　孟河名医费伯雄曾说："不足者补之，以复其正，有余者去之，以归于平，是即和法也，缓治也。"邹师认为，慢性肾炎的治疗目的是使阴阳气血归于平衡，以平为期，用药乃四两拨千斤，只可缓图，不得骤取。补益多以平补为主，补气健脾常用太子参、生黄芪、党参、白术、怀山药之属，甘淡平缓而不温燥；补益肾气，常遣川断、桑寄生、功劳叶、制狗脊、杜仲等平补肾气之品；肾阳虚者，多用菟丝子、仙灵脾、仙茅等平补肾阳温补之品，甘温而不过热；肾阴虚者，多用生地黄、制首乌、枸杞子、女贞子等平补肾阴之类，甘凉而不滋腻。方中一般较少使用桂、附等辛温大热之品，亦不用人参、鹿茸等峻补之药以图一时之效。补虚如此，泻实治标亦如此。除水湿,常用茯苓、苡仁、泽泻、车前子等甘淡渗利之品,以防燥湿伤阴;祛瘀血喜用丹参、赤芍、川芎、当归等活血和络,活血兼以养血,而不破血;治湿热,亦注意清利而不伤阴;理气喜用合欢皮、绿萼梅、香橼皮、佛手片等性质平和之品,避免辛香温燥。无论补虚或泻实,均以平为期,以和为贵。

4. 淡渗利水,轻药重投　肾病水肿的治疗当以利水消肿为第一要务。利水之法有淡渗利水、攻下逐水之不同,邹师喜用淡渗利水之法。淡渗利水的药物取自《伤寒论》五苓散,习用茯苓皮、生苡仁、猪苓、泽泻、车前子等。此类药物性平味淡,渗湿利水的作用平缓,但作用持久,能起缓消其水的作用。对于肿势明显者,邹师采用"轻药重投"法,即作用轻缓之淡渗药物投以重剂,常可获肿退水消之效。如茯苓皮,为茯苓的皮部,渗湿利水作用强于茯苓,常用至50g;生苡仁用至30g,猪苓常用30~40g,泽泻20g,车前子30g。茯苓、苡仁等又有健脾的作用,并伍以太子参、生黄芪、炒白术等补气健脾之品,利水而不伤正。太子参的补气之力虽不及党参,但可兼顾阴分,防利水而伤阴。邹师在此处也运用了费伯雄的和缓法,认为肾病水肿者脏腑虚损,正气衰弱,病程长久,肿势缠绵,若用甘遂、大戟、芫花、黑白丑等攻下逐水之药,或可取一时之效,但戕伐正气,水肿必复卷土重来,故只可缓图,不得骤取,方可获持久之效。

5. 清热利湿,贯穿始终　邹师认为在慢性肾炎的过程中,湿热是基本的病理因素,贯穿病程始终。湿热日久伤气损阴,并可兼夹风邪,招致外湿,变生瘀血,致浊毒蔓延。正愈虚,邪愈盛,则病变更加复杂难愈。所以清热利湿之法常贯穿病程始终。"祛邪可以匡正","邪去则正安"。治疗上邹师常根据邪正双方的标本轻重缓急,决定祛邪与扶正的主次。慢性肾炎急性发作,湿热明显者,以清利治标为主,兼顾补虚扶正;湿热症减,病情缓解后,再加强扶正固本,以防复发;若素体不足,本虚为主,湿热不著者,当扶正固本为要,此时兼顾清热利湿,每每能取得较好的疗效。清热利湿药大多苦寒,苦能除湿,寒凉清热,邹师临证时注意苦寒清利而不伤阴,不可分利过度。清热利湿常根据上中下三焦和皮肤等部位的不同而遣方用药,又须辨湿与热的轻重主次,或化湿渗利为主,或清热解毒为要,还应根据兼夹之邪随症治之。

6. 活血化瘀,层次分明　邹师从肾脏的解剖和生理特点上认识到肾脏是运行血气的脏器,在病理状态下,由于脾肾两虚,水湿停聚,使气血运行不畅,渐致肾脏瘀阻络伤。临床治疗肾病提倡"久病必和络",根据瘀血的轻中重不同分别用药。病轻者用轻药"和络",如丹皮、丹参、赤芍、川芎、当归、桃仁、红花、泽兰之类,适用于瘀血证较轻或不明显者,此类药每参于各法当中使用。病久者用"活血化瘀"药,如莪术、三棱、参三七等。参三七既能化瘀,又可止血,在临床习用参三七粉常服,治疗慢性肾炎血尿经久不愈,或合并慢性心脏疾患者,每获良效。顽疾可用虫类药。如祛风利咽的制僵蚕,祛风通络的蜈蚣、全蝎,破血逐瘀的水蛭、䗪虫等,对瘀血明显者及消蛋白尿、消水肿均有效。

7. 护咽固卫,稳定病情 慢性肾炎病情复发的一个主要因素就是感受外邪,肺卫失和。肺卫不固者,每易感受外邪,咽喉是外邪循经伤肾之门户。外邪循经扰肾,可使水肿、蛋白尿、血尿等复发或加重。对于此类肺肾气虚,卫表不固,易反复外感者,邹师注意补气固卫,参入玉屏风散进治,以防外感。若感受外邪,风湿热毒壅结咽喉,出现咽喉红肿疼痛者,常选玄麦甘桔汤和银翘散加减以清热利咽。外邪入里,肺经热盛者,则选桑白皮汤以清肺解毒。外感后期或有慢性咽炎者,常感咽喉隐痛,咽部黯红,则用麦味地黄汤养肺滋肾,并参入清热利咽之药以清除余邪,并配合金银花、南沙参、胖大海、生甘草等泡饮频服,以增加疗效。护咽固卫,防止外感,祛除外邪,是稳定肾炎病情的重要环节,也是维护肾气的重要方面。

8. 多种途径,综合治疗 邹师常在口服辨证方药为主的基础上,使用剂型不一、途径多样的方药综合治疗,以辅助增强疗效,巩固病情。

(1)膏方:内服药膏,又称膏滋、煎膏,是一种将中药辨证方中的饮片加水反复煎煮,去渣浓缩后,加炼蜜或炼糖等及胶类药制成的半固体剂型。具有体积小、药物含量高、服用方便、口味宜人的特点。邹师认为,人禀天地之气而生,四时之气,冬主闭藏,进入冬季人体精气内敛,善于吸收各种精微营养物质,正如《素问·四气调神大论》云:"春夏养阳,秋冬养阴"。冬养脏气,冬季是服用以补益作用为主的膏滋的最佳时机。由于肾气与冬气相通应,肾所藏之精气有抵御外邪使人免生疾病的作用,故有"藏于精者,春不病温"(《素问·金匮真言论》)和"冬不藏精,春必病温"之说。对于缓解期稳定状态的慢性肾炎患者,冬令进服膏滋可起到增强体质、巩固治疗、防止复发的作用。

（2）泡服方：金银花 50g，生甘草 50g，胖大海 1 枚，藏青果 50g，分次泡茶频饮，用于慢性咽炎，咽部隐痛不适，急性发作期可配合锡类散吹喉。

（3）坐浴方：苦参 50g，蒲公英 50g，野菊花 50g，蛇床子 50g，车前草 50g，煎汤外洗坐浴，用于妇女下焦湿热，外阴灼热瘙痒，带下色黄量多有异味者。

（4）足浴方：双钩藤 100g，夏枯草 100g，灵磁石 300g，车前草 200g，杜仲 200g，怀牛膝 50g，石韦 200g，红花 30g，煎汤泡足，用于肾性高血压，肝肾阴虚，肝阳上扰，见眩晕、头痛、耳鸣者。

（5）外敷方：生附子 5g 磨粉加醋调，大蒜 5~6 瓣、葱 2~3 茎捣烂成泥，细辛 3~5g，外敷涌泉穴，配合辨证的内服方治疗难治性高血压属阴虚阳越者，起引火归原的作用。为上病下取，内服与外敷相结合的反佐疗法。

（6）灌肠方：生大黄 10~30g，生甘草 5g，六月雪 30g，蒲公英 30g，生牡蛎 30~40g，浓煎取汁约 200~300ml，保留灌肠，保留时间 30 分钟以上，每日 1~2 次，7~10 天一疗程。此法用于慢性肾炎兼有湿浊证，血肌酐、尿素氮升高者，通腑解毒、软坚泄浊。

（易　岚）

# 第三节 诊治肾病综合征的经验

肾病综合征是一个概括因多种肾脏病理损害而致的严重蛋白尿，及其相应的一组临床表现的名称。肾病综合征的定义须符合：①大量蛋白尿（≥3.5g/d）；②低白蛋白血症（≤30g/L）；③高脂血症（血清胆固醇>6.5mmol/L）；④水肿，或有胸水、腹水等。其中大量蛋白尿及其导致的低白蛋白血症是肾病综合征诊断的必备条件，其他表现都是在持续大量蛋白尿的基础上发生的。本病在中医学中属"水肿"范畴。明张景岳总结概括为水肿是肺脾肾三脏相干之病，《景岳全书·水肿论治》提出"凡水肿等证，乃肺脾肾三脏相干之病，盖水为至阴，故其本在肾；水化于气，故其标在肺；水惟畏土，故其制在脾。今肺虚，则气不化精而为水；脾虚则土不制水而反侮；肾虚则水无所主而妄行。水不归经，则逆而上泛，故传入于脾而肌肉浮肿；传入于肺则气息喘急，虽分而言之，而三脏各有所主，然合而之，则总由阴胜之害。而病皆归于肾。"

## 一、病因病机

本病的发生，多因素禀虚弱，烦劳过度，或久病失治误治，或体虚感邪，风寒湿热外袭，或饮食、情志、劳欲等诱因作用，使肺脾肾三脏功能失调，脏腑气血阴阳不足，致水液代谢紊乱，水湿停聚，精微外泄而发为本病。常见病因如下：

1. 风邪外袭 风寒或风热之邪外侵肌表，内舍于肺，肺失宣降，不能通调水道，以致风遏水阻，风水相搏，泛溢于肌肤而成本病。

2. 疮毒内归 肌肤因痈疡疮毒，未能清解消透，疮毒从肌肤内归脾肺，脾失运化，肺失宣降，导致水液代谢受阻，溢于肌肤而成本病。

3. 水湿浸渍 久居湿地，或冒雨涉水，或汗水渍衣，穿着湿冷，以致水湿之气由表入里,壅塞三焦,脾为湿困,失其健运,水湿不运,泛于肌肤而成本病;或长期居处寒湿,伤及元阳,以致肾失开阖,气化失常,水湿内停,泛溢于肌肤而成本病。

4. 饮食不节 长期摄食不足,或暴饮暴食,或因嗜食生冷,或因恣食辛辣膏粱厚味,损伤中焦脾胃,使脾失健运,水失运化而内停,溢于肌肤而成本病。

5. 劳伤过度 劳倦太过,耗伤脾气,脾失运化,水湿停聚,横溢肌肤,发为本病;或因早婚多育,房劳过度,肾精亏耗,肾气内伐,不能化气行水,遂使膀胱气化失常,开阖不利,水液内停而成本病。

6. 瘀血阻滞 外伤受创,经络受损,血液瘀阻,或久病入络,经络不畅,瘀血内阻,损伤三焦水道,水行不畅,壅滞于内而发为本病。

本病的发病机理,以肺脾肾三脏功能失调为中心,以阴阳气血不足特别是阳气不足为病变的根本,以水湿、湿热及瘀血等邪实阻滞为病变之标,临床多表现为虚实夹杂之证,由于脾虚不摄,肾虚不固,精微物质下泄所致。本病日久可致正气愈虚而邪实愈盛,若湿浊阻滞严重者,常会导致癃闭、关格等危象。一般来说,病在肺,在标,较浅;病在肾,在本,较重;病在脾,在枢,不可失治。若脾肾虚损日重,损及肝、心、胃、肠、脑等则病情恶化。

## 二、辨证论治

肾病综合征主要症状为水肿和大量蛋白尿,治疗中应先侧重治其水肿,肿退后调治脏腑虚损,治疗蛋白尿并保护肾功能,故分为水肿期和非水肿期辨证论治。

### (一) 水肿期

肾病综合征水肿明显,严重者一身全肿,有胸水、腹水,迁延不已。常见证候为气虚风水证、阳虚水泛证、阴虚湿热证、瘀水互结证等。

1. 气虚风水证

证候:患者平素少气乏力,易患感冒,多因外感后突然出现眼睑及面部浮肿,继则四肢及全身高度浮肿,多兼外感表证,舌质淡胖而润,边有齿痕,苔白滑,脉沉紧或沉数。

治法:益气固表,宣肺利水。

方药:防己黄芪汤合越婢加术汤加减。常用药:防己10g,黄芪15~40g,白术10g,麻黄6g,生石膏(先煎)30g,生姜6g,大枣10g,甘草6g。若见风寒束肺所致者,可加麻黄汤以疏风散寒;若见风热袭肺者,可加银翘散以疏风清热;若水肿较甚者,可加五皮饮以利水消肿;若见胸腹胀满者,可加陈皮10g、枳壳10g、大腹皮12g以行气宽中;兼有咽喉肿痛者,可加金银花10g、牛蒡子10g、鱼腥草15g以清热解毒。

2. 阳虚水泛证

证候:高度水肿,按之凹陷,以下肢及腰背为主,或伴胸水、腹水,小便不利,纳差便溏,面色㿠白,形寒肢冷,舌质淡润或舌体胖大质嫩而润,边有齿痕,舌苔白腻水滑,脉沉弱。

治法:温补脾肾,通利水湿。

方药:真武汤合五皮饮加减。常用药:炮附子(先煎)10g,茯苓皮30g,白芍10g,赤芍10g,白术10g,生姜10g,生姜皮10g,桑白皮15g,大腹皮10g,陈皮10g。若气虚甚者,加党参15g、黄芪30g以补气;脾虚明显者,加山药15g、炒谷麦芽各20g、生苡仁20g以健脾;若兼风邪者,加防风10g、羌活10g以散风除湿;腰以下肿甚者,加防己10g、苡仁20g利水消肿;脘腹胀满甚者,加木香6g、莱菔子10g、枳实10g以理气消胀;蛋白尿长期不消者,加金樱子20g、芡实20g以固摄精微;咳者加五味子10g以敛肺气,加细辛3g以散寒饮。

3. 阴虚湿热证

证候:面部及下肢浮肿,腰膝酸软,头晕耳鸣,心烦少寐,咽喉疼痛,咽干舌燥,小便短涩,大便秘结不畅,舌红少津,苔黄腻,脉沉细数或滑数。

治法:滋补肝肾,清热利湿。

方药:知柏地黄汤加味。常用药:知母10g,黄柏10g,生地12g,山茱萸10g,丹皮10g,山药15g,茯苓皮30g,泽泻15g,焦栀子10g,凤尾草15g,车前子(包煎)30g。若兼痤疮感染或咽痛明显,热毒较甚者,可加板蓝根15g、鱼腥草15g、金银花10g、白花蛇舌草15g以清热解毒;大便秘结不畅者,可加生大黄3~6g以泄热通便;兼有尿频、尿急、尿痛及血尿者,可加蒲公英15g、白茅根15g、大蓟10g、小蓟10g以清利湿热,凉血止血。

4. 瘀水互结证

证候:尿少水肿,面色黧黑或萎黄,口唇及肌肤有瘀点、瘀斑,常伴见腰痛如针刺,痛处固定不移,血尿,皮肤粗糙或肌肤甲错,舌质黯红或淡黯,或有瘀斑、瘀点,舌苔薄腻,脉沉细或沉涩。

治法:活血利水。

方药:桂枝茯苓丸加减。常药用:桂枝 10g,茯苓 20g,丹皮 10g,桃仁 10g,赤芍 15g,益母草 30g,泽兰 10g,水蛭 3~10g。若伴气虚者,加生黄芪 30g、太子参 15g 以补气;伴阳虚者,加仙茅 10g、仙灵脾 10g 以温阳;伴阴虚者,加生地 20g、龟甲 10g、鳖甲 10g 以养阴;伴血虚者,加当归 15g、何首乌 20g 以养血;血尿明显者,加白茅根 15g、蒲黄 10g、小蓟 15g 以止血;水肿明显者,可合五皮饮以利水消肿。

**(二)非水肿期**

患者肿退后表现正气虚弱的一系列症状,尿检有程度不一的蛋白尿,轻度浮肿或轻度功能的损害。治疗以培补正气,维护肾气,消蛋白尿为目的。临床辨证中多见的有脾肾气虚、脾肾阳虚、气(阳)阴(血)虚亏、肝肾阴虚、湿郁络阻等证。

1. 脾肾气虚证

证候:倦怠乏力,胃纳少进,大便偏溏,腰府酸痛,气短或尿有余沥,苔薄白或白腻,舌边有齿印,脉细。

治法:健脾补肾益气法。

方药:参苓白术散、补中益气汤、金匮肾气丸等加减。常用药:潞党参 15g,绵黄芪 30g,炒白术 15g,炒山药 15g,云茯苓 30g,川续断 15g,桑寄生 15g,枸杞子 10g,菟丝子 10g,法半夏 10g,新会皮 10g。

2. 脾肾阳虚证

证候:腰膝酸软或痛,怯寒怕冷,神倦乏力,纳少便溏,面色无华或黧黑,面肢微肿,舌淡苔白,脉象沉细。

治法:温运脾肾。

方药:理中丸合金匮肾气丸或右归丸加减。常用药:党参 15g,黄芪 30g,炒白术 15g,干姜 10g,制苍术 15g,炒苡仁 20g,仙灵脾 10g,巴戟天 10g,杜仲 10g,枸杞子 10g,鹿角片 15g,陈皮 10g。若怕冷、腰膝酸冷明显,可用淡附片 10g、肉桂粉(后下)5g、葫芦巴 10g,增温肾阳之力,冬季可吃狗肉、羊肉等温补之品,若肾虚便稀可加四神丸。贫血明显可加当归 12g、白芍 15g、磁石 20g、骨碎补 10g、紫河车 10g、阿胶 10g、鹿角胶 10g 之类。若夜尿次频,乃肾气不固,可加菟丝子20g、覆盆子20g等补肾固涩之品。

3. 气(阳)阴(血)虚亏证

证候:头昏耳鸣神形疲乏,腰酸怕冷,口干少饮,肌肤甲错,面黄少华,脉细,苔白,舌质淡红。

治法:阴阳气血兼补调理。

方药:右归丸、左归丸、十全大补丸加减治疗。常用药:党参15g,黄芪30g,白术15g,云茯苓15g,当归12g,白芍15g,地黄12g,肉桂6g,枸杞子15g,山萸肉15g,怀山药15g,淡附片6g,鹿角片10g,紫河车10g等。若偏于气阴不足,倦怠乏力,口干舌红,四心发热,脉细或细弦、细数,苔少质红,或苔白、舌边有齿印,可去附片、肉桂、鹿角片。偏于气虚重用党参、黄芪,偏于血虚可加磁石30g、骨碎补10g、阿胶10g。若轻度浮肿,不宜过用分利,宜益气渗利不伤阴液为宜。其他用药加减参考脾肾阳虚证。

4. 肝肾阴虚证

证候:头昏头痛,眼花视物模糊,心慌,寐差,脉细弦,苔少质红,血压升高。

治法:滋肾养阴,柔肝息风,活血和络。

方药:杞菊地黄丸加减。常用药:制首乌15g,枸杞子15g,菊花10g,生地15g,白蒺藜15g,磁石20g,制豨莶15g,当归10g,红花10g,杜仲15g,怀牛膝15g,山药15g,茯苓20g等。

5. 湿郁络阻证

证候:慢性肾炎肾病型,应用激素无效,副作用明显而停药者。主症有周身倦怠无力、胃纳减少,有药物性库欣综合征,满月脸,水牛背,围裙腹、腹部及大腿内侧常有紫纹,皮里膜外水钠潴留,妇女还有经闭等症状。脉细,苔白腻。服用激素之后引起的库欣综合征,乃药物引起人体升降出入功能紊乱所致,初伤气分致气机怫郁阻滞。久延血分致气滞血瘀,变气血精微为湿浊痰瘀,阻于脏腑络脉肌肤而成。

治法:疏滞泄浊(疏其气血,泄其湿浊痰瘀,复其失常之升降出入生理功能)。

方药:越鞠丸加减。常用药:制苍术15g,生苡仁20g,制香附10g,神曲20g,郁金15g,合欢皮20g,法半夏10g,陈皮10g,当归10g,红花10g,川芎15g,桃仁10g,茯苓20g,芦根20g等。汗出较多,加糯稻须30g、瘪桃干

20g 以敛汗；痰多，加橘络 10g、冬瓜仁 20g 以理气化痰；腹胀，加木香 6g、佛手 10g、香橼皮 10g 以行气除胀；口干，加川石斛 15g、天花粉 10g 以生津止渴；气虚，加党参 15g、黄芪 30g、大枣 10g 以补气；腰痛，加川断 15g、桑寄生 15g、功劳叶 10g 以补肾壮腰。

## 三、临床求真

1. 治疗常需中西并重　难治性肾病综合征，治疗常需中西医结合治疗，即中医药治疗的同时，配合激素或细胞毒药物，激素使用的早期，病情尚未缓解时，中医药以辨证论治为主，此时中、西药的治疗均以治疗本病为主，而在激素治疗一段时期以后，肾病综合征得到控制，激素的副作用逐渐显现，此时中医药的重点可转移到防治激素的副作用方面。如同时使用细胞毒药物时，中医药可针对其常见副反应：消化道反应、骨髓抑制、肝功能损害等，分别使用健脾和胃法（常用方香砂六君子汤）、补气养血法（常用方十全大补汤）、疏肝利湿法（常用方柴胡疏肝散合茵陈五苓散）。

2. 重视清肺利咽　感受外邪，肺气失宣，咽喉不利是导致慢性肾炎复发的主要因素之一，也是传变的重要途径，因此，邹师在治疗中，非常强调清肺利咽。患者常可见到咽喉红肿疼痛，咽痒而干，扁桃体肿大，滤泡增生，或伴发热、咳嗽，此乃风邪热毒蕴结咽喉，视标本轻重缓急分利咽与治肾孰先孰后，重者先祛邪后扶正，方药专以清肺利咽，徐图治肾；轻则扶助正气兼以利咽祛邪。可选用玄麦甘桔汤及银翘散加减，药用玄参、麦冬、桔梗、射干、牛蒡子、金银花、连翘、重楼、制僵蚕、蝉衣、芦根、生甘草。如肺经有热者，加用桑白皮、炒黄芩、炒栀子；如为慢性乳蛾，咽喉久痛隐隐，则用金银花、麦冬、南沙参、生甘草、胖大海泡茶频频饮用，大便稀溏者去胖大海，咽喉局部可喷以西瓜霜或锡类散。

3. 强调淡渗清利　湿热是慢性肾炎的重要病理因素，水湿久蕴不化，日久郁热，热与湿合，如油入面，湿热绞缠，因此水湿是湿热最常见的基础，湿热是慢性肾炎蛋白尿难以消除的病理因素，湿热不除，病易反复。临证治疗慢性肾炎化湿利水时宜用淡渗之品，轻药重投，不用或少用逐水方药，免其伤气损阴。一般多用生苡仁、冬瓜皮、茯苓皮、生姜皮、泽泻、猪苓、车前子等，用量 15~30g，个别可用至 50~60g。对以湿热为主者，则当分上中下三焦病变及尿检情况分别施治,上焦湿热常用鱼腥草、车前草、桑白皮、黄芩、白茅根、芦根;中焦湿热可用苍术、生苡仁、茯苓、黄连、泽泻、藿香、佩兰;下焦湿热以血尿表现为主者常用白茅根、景天三七、荠菜花、大蓟、小蓟等,以蛋白尿为主者加石韦、白花蛇舌草、荔枝草、凤尾草等,表现为尿频、尿急者加黄柏、萹蓄、瞿麦、鸭跖草、金钱草、蒲公英、紫花地丁等。

4. 配用祛风通络法　肾病综合征常反复发作,尿蛋白迁延不愈,一般的治疗方法难以奏效,其常因风寒湿,抑或风湿热交结,湿性黏滞下行,夹风寒热之邪流注肾脏,胶顽不解,致疾病延绵,反复不愈。风邪入肾,风性开泄,致肾气失固,精微物质流失,产生大量蛋白尿。另一方面,久病入络,如叶天士言"初病气结在经,久则入血入络"。因此,在治疗此类肾病综合征时,常需在辨证论治的基础上配合使用祛风通络法,特别是选用虫类药物,如僵蚕、蝉衣、全蝎、地龙、蜈蚣、水蛭等。临床可明显提高疗效。具体而言,症见咽痒痛者,选用僵蚕、蝉衣;症见腰酸痛明显者,选用全蝎、蜈蚣;症见瘀血明显者,选用地龙、水蛭。但对于有毒之品全蝎、蜈蚣应严格控制剂量,以防毒副反应。

（曾安平）

# 第四节　诊治IgA肾病的经验

IgA肾病是指一组以肾小球系膜区的显著的IgA沉积为特征的肾小球疾病，为原发性肾小球疾病中最常见的病理类型。目前有关本病的发病机制尚无定论，多数学者倾向于属免疫复合物性肾炎。IgA肾病大部分的病例无症状，部分可表现为急性肾炎的症状，极少数为肾病综合征症状。通常临床经过缓慢，部分病例可发展为慢性肾功能不全，尿常规检查可见肾性红细胞尿和/或蛋白尿。

根据IgA肾病常见的临床症状，中医归属于"尿血""腰痛""水肿""肾风""虚劳"等范畴。邹燕勤教授于1990年即在《中西医结合杂志》《中华肾脏病杂志》谈了中医药治疗IgA肾病的最初认识。随着肾活检的不断普及，现已明确IgA肾病是进展性疾病，发病后每10年约有20%的患者进展到慢性肾衰竭，约半数患者诊断该病后20年到达终末期肾病（ESRD）或尿毒症，IgA肾病现在仍然是我国慢性维持性血液透析的主要原发病。因此，应重视IgA肾病患者的早期诊断和治疗，尽量延缓IgA肾病患者肾功能的恶化，是减少尿毒症发生的关键所在。对于IgA肾病的中医药治疗经验，也得到了进一步的丰富。

## 一、病因病机

IgA肾病为本虚标实之病，常因先天禀赋不足，后天调理失当，正气亏虚，外邪侵袭，湿瘀内生，虚实夹杂而发为本病，常见病因有：①禀赋不足；②感受外邪；③饮食失节；④劳倦过度；⑤五志过极；⑥久病之后。

IgA肾病病位在肾，涉及肝、脾、肺，本虚常为气虚及阴虚、气阴两虚，标实常为湿、热、瘀。本虚是疾病发生的内因，是必要条件；标实是反映病情严重程度、体现病情发展的主要病理因素，是外因。本病日久，迁延不愈，由气虚、气阴两虚可致阴阳亏损,气血俱虚,标实可演变为湿、热、瘀诸邪胶结内蕴而化为浊毒,导致肾元虚衰,浊毒内蕴之重证,演变为肾劳。

## 二、辨证论治

### 1. 风热犯肺证

证候:咽痒肿痛,咳嗽痰黏,恶寒发热,口干而渴,肉眼血尿,尿色鲜红,或小便灼热黄赤,舌边尖红,苔黄腻,脉浮数。本证是由于外感风热,犯肺侵肾,邪热灼伤肾络所致,以咽痒肿痛,尿血鲜红,脉浮数为中心症状。

治法:疏风清热,凉血止血。

方药:银翘散合玄麦甘桔汤加减。常用药:金银花10g,连翘10g,牛蒡子15g,桔梗6g,竹叶15g,芦根30g,玄参20g,麦冬15g,射干10g,白茅根30g,生甘草6g。咽痛甚者,可予锡类散吹喉。

### 2. 血热妄行证

证候:突然出现血尿,尿血鲜红量多,或小便黄赤灼热,口渴喜饮,心烦面赤,口舌生疮,夜寐不安或有发热,舌质红,苔薄黄,脉数。本证是由于热病或肝郁化火,热迫血行而致,以尿血量多,口渴喜饮,舌红脉数为中心症状。

治法:清热泻火,凉血止血。

方药:小蓟饮子加减。常用药:生地20g,小蓟15g,通草6g,淡竹叶15g,藕节20g,山栀10g,石韦30g,蒲公英20g,丹皮15g,白茅根30g,紫珠草20g。大便秘结者,加生大黄5g、玄参20g通下养阴。

### 3. 脾虚湿热证

证候:面色不华,体倦乏力,纳呆便溏,口干口苦,尿血以镜下血尿为主,或有蛋白尿,面肢浮肿,舌质淡,苔黄腻,脉濡数。本证常因饮食不节,或劳倦伤脾,脾虚运化失职,统血无力,湿热内蕴所致,以纳呆便溏,舌苔黄腻为中心症状。

治法:健脾摄血,清热利湿。

方药:参苓白术散加减。常用药:党参15g,生黄芪30g,白术12g,茯苓15g,苡仁20g,砂仁6g,泽泻15g,车前子(包煎)20g,荠菜花30g,茜草15g,陈皮10g,白茅根30g。尿蛋白多者,加全蝎6g、制僵蚕10g、石韦30g祛风利湿,降尿蛋白。

### 4. 肾虚湿热证

证候:精神困惫,腰背酸痛,尿血色淡,小便频数,遇劳加重,余沥不净,有涩痛,口干渴不喜饮,面浮足肿,舌淡红,舌体胖,苔薄黄腻,脉沉濡数。本证为肾气虚损、气化乏力、湿热下注所致,以腰背酸痛、小便频数、苔薄黄腻为中心症状。

治法:益肾固摄,清热利湿。

方药:无比山药丸加减。常用药:山药 15g,生地 20g,山茱萸 12g,菟丝子 20g,茯苓 20g,牛膝 15g,泽泻 15g,仙鹤草 20g,槐花 20g,车前草 20g,白茅根 30g,生苡仁 20g,蛇舌草 30g。尿蛋白明显者,加鹿衔草 30g、益智仁 20g、金樱子 20g 补肾固涩敛精。

### 5. 气阴两虚证

证候:面色无华,少气乏力或易患感冒,午后低热,或手足心热,口干咽燥或长期咽痛,咽部黯红,镜下血尿,劳则肢肿,舌质偏红,少苔,脉细或弱。本证为 IgA 肾病日久,正气受损,或失治误治,气阴耗损所致,以少气乏力、手足心热、口干咽燥、舌红少苔为中心症状。

治法:益气养阴止血。

方药:参芪地黄汤加减。常用药:太子参 20g,生黄芪 30g,百合 20g,山药 12g,山茱萸 12g,丹皮 15g,泽泻 15g,茯苓 20g,麦冬 15g,牛膝 12g,白茅根 30g,墨旱莲 12g,茜草根 20g。面肢浮肿者,加猪苓 20g、玉米须 20g 淡渗利水;尿中红细胞显著者,加乌梅炭 20g、侧柏炭 20g 收敛止血。

### 6. 肾虚瘀阻证

证候:反复镜下血尿,久治不已,或尿中夹有紫黯血块,面色黧黑或晦暗,腰背酸痛,双下肢水肿,或腰痛剧烈,舌质紫黯,脉细涩。本证为久病肾虚入络或离经之血未及时消散而阻于脉络所致,以腰痛明显、病程长久、舌质紫黯为中心症状。

治法:益肾活血止血。

方药:四物汤加味。常用药:当归 12g,赤芍 20g,熟地 12g,川芎 12g,太子参 20g,益母草 15g,琥珀粉(另冲)6g,参三七粉(另冲)6g,怀牛膝 12g,红花 10g,茜草 20g。腰痛甚者,加土鳖虫 10g、水蛭 6g 破血行瘀止痛;尿蛋白多者,加全蝎 6g、地龙 10g、石韦 30g 祛风清利降尿蛋白。

## 三、临床求真

1. 论治首辨虚与实 IgA肾病临床常表现为急性发作型肉眼血尿和无症状性尿检异常,治疗前者以邪实证为主,后者以正虚证为主,祛邪常用治法有清热解毒、利湿、活血、凉血,扶正常用治法有益气养阴,健脾补肾,而对于反复发作者,则扶正祛邪并举,发作阶段以祛邪实为主,缓解阶段以扶正虚为主,但在整个病程的治疗过程中应时时牢记本病的基本病机为本虚标实,具体治疗措施的应用遵循补虚不恋邪,祛邪不伤正,保护患者的肾气不受损,以利长期维持正常肾功能。

邹师在20世纪80年代末将本病治法根据扶正、祛邪、扶正祛邪,概括为11法:①疏风清热,适用于风热犯肺证,方用麻黄连翘赤小豆汤加白茅根;②清心导赤,适用于心火下移证,方选导赤散;③清泄肝火,适用于肝火内炽证,方选加味逍遥散;④清热凉血,适用于血热妄行证,方选小蓟饮子;⑤健脾清利,适用于脾虚湿热证,方选自拟健脾清利方(太子参、茯苓、苡仁、白术、生甘草、赤小豆、石韦);⑥补气养血,适用于气血双亏证,方选归脾汤;⑦补气养阴,适用于气阴两虚证,方选自拟方(太子参、黄精、麦冬、甘草、生地、怀山药、玄参、茯苓、丹皮、泽泻、百合);⑧补气活血,适用于气虚血瘀证,方选补阳还五汤或桃红四物汤加参、芪;⑨养阴活血,适用于阴虚血瘀证,方选自拟方(当归、赤白芍、熟地、太子参、益母草、琥珀粉或参三七粉冲入);⑩补肾解毒,适用于肾虚夹毒证,方选自拟方(生地、山萸肉、怀山药、墨旱莲、黄柏、知母、板蓝根);⑪补肾益精,适用于肾虚精亏证,方选无比山药丸。

2. 治疗重在肾脾肺 IgA肾病的病位在肾,但临床的疾病发生、发展常与肺、脾、肾三脏的功能状态有关,治疗过程中如能重点关注此三脏的生理及病理变化,则可起到执简驭繁的效果。肺气失治常伴见咽痒咳嗽,或咽喉肿痛,治疗分为清热利咽和养阴利咽两大法,前者以咽部红肿明显为辨证要点,常参以射干、连翘、金银花、蒲公英、蚤休、牛蒡子、黄芩、山栀;后者以咽部黯红,肿痛不明显为辨证要点,常合用南北沙参、麦冬、玄参、芦根、生地。脾失健运常伴见纳少便溏,苔薄或腻,治疗分为健脾助运和健脾化湿两大法,前者以纳少苔薄为辨证要点,常施以党参、太子参、白术、茯苓、苡仁、焦谷麦芽、焦楂曲;后者以便溏苔腻为辨证要点,常配合车前草、凤尾草、马齿苋、生苡仁、芡实、白扁豆、怀山药。肾失气化常伴见腰膝酸痛，肢体浮肿，治疗以益肾清利为大法，常加以补肾药和利湿药配伍，如怀牛膝、川断、桑寄生、山茱萸、杞子、石韦、车前草、白茅根。

邹师在 20 世纪 80 年代曾用基本方合辨证分型治疗本病 40 例，总有效率为 80%。基本方为：荠菜花 30g，仙鹤草 30g，白茅根 30g，灵芝 30g。以上剂量为 1 日量，每日 1 剂。疗程最短 3 个月，最长 8 个月。

3. 病久参治脏腑痹　IgA 肾病久治不愈，正气愈虚而邪未消退，标邪乘虚入络，致风邪、湿邪、痰浊、瘀血相互胶结于肾络，进而肾元亏损，湿毒内蕴，可发展为尿毒症，治疗较为棘手。临床常用补肾强腰药与祛风湿、化痰湿、活瘀血诸药相配伍进行治疗，代表方剂有加减独活寄生汤，常用药：独活 6g，桑寄生 15g，川断 15g，怀牛膝 15g，生黄芪 30g，太子参 15g，生苡仁 20g，杞子 20g，川芎 12g，赤芍 12g，青风藤 15g，制僵蚕 10g，牡蛎 30g，昆布 10g，泽兰 12g。如血尿明显者，加茜草 15g、仙鹤草 15g、荠菜花 20g 以凉血止血；如尿蛋白明显者，加用蝉衣 6g、全蝎 3g，或用雷公藤多苷片或火把花根片以祛风解毒。

（周恩超）

# 第五节　诊治膜性肾病的经验

膜性肾病(membranous nephropathy,MN)的病理特点是肾小球基底膜上皮细胞下弥漫的免疫复合物沉积伴基底膜弥漫增厚。临床以肾病综合征(NS)或无症状性蛋白尿为主要表现,是导致成人肾病综合征的一个常见病因。膜性肾病是一个病理形态学诊断名词,其特征性的病理学改变是以肾小球毛细血管基底膜均匀一致增厚,有弥漫性上皮下免疫复合物沉积为特点,不伴有明显细胞增生的独立性疾病。因肾小球基底膜增厚、足细胞功能受损、肾小球滤过膜屏障的完整性受到破坏,而出现大量蛋白尿。该病具有病程反复、慢性迁延的特点,因此也是导致成年人终末期肾脏病的主要原因之一,约有40%的患者进入终末期肾病(ESRD)。

膜性肾病以中老年男性最为多见,平均年龄35岁左右,发病年龄高峰为30~40岁和50~60岁两个年龄段。男女之比约(1.5~2):1。在我国,膜性肾病发病率仅次于IgA肾病及系膜增生性肾小球肾炎,占原发性肾脏疾病9.54%,儿童膜性肾病只占其原发肾病综合征的2%。在西方国家,这一比例甚至高达30%。膜性肾病,根据其临床表现,可归属于中医学"水肿""尿血""腰痛""眩晕""肾劳"等范畴。

## 一、病因病机

本病涉及肺脾肾三脏,及风湿(寒/热)瘀病理因素。《诸病源候论》认为:"风水病者,由脾肾气虚弱所为也。肾劳则虚……风气内入,还客于肾,脾虚又不能制于水,故水散于皮肤。"《景岳全书·肿胀》进一步阐述了肺脾肾三脏功能障碍是水肿发病的关键环节:"凡水肿等证,乃肺脾肾三脏相干之病,盖水为至阴,故其本在肾;水化于气,故其标在肺;水惟畏土,故其制在脾。"《金匮要略》开创性地提出了"水分"与"血分"互相转化,是久病致瘀,瘀血致病的重要理论依据。

膜性肾病的发病多由湿热之邪蕴结,复由脾肾之气亏损,久则伤及肾气,造成脾不敛精,肾不固精,久则伤及血络,血瘀水停,病势缠绵。其中脾虚湿热型病程较短,而脾肾阳虚型病程较长,与以上的病机分析相符,且治疗时以脾虚湿热证的疗效为好,脾肾阳虚型病程较长,治疗较为棘手。邹师认为,对于膜性肾病来说,脾肾不足,肾气虚惫,风寒/热湿瘀胶着于肾是其发病关键的病理环节。

## 二、辨证论治

1. 脾虚湿热证

证候:下肢浮肿,口干咽燥,纳差,口苦乏力,小便短赤,大便干结,或见面部痤疮,或见皮肤湿疹,舌质红,苔薄黄,脉濡或濡数。

治法:健脾利湿,清热活血。

方药:自拟参术车前汤。常用药:党参 30g,白术 12g,白花蛇舌草 30g,黄芩 12g,石韦 15g,车前子(包煎)30g,猪苓 15g,当归 12g,丹参 30g,益母草 15g。口干咽燥甚者,加麦冬 15g、玄参 20g 养阴润燥;恶心欲呕者,加竹茹 10g、法半夏 10g 降逆止呕。

2. 脾肾阳虚证

证候:下肢浮肿,腰酸乏力,畏寒怕冷,面色少华,易感外邪,小便清长,纳差腹胀,大便溏薄,舌淡,苔白腻,或边有齿痕,脉沉细无力。

治法:健脾温肾,活血化湿。

方药:自拟参芪灵脾汤。常用药:党参 30g,黄芪 30g,白术 12g,肉苁蓉 12g,仙灵脾 15g,丹参 30g,益母草 15g,山药 30g,红枣 12g,薏苡仁 30g,苍术 12g。高年元气大虚、肾阳不振者,加红参 6g、鹿角胶 10g 以补气壮阳;兼气血亏虚者,加当归 12g、鹿角胶 10g 补气生血。

3. 肝肾阴虚证

证候:面部及下肢浮肿,腰膝酸软,头晕耳鸣,五心烦热,口干咽燥,小便短涩,大便秘结不畅,舌质偏红,苔薄白腻或薄黄,脉弦细。

治法:滋补肝肾,兼化水湿。

方药:六味地黄丸合二至丸加减。常用药:熟地 20g,山茱萸 12g,山药

15g,泽泻12g,丹皮12g,杞子12g,菊花12g,女贞子15g,墨旱莲15g,益母草15g。伴发热者,加入青蒿10g、白薇10g养阴清热;手足震颤者,加钩藤10g、龟甲10g、鳖甲10g息风滋阴;失眠多梦者,加炒枣仁20g、柏子仁15g宁心安神。

## 三、临床求真

邹师认为,本病治疗上须健脾益肾,大补肾元,健运脾胃,搜风剔络,活血利水,兼有咽喉肿痛则须兼以清肺利咽。

1. 健脾益肾法  对于脾肾虚衰的患者,邹师主张脾肾同补,以川断,寄生,生黄芪,党参(太子参),炒白术,茯苓,生苡仁,甘草等组成基本方药。邹师尤其采用大剂生黄芪大补脾肾之气。《神农本草经》将黄芪列为上品,其味甘,性微温,归脾、肺、肝、肾经;"耆,长也,黄耆色黄,为补者之长故名"(《本草纲目》)。《金匮要略》立防己黄芪汤以治疗风水,为后世开创了采用黄芪为主药治疗肾脏疾病的先河。现代研究亦表明,黄芪对肾脏病变有多靶点综合治疗作用。黄芪含有皂苷、多糖、氨基酸及多种微量元素等,文献报道以黄芪为主的方剂可调整Th淋巴细胞免疫失衡,抗菌,升高白蛋白,还能减少白介素-6(IL-6)、转化生长因子-$\beta_1$(TGF-$\beta_1$)等多种炎症因子、促肾脏纤维化因子的表达,和细胞外基质的积聚,抑制肾小球硬化,减轻肾间质纤维化,保护足细胞等。邹师每喜于方中使用生黄芪30g,对于难治性肾病,只要无明显脘胀纳差,剂量可渐增至60~80g,配合党参(气阴两虚者用太子参)、炒白术、茯苓、生苡仁补益脾肾,并佐以防风、佛手等疏理肝脾,防止补气太过,滞脾碍胃。另生黄芪走表,配合防风、炒白术、茯苓皮、猪苓、车前子等兼有补气固表,利水消肿之意,不仅可使水肿消退,还可扶助正气,使卫表坚固,减少患者感冒的次数,亦大大减少肾病复发的机会。

2. 祛风通络法  肾为封藏之本,正常情况下精微固密,不得异常外泄。难治性肾病风寒湿,抑或风湿热胶结,湿性黏滞下趋,夹风寒/热之邪流注肾脏。风气入肾,风性开泄,合于湿热/寒扰于肾关,致肾气失固,精微物质流失,产生蛋白尿,血尿,若合并高血压肝风鸱张,亦可下扰肾关,关门不利,加重蛋白尿,血尿。风寒(热)湿胶顽不解,气血运行不畅,加之病久入络,气滞血瘀日盛,导致肾脏硬化,纤维化。邹师抓住肾病风气湿瘀这一病理环节,在大补元气,调理脾胃基础上,重点采用祛风通络,活血利湿之法,常喜用僵蚕、蝉衣,并渐增全蝎、地龙、水蛭、蜈蚣等品,取虫类药钻透剔邪,搜风通络,兼以息风化痰之功。但剂量大多控制在药典所规定的范围内,不可过剂。僵蚕无毒,可至 10~20g;蝉衣轻灵,6~8g 即可;而全蝎、蜈蚣、水蛭均为有小毒之品,注意剂量控制在蜈蚣 3g、全蝎 1.5~3g,水蛭亦不超过 3g 范围内,避免其毒性反应,亦使无伤正气。活血化瘀药物邹师大多采用当归、赤芍、丹参、川芎、桃仁、红花、景天三七等活血通络之品,兼以养血不伤气血。现代研究表明,此类虫类药及活血化瘀药具有免疫调节,抗纤维化,抗炎、抗凝、溶栓,促进肾组织修复的作用,与肾病临床应用不谋而合。

3. 清利咽喉法

邹师认为喉咙是肾经循行的重要部位,咽喉亦为肾脏防御的第一道关口,外邪可通过咽喉长驱直入,累及肾脏,咽喉肿痛亦是肾病常见的合并症及恶化因素。外感风邪(风寒或风热)夹湿,可通过循经流注,下扰肾关,导致肾脏关门不利,产生蛋白尿、血尿。临床可见慢性肾脏病患者大多合并慢性咽炎,有的病患甚至从幼时起反复扁桃体炎,致扁桃体肿大,局部咽喉炎症,充血明显,亦有患者用嗓过度,或抽烟饮酒而致慢性咽喉炎,临床亦多见。此类患者每因感冒咽痛而诱发肾脏疾病,或导致稳定的肾病复发。邹老常言,治疗肾脏病要善于"抓喉咙",望诊时一定要注意观察患者咽喉。某些情况下稳定咽喉是治疗肾脏病的第一步,也可以说是治疗成败的关键之一。现代医学表明,"咽炎相关性肾炎"中咽喉部的慢性感染灶会反复产生免疫复合物,激活补体及细胞因子,对肾脏造成一系列损伤。有效清除感染灶,控制炎症,有利于肾脏病的恢复。治疗上,邹师采用清咽渗利法,喜用玄参、麦冬、金银花、射干、桔梗、生甘草、僵蚕、蝉衣,热毒甚者加黄芩、山栀,配合茯苓、生苡仁、车前草、猫爪草、白花蛇舌草等同用,一方面清热解毒,控制咽炎,另一方面,清利湿热,使热毒湿热之邪从下而走,使得邪有出路,避免及减轻肾脏损伤。

4. 守法守方不变　邹师认为治疗慢性难治性肾脏病,短期内难以取得速效,需在要辨证准确的基础上,耐心守法守方,正所谓"守方为第一要着"。此类疾病病程绵长,一方面风寒湿瘀热胶结,病邪难以速祛,另一方面脾肾亏虚,正气难以速复,若无兼夹外感、腹泻等急症,在病势相对稳定阶段,基本病机不会发生急剧变化,只要确信辨证无误,用药恰当,必须守法守方,坚持不懈,方可取得良效,所谓"不效不更方"。对于治疗有效者,正气渐充,邪气渐去,尿蛋白渐降,逐步获效的,仍要坚持治疗,所谓"效不更方",才能控制肾病综合征,减少尿蛋白,提高血浆白蛋白,稳定肾功能,提高生活质量。

(仲 昱)

# 第六节　诊治糖尿病肾病的经验

糖尿病肾病(DN)是糖尿病的严重并发症,胰岛素依赖型糖尿病(IDDM)患者最终约 30％～40％ 发生肾功能不全,NIDDM 患者临床蛋白尿患病率亦高达 10％～15％,病程 20 年后,临床蛋白尿的累积发生率则达 25％～31％,临床上 5％～10％ 的 NIDDM 患者因肾病致死,在欧美等国家 DN 现已成为终末期肾衰竭而需透析或肾移植的第一病因,超过 40％～50％。在我国 DN 也是导致肾功能不全的主要原因之一,有资料表明慢性肾衰竭患者的病因中糖尿病已占约 1/3。糖尿病肾病是糖尿病的严重并发症,主要是糖尿病性肾小球硬化,开始可以是间歇性蛋白尿,以后逐渐加重变为持续性蛋白尿,可以出现低蛋白血症、肾病综合征,或合并氮质血症,病情继续恶化则可发展为慢性肾衰竭,死于尿毒症。DN 的形成与高血糖毒性、组织蛋白质非酶糖基化、氧化应激、多元醇旁路、脂中毒以及蛋白激酶 C(PKC)、核因子 κB(NF-κB)通路激活等有关。有认为糖尿病是一种炎症性疾病,是一种天然免疫系统的疾病,糖尿病/动脉粥样硬化是血管内皮功能紊乱的疾病,是一种代谢综合征。DN 的发病与基因有关,在 DN 29 个相关基因的 44 个 SNPs 中,7 个 SNPs 的等位基因或基因型与 DN 危险性相关。因此糖尿病如果出现肾脏损害而有蛋白尿时,应及早治疗,以控制病情发展。DN 的危害大,但其发生发展的确切机制目前尚不十分明确,其防治主要强调降糖、降压、改善肾小球血流动力学、控制蛋白摄入、抗凝、降脂等原则。糖尿病肾病依据其不同病变阶段分别属中医的"消渴""水肿""尿浊""关格""溺毒""肾劳"等范畴。

## 一、病因病机

先天禀赋不足,久病消渴,另外饮食失节、情志失调、劳欲过度、感受外邪等,导致脾肾亏虚,痰瘀贯穿始终。

1. 饮食失节　糖尿病病人多消食善饥,若不加控制饮食,长期恣啖酒醴膏粱;或控制太严格,过度饥饿;或饮冷太过,则致脾失健运,湿热内蕴,津液不化,聚留为水,水邪渍肾,引起关门不利,产生水肿。如《素问·奇病论》曰:"……此人必数食甘美而多肥也,肥者令人内热,甘者令人中满,故其气上溢,转为消渴。"《景岳全书·水肿》说:"大人小儿素无脾虚泄泻等证,而忽尔通身浮肿,或小便不利者,多以饮食失节,或湿热所致。"

2. 久病劳伤　糖尿病是一终身性疾病,病程较长,病久劳伤。劳伤指饥饿、劳役、营养不良,脾胃元气损伤,土不制水或房劳太过,真元暗损,命门火衰,不制阴寒,水邪泛滥,产生水肿。

3. 失治误治　糖尿病失治,高血糖长期损伤肾脏,影响肾脏气化功能,水湿内停,泛于肌肤,产生水肿。或糖尿病误治,降糖药使用不当,伤及肾脏。李梴《医学入门·水肿》云:"阴水多因久病……或误服凉药以致肿者,危证也。"

病变的部位与五脏均有关,但主要与肺、脾(胃)、肾有关,尤其以肾为主。本病由于"消渴"缠绵不愈,致使津液亏耗;或久病服用温燥之品,致燥热内生,阴津不足,脏腑经络失去荣养,功能日渐虚羸,日久"五脏之伤,穷必及肾",肾脏虚衰,无力蒸化水液,水湿潴留,湿浊内蕴。由于阴亏兼有湿热及瘀血存在,所以病机初为正虚邪盛,阴虚燥热,继而气阴两虚居多,久而阴虚及阳,以脾肾阳虚为主要特征,乃本虚标实证。

## 二、辨证论治

1. 阴虚燥热,气虚血瘀证

证候:神疲气短,口干咽燥,手足心热,烦渴多饮,多食消瘦,尿频清长,腰酸乏力,舌质黯红苔干,脉细带数。

治法:益气养阴,清热活血。

方药:知柏地黄丸加减。常用药:知母10g,黄柏10g,山茱萸15g,麦冬15g,太子参20g,山药15g,生地30g,金银花30g,玄参30g,桃仁15g,玉竹12g,丹参30g,葛根15g,天花粉12g。尿糖高,加蚕茧壳10g、五倍子10g、桃树胶10g以降尿糖;夜尿多,加黄精20g、覆盆子20g以缩尿;尿蛋白多,加黄芪 30g、苍术 15g 以益气燥湿。

2. 肝肾阴虚,气虚血瘀证

证候:双目干涩,五心烦热,口干欲饮,腰酸腰痛,大便干结,舌红少苔,脉沉细而数。

治法:滋养肝肾,益气活血。

方药:六味地黄丸加减。常用药:生地 30g,玄参 30g,天花粉 12g,丹参 30g,杞子 15g,山茱萸 12g,太子参 30g,当归 12g,葛根 15g,山药 15g,茯苓 12g,女贞子 12g,墨旱莲 20g。心烦,加竹叶 15g、炒山栀 10g 以清心火;夜寐不安,加灵芝 20g、柏子仁 15g 以养心安神;水肿明显的,加茯苓皮 30g、猪苓 20g、泽泻 20g 以淡渗利水。

3. 脾肾气虚,瘀浊内蕴证

证候:气短乏力,纳少腹胀,四肢不温,腰膝酸软,夜尿清长,舌体胖大,质淡齿痕,脉虚弱。

治法:培补脾肾,益气活血。

方药:自拟双黄保肾汤。常用药:黄芪 15g,黄精 15g,川芎 12g,葛根 15g,山茱萸 12g,灵芝 30g,当归 12g,太子参 30g,桂枝 9g,牛蒡子 30g。血脂高,加绞股蓝总苷片,或加生山楂 15g、首乌 20g、茶树根 20g 以降脂;水肿明显的,加茯苓皮 30g、车前子(包煎)20g、猪苓 20g 以淡渗利水消肿。

4. 脾肾阳虚,气虚血瘀证

证候:畏寒肢冷,少气懒言,口淡不渴,高度浮肿,腰酸腿软,动则气喘,面色萎黄或苍白,神疲乏力,尿少,夜尿多,舌淡胖,脉沉弦。

治法:温肾利水,化瘀泄浊。

方药:温脾汤合金匮肾气丸加减。常用药:炮附子 9g,肉桂 2g,熟地 12g,山茱萸 12g,仙灵脾 15g,巴戟天 12g,黄芪 15g,桃仁 12g,黄精 15g,制大黄 8g,当归 12g,车前子(包煎)30g,葫芦瓢 30g。胸闷气急,不能平卧者,加葶苈子 10g 泻肺平喘,野山人参 10g(另煎)以补益心气;血压高,加川芎 15g、葛根 20g、杜仲 15g、桑寄生 15g 以补肾活血;尿蛋白多,加牛蒡子 15g、灵芝 20g 以降尿蛋白;腹胀,加荔枝核 10g、木香 10g 以行气消胀;水肿剧,加活血通脉胶囊,或水蛭 6g 以活血利水;恶心、呕吐者,加紫苏 15g、川连 5g、半夏 10g、煅瓦楞 20g 以和胃降逆止呕;肤痒,加地肤子 20g、白鲜皮 20g、首乌 20g 以养血祛风。

### 三、临床求真

1. **益气养阴、活血化瘀是大法** 邹师认为,在糖尿病肾病早期即应开始积极中医药治疗,配合严格控制血糖、血压及血脂,严格控制饮食,每日蛋白质摄入量每千克体重不超过 0.8g。中医药以辨证论治为原则,但临床以气阴两虚瘀血内阻证候最为多见,故立法以益气养阴佐以活血化瘀为主。常选用具有益气养阴作用的中药如西洋参、太子参、黄芪、山药、茯苓、白术等;具有养阴补肾作用的中药山茱萸、地黄、女贞子、麦门冬、知母、黄精、何首乌、桑椹、墨旱莲、山药等;并配合桃仁、川芎、红花、丹参、怀牛膝、三七、赤芍等活血祛瘀药物。现代药理研究证明,此类药物在降低血压的同时,能降低肾小球毛细血管的压力,减少尿蛋白排出,延缓肾小球滤过率的下降。此期积极治疗,可以减慢甚至逆转糖尿病肾病的进展。中医药治疗糖尿病的优势很大程度在于糖尿病并发症的防治方面,有研究证实,糖尿病肾病常伴有高凝状态和高脂血症,是加重微血管病变、导致肾血管硬化的重要原因之一,临床遣方用药时应予重视活血化瘀、抗凝降脂,如三七、丹参、益母草、大黄、泽兰、水蛭、红花、当归、赤芍、桃仁等;而山楂、何首乌、女贞子、大黄、虎杖、三七、蒲黄等对血脂有一定的调节作用。根据病情可作随症加减:口干欲饮、舌红苔少等阴虚燥热之象明显者,加入地骨皮、地锦草、天花粉、川石斛等以滋阴清热生津;糖尿病肾病水肿明显者,加入泽兰、泽泻、益母草等活血利水消肿;伴有大量蛋白尿,可加全蝎、僵蚕等,活血通络化痰;若高度浮肿伴有大量蛋白尿,难以消退者,加入䗪虫、水蛭等破血逐瘀之品;大便不通者加入制军,从小剂量开始逐步加量,以活血化瘀、通腑解毒,大便以每日 2~3 次为宜;若肾功能不全,恶心纳差、口有浊味,苔厚腻者,加入苍术、苡仁、藿香、佩兰、砂仁、积雪草、六月雪等化湿泄浊解毒。

2. **综合治疗是关键** 《圣济总录》云:"消渴病多转变""此病久不愈,能为水肿痈疽之病",又说"消渴病久,肾气受伤,肾主水,肾气虚寒,气化失常,开阖不利,水液聚集于体内而为水肿"。《外台秘要》亦云:"其久病变或发痈疽或为水病。"可见,糖尿病极易并发水肿,即糖尿病肾病,或者其他如痈疽之症。对于一些已经进入慢性肾功能不全的患者,虽然其病程难以逆转,但经过积极的综合治疗,患者的临床症状、实验室检查仍可以有明显改善,生活质量得以提高。中医药的综合措施发挥了很重要的作用,予静脉滴注中药活血化瘀制剂,选用脉络宁或川芎嗪、丹参、血塞通、丹红、肾康针等针剂,口服辨证中药汤剂及少佐制军的中成药,配合灌肠治疗及药浴治疗;同时结合西药控制感染、降低血压、控制血糖等可明显延缓肾衰的进展。至肾功能不全终末期,由于患者高凝状态严重,加重血栓发生率,邹师采用益气活血中药,如黄芪、茯苓、赤芍、三七、丹参、川芎等配合腹膜透析或血液透析,以减轻透析副作用,提高透析疗效及病人的生活质量。

（周恩超）

# 第七节　诊治尿酸性肾病的经验

尿酸性肾病是由于嘌呤代谢紊乱,尿酸生成过多,聚积在体内,及(或)肾脏排泄减少造成高尿酸血症时,尿酸盐在肾脏内沉积引起的病变。临床主要有3种类型:急性尿酸性肾病、慢性尿酸性肾病和尿酸性肾结石。本病肾脏损害的临床表现可见腰痛、浮肿、高血压和肾盂肾炎的症状,实验室检查可见蛋白尿、血尿、尿渗透压改变、氮质血症和尿毒症。本病的肾外病变常可见关节病变,痛风结石甚至可伴发冠心病、脑血管病和糖尿病。

原发性尿酸性肾病的病理变化,主要病变为慢性肾间质-肾小管病变,病变以髓质最为严重,尿酸盐结晶沉积于肾间质肾小管部位,刺激局部引起化学炎性反应,肾间质区见淋巴细胞、单核细胞和浆细胞浸润。尿酸盐结晶沉积于肾小管内可阻塞管腔,最终导致肾小管闭塞破坏及不可逆的肾小管功能障碍,尿酸盐结晶还阻塞肾以下尿路,而引起继发性肾盂肾炎的病理变化。晚期肾间质纤维化使肾脏萎缩进一步导致肾缺血,肾小动脉硬化和肾小球纤维化,从而引起肾衰竭。尿酸性肾病,中医根据其临床主症的不同,分别归属于中医"痹证""痛风""历节""淋证""关格""溺毒"诸范畴。

## 一、病因病机

尿酸性肾病临床的早期病变属于"痹证",但其病因以内因为主,而不似痹证有外感六淫所致,常见病因有:①禀赋不足;②饮食不节;③内伤七情;④劳倦久病;⑤药毒伤肾。本病由于先天禀赋不足,后天失于调治,水湿、痰浊、瘀血内生而阻滞经脉,痹阻关节,日久内侵肾络,肾气受损,气化失司,可见淋证、水肿、蛋白尿或血尿,肾损日久,阴阳俱虚,则发为肾劳。

本病病位在肾,涉及肝、脾,病势缓慢进展,脾肾亏损是病之本,湿、痰、瘀为病之标,临床表现常本虚标实相互兼夹。在病程发展中,病理变化可相互转化,如阳虚日久可以及阴,阴伤日久可损阳;寒湿可化热而转为湿热,湿热可因阳损而成寒湿;病至后期,可见肾阴阳俱虚,寒热错杂,水湿、痰浊久蕴成毒的复杂重证。

## 二、辨证论治

尿酸性肾病临床表现包括了肾脏病变和肾外病变,辨证治疗以本虚为纲,标实为目,虚实夹杂,每一本虚证可结合一个或数个标实证。

### (一)本证

1. 脾肾气虚证

证候:腰膝或其他关节酸软(酸痛),神疲乏力,面色少华,纳差腹胀,大便稀溏,夜尿增多,舌淡有齿印,脉沉细。常见于尿酸性肾病早期,临床以腰酸乏力、纳差便溏为中心证候。

治法:健脾益肾补气。

方药:参苓白术散加减。常用药:党参20g,黄芪30g,白术15g,生苡仁20g,茯苓30g,怀山药15g,生地15g,川断15g,桑寄生15g,陈皮10g,怀牛膝12g。

2. 肝肾阴虚证

证候:腰膝或其他关节酸痛,神疲乏力,双目干涩(昏花),头晕耳鸣,口干欲饮,手足心热,大便干结,舌红少苔,脉细弦或细数。常见于由于长期热痹伤阴或肾损害高血压明显者,临床以舌红少苔、腰酸目涩为中心证候。

治法:补肝益肾养阴。

方药:杞菊地黄丸加减。常用药:枸杞子20g,菊花12g,生地15g,制首乌15g,当归15g,红花10g,杜仲15g,牛膝12g,山药15g,茯苓20g,山萸肉12g,泽泻15g。

3. 脾肾阳虚证

证候:腰膝关节酸痛或冷痛,足跟痛,神疲乏力,面色苍白或黧黑,浮肿,畏寒肢冷,纳差便溏或五更泄,遗精阳痿,夜尿频多清长,舌淡胖嫩,齿印明显,脉沉细弱。本证是由于长期寒痹伤阳或肾损害尿蛋白、水肿明显者,临床以畏寒肢冷、浮肿、小便清长为中心证候。

治法:健脾益肾温阳。

方药:金匮肾气丸合理中丸加减。常用药:党参 15g,黄芪 30g,淡附片 10g,白术 15g,苍术 15g,生苡仁 20g,仙灵脾 10g,杜仲 15g,桑寄生 15g,川断 15g,山药 15g,生地 10g,山茱萸 10g。

4. 气阴两虚证

证候:腰膝关节酸痛,神疲乏力,面色无华,头晕耳鸣,自汗气短,易感冒,纳少腹胀,手足心热,心悸少寐,口咽干燥,舌红少苔,脉细。本证常见于痹证日久或失治误治耗伤气阴,或素体阴虚或气虚之体而因寒痹或热痹伤气伤阴所至,临床以自汗气短、口咽干燥、易感冒为中心证候。

治法:益气养阴。

方药:参芪地黄汤加减。常用药:太子参 15g,黄芪 30g,山药 15g,墨旱莲 12g,枸杞子 15g,车前子(包煎)15g,生苡仁 20g,生地 12g,山萸肉 12g,茯苓 20g,川断 15g,桑寄生 15g。

5. 阴阳两虚证

证候:腰腿关节酸软或酸痛,极度疲乏,头晕目眩,畏寒肢冷,大便稀溏,手足心热,潮热盗汗,口干欲饮,浮肿,小溲短赤,夜尿清长,舌淡白胖润有齿印,脉沉细。本证常见于尿酸性肾病的晚期,肾功能明显受损,既有阳虚内寒症状,又有阴虚内热症状,临床以畏寒肢冷便溏,潮热盗汗口干为中心证候。

治法:滋阴温阳。

方药:左归丸加减。常用药:巴戟天 15g,仙灵脾 12g,黄芪 30g,熟地 12g,山萸肉 12g,怀牛膝 12g,当归 15g,陈皮 10g,枸杞子 15g,菟丝子 20g。

(二) 标证

1. 湿热证

证候:症见关节灼痛红肿,活动受限,发热,口苦口黏,口渴不欲饮,脘腹痞闷,呕恶厌食,尿赤混、灼痛不利,舌苔黄腻,脉濡数。本证常见于尿酸性肾病早、中期,伴关节损伤急性发作或有尿路结石伴感染,临床以关节灼痛红肿、苔黄腻为中心证候。

治法:清利湿热。

方药:三妙散加减。常用药:苍术 12g,黄柏 10g,牛膝 12g,苡仁 20g,车前子(包煎)15g,泽泻 15g,玉米须 15g,丝瓜络 15g。

2. 痰浊证

证候:症见四肢沉重,关节肿痛不红,纳呆恶心,口干不欲饮,胸脘痞闷,浮肿尿少,舌苔白腻,脉滑或细弦。本证常见于尿酸性肾病的中晚期,肾功能已受损,临床以纳呆恶心、尿少浮肿为中心证候。

治法:燥湿化痰。

方药:二陈汤加减。常用药:苍术 10g,陈皮 10g,半夏 10g,茯苓 20g,瓜蒌 10g,砂仁 6g,泽泻 12g,生牡蛎 30g。

3. 瘀血证

证候:症见腰膝关节刺痛或麻木,关节畸形,面色晦暗,肌肤甲错,肢麻不利,舌质黯,舌有瘀点、瘀斑,脉细涩。本证常见于病程日久,尿酸性肾病晚期,关节已畸变,肾脏已有纤维化表现,临床以关节畸形、面色晦滞、舌质黯为中心证候。

治法:活血化瘀。

方药:桃红四物汤加减。常用药:桃仁 10g,红花 10g,川芎 10g,赤芍 20g,当归 12g,丹参 20g,参三七(打粉,冲服)3g。

4. 寒湿证

证候:症见关节冷痛,屈伸不利,身重畏寒,肌肤麻木肿胀,舌苔白腻,脉濡缓。本证常见于尿酸性肾病的早、中期,患者素体阳虚或关节痹证急性发作而尚未转化热者,临床以关节冷痛、脉濡缓为中心证候。

治法:散寒化湿。

方药:蠲痹汤加减。常用药:羌活 10g,独活 6g,桂枝 6g,川芎 12g,当归 12g,桑枝 15g,苍术 15g,萆薢 15g,丝瓜络 15g。

## 三、临床求真

1. 辨证施治重肾气　尿酸性肾病病位在肾,其发生常与先天禀赋不足有关,其发展常与肾气受损相关。因此,顾护肾气是本病治疗的关键,即使在本病的早期,临床尚无明显的症状表现,也应注重肾气的保护,常以补气药和益肾药相配伍,如党参、黄芪、苡仁、杜仲、川断、桑寄生、怀牛膝等;在临床已出现肾虚症状时,更应根据其阴阳亏虚的偏重进行调补,并可相互配伍应用,以阴阳互生,如仙灵脾、巴戟天、肉苁蓉、杞子、山萸肉、何首乌、菟丝子等;在临床中以标实为主治以祛邪时,也应遵循保肾气的原则,使邪去正安而不伤正,清利不过用苦寒、祛寒不过用温燥,常以温补肾气和清利药相配伍使用如羌活、独活、怀牛膝、仙灵脾、狗脊、泽泻、车前子、玉米须等。

2. 化湿祛痰畅二便 本病的标实以湿邪、痰浊为主,治疗应着眼于化湿祛痰。痰湿之产生常与过食肥甘厚腻之品,脾胃健运失职有关,治疗常加强中焦脾胃的运化和消除食物积滞达到减少病邪产生的目的,常用药以健脾助运药和消食药相配伍,如党参、白术、茯苓、陈皮、苡仁、山楂、神曲、鸡内金、焦谷麦芽等。化湿祛痰以通利二便为途径,通过加强排泄,使二便调畅,适当增加尿量和大便次数,临床用药常重用甘淡渗利之品如茯苓皮、玉米须、泽泻、猪苓、大腹皮、车前子等以利尿,而大便排泄不畅者,常配合消积通腑之品,如大黄、莱菔子、枳实、槟榔等,或以牡蛎、大黄、枳实以保留灌肠,即使日行大便者,也可使用制军而使大便在每日 2 次,以增加病邪排泄。如尿酸性肾结石,则需加排石通淋药,如石韦、金钱草、海金沙、鱼脑石、冬葵子、车前子、泽泻等。

3. 中西结合降尿酸 尿酸性肾病属于代谢性疾病,预防措施重点在于饮食调理,以低嘌呤、低蛋白、低脂为主,并增加饮水量,使每日尿量达 2 000~3 000ml,有利于尿酸排泄。治疗过程中口服碳酸氢钠使尿 pH 达 6.2~6.5 以碱化尿液。降尿酸药的使用应从小剂量开始,逐渐加量。常用药别嘌醇是尿酸合成抑制剂,病程各阶段皆可使用。轻度肾功能减退时,可考虑使用促尿酸排泄剂,如苯溴马隆。对于秋水仙碱和非甾体类消炎药尽量不用,除非疼痛明显者可以暂时应用。中医可根据本病的基本病理变化进行辨病处方,脾肾不足,痰瘀湿浊是本病的基本病机,益肾化瘀、利湿泄浊是治疗大法,临床时参照现代药理研究结果,佐以具有降尿酸的药物。常用处方:车前子(包煎)20g,威灵仙 12g,泽泻 15g,牛膝 15g,苡仁 15g,茯苓皮 20g,仙灵脾 12g,首乌 15g,百合 12g,玉米须 30g,丝瓜络 20g,制军 8g。对于关节肿痛明显者,用醋调外敷金黄散以消肿止痛,取效明显。

(周恩超)

# 第八节　诊治狼疮性肾炎的经验

狼疮性肾炎是继发于系统性红斑狼疮(SLE)的肾小球疾病。SLE是一种常见的结缔组织疾病,可发生于任何年龄及性别,常见于年轻女性,高峰年龄为20~30岁,男女比例为1:(7~9.5)。本病的基本病变是在结缔组织中有黏液水肿和纤维蛋白样物质沉积。其发病机制尚不完全清楚,多数学者认为其发病同外源性或内源性抗原刺激免疫调节功能异常,使B淋巴细胞高度活跃增殖,产生大量自身抗体,并形成免疫复合物沉积于肾、肝、肺、脑等脏器,造成多脏器损害,其中肾损害最为常见。

中医对此病早有认识,中医文献记载的"阴阳毒""温毒发斑""水肿""腰痛""虚劳"等描述与本病相类同。如《金匮要略·百合狐惑阴阳毒病脉证治》云:"阳毒之为病,面赤斑斑如锦纹,咽喉痛,唾脓血","阴毒之为病,面目青,身痛如被杖,咽喉痛"。与本病的皮肤损害颇为一致。对水肿的描述,《黄帝内经》和《金匮要略》分别记载的"水病""水气""正水""石水""风水",较为全面地反映了浮肿的表现。当胸腔积液出现又称之为"悬饮"。根据狼疮性肾炎的临床表现,一般将本病归属于中医的"阴阳毒""温毒发斑""水肿""虚劳"等范畴。当头晕高血压、心悸、肾功能不全或衰竭,亦可按"虚劳""眩晕""心悸"论治收效。

## 一、病因病机

《诸病源候论》曰:"肿之生也,皆风邪寒热,毒气客于经络,使血涩不通,瘀结而肿也。"鉴此,本病的病因多由素体亏损、肝肾不足、气阴两虚、正不胜邪、邪毒乘虚而入。另当热毒乘虚入肌肤,气血受阻,燔灼营血,出现发斑;营血亏,虚火盛,精血不足,肾精不充,头发失养而见脱发;病久阴损及阳,气阴两虚,阳气不足,不能温运水湿而成水肿。

本病辨证特点是本虚标实,病因病机主要是阳邪热邪、火毒之邪侵袭,导致体内阴阳平衡失调,气血运行不畅,瘀凝脉络,热毒燔灼,从而耗血动血,迫血外溢。若热邪火毒之邪久留不去,进一步损伤阴液,累及脏腑,可逐渐出现本虚标实之象。

## 二、辨证论治

1. 热毒炽盛证

证候:起病急骤,高热持续不退,两颧红斑或手部红斑,斑色紫红,神昏,烦躁口渴,关节疼痛,尿短赤,舌红绛,苔黄,脉洪数或弦数。

治法:清热解毒,凉血止血。

方药:清热解毒汤加减。常用药:水牛角 15g,赤芍 12g,丹皮 9g,紫草 9g,生地 15g,白花蛇舌草 30g,大黄 9g,青蒿 30g。高热者加菝葜 15g、黄芩 10g 以清热;面部红斑者加当归 12g,另外口服水牛角粉凉血活血。

2. 阴虚内热证

证候:持续低热,斑疹鲜红,脱发,口干咽痛,盗汗,五心烦热,腰膝酸软,关节肌肉隐痛,心悸,舌红,少苔,脉细数。

治法:养阴清热,凉血活血。

方药:参麦地黄汤加减。常用药:沙参 15g,麦冬 20g,生地 15g,女贞子 12g,墨旱莲 20g,何首乌 15g,龟甲 9g,鳖甲 9g,山药 20g,茯苓 15g,丹参 30g,益母草 20g,金银花 12g,地骨皮 30g。口渴明显者,加天花粉 15g、石斛 20g 养阴生津;见血尿者,加茜草根 15g、仙鹤草 30g、大蓟 15g、小蓟 15g 凉血止血;水肿者,加泽泻 15g、猪苓 20g 以利水消肿。

3. 气血两虚证

证候:面色苍白,神疲乏力,汗出,心悸,气短,眩晕,耳鸣,月经量少色淡,或闭经,舌淡苔薄,脉细无力。

治法:益气养阴,活血化瘀。

方药:生脉饮合四物汤加减。常用药:党参 30g,麦冬 12g,五味子 12g,女贞子 12g,山茱萸 12g,首乌 15g,当归 15g,丹参 30g,益母草 20g,赤芍 12g。兼湿热者,加白花蛇舌草 30g、半枝莲 15g 清热利湿;尿少,水肿者,加车前子(包煎)20g、茯苓 20g、泽泻 15g 利水消肿。

4. 脾肾阳虚证

证候:面部四肢浮肿,畏寒肢冷,神疲乏力,腰膝酸软,面色无华,腹胀满,纳少,便溏泄泻,尿少,舌淡胖,苔白,脉沉细弱。

治法:脾肾双补,活血利水。

方药:济生肾气丸加减。常用药:淫羊藿 12g,制附片 9g,党参 30g,黄精 15g,白术 12g,猪苓 15g,薏苡仁 30g,防己 12g,槟榔 30g,葫芦瓢 30g,赤小豆 30g,泽泻 15g,车前子(包煎)30g,丹参 30g,益母草 20g。阳虚不明显者,去附子;气虚甚者,加生黄芪 30g 补气利水。

# 三、临床求真

1. 辨标本虚实 本病辨证特点是本虚标实,病因病机主要是阳邪热邪、火毒之邪侵袭,导致体内阴阳平衡失调,气血运行不畅,瘀凝脉络,热毒燔灼,从而耗血动血,迫血外溢。若热邪火毒之邪久留不去,进一步损伤阴液,累及脏腑,可逐渐出现本虚标实之象。因而治疗本病必须注意扶正与祛邪兼顾,在热毒炽盛时期,固然以祛邪为要,但亦需顾及正气,可酌加益气护阴之品,如选用太子参、西洋参、灵芝等。在病情稳定之后,大多出现气阴两虚之证候,宜调整阴阳,补益气血,但亦不应忽视祛邪,故古人有"祛邪务尽","祛邪即可安正"之训。

2. 治疗过程中注重养阴 "热邪不燥胃津,必耗肾液",本病由于热毒之邪入侵,故在发病初期或疾病过程中常有高热或低热,而热邪最易伤津劫液。因此,无论在邪盛或邪退正虚之时,皆以护阴为要,即使阳虚证温阳之时亦需配以养阴生津之品为妥,如细生地、制黄精、沙参、玉竹之属。

3. 急则治标,缓则治本 狼疮性肾炎急性发作期应以西药治疗为主,结合中药;缓解稳定期则以中药为主,结合小剂量激素。许多中药对免疫功能可起到调节作用,如茯苓、猪苓、灵芝类,但急性期不宜用大量参、芪。长期应用能逐渐改善机体免疫状态,以利于逐渐递减激素,并能使某些患者激素维持量降低。

(周恩超 周迎晨)

# 第九节 诊治过敏性紫癜性肾炎的经验

过敏性紫癜性肾炎是常见的继发性肾炎之一,是全身性的以小血管损害为主要病理基础的疾病。主要临床表现是特有的出血性皮疹,同时伴有关节炎、胃肠病及肾损害。其初发时常有外感发热症状,继之出现皮疹、瘀点、瘀斑、腹痛、尿血、便血、腰痛、关节疼痛等,或可出现肾病综合征症状。其病因尚未明确,可能同感染及变态反应有关。约1/3患者有细菌、病毒等先驱感染史,但未能证明与链球菌感染的肯定关系。约1/4患者与鱼、虾类过敏或预防注射、药物有关。目前认为本病属免疫复合物病,其中IgA在发病中起了重要作用。本病好发于儿童,发病高峰为6~13岁,20岁以上的成人较少见,但部分成人的预后相对较差。关于过敏性紫癜性肾炎在过敏性紫癜中的发病率,报道不一。根据其临床表现归属中医的"血证""肌衄""发斑""腹痛""水肿""腰痛""痹证""虚劳"等范畴。

## 一、病因病机

本病发病不外内、外因两方面:内因为素体有热或素体气虚,先天禀赋不足,外因为感受六淫外邪或湿热药毒入侵所致。

1. 感受外邪 感受四时不正之气,六淫外邪侵袭,伤及血络,血不循常道,外溢肌表,故皮肤紫斑。

2. 饮食所伤 饮食不慎,或食异物,体不耐受;或药物过敏,致热毒内侵,热伤血络。

3. 情志不畅 情志不畅而伤肝,肝气郁结,气滞血瘀,久瘀化热,血络受伤,故便血、腹痛、关节痛等。

4. 正气亏虚 热久伤阴,阴虚火旺,肾络受损,血热妄行,下溢膀胱而为血尿;或久病热伤气阴,或脾肾气虚,脾失健运,肾虚失其化气行水之职,水液内停,发于肌肤而为水肿;脾肾失摄,精微下泄而为蛋白尿;晚期浊邪内停。

病机要点为:实证为血热妄行、脉络失和、血溢脉外而致病;虚证为主的病机因气虚不摄,或为阳虚血凝所致,或阴虚火旺;血溢脉外,日久成瘀,致瘀血阻络;脾失健运,分清泌浊失司致湿邪内伏。病位在肺、脾、肾,涉及肝、心等脏腑。病理性质为本虚标实,虚实夹杂。本虚是气虚(阳虚)或阴虚,标实多为瘀血、热毒、水湿、湿热。

## 二、辨证论治

### 1. 风热外袭证

证候:症见初起恶寒发热,下肢、臀部出现红色斑点,或有痒感,口渴,咽痛,可有腹痛、关节痛、尿赤或有蛋白尿,舌质红,苔薄黄,脉浮数。

治法:疏风清热,凉血止血。

方药:消风散加减。常用药:荆芥10g,防风10g,防己10g,僵蚕10g,蝉衣6g,黄芩10g,蒲公英20g,丹皮10g,生地10g,白茅根30g,荠菜花30g,小蓟15g,生甘草3g。腹痛、便血,加地榆炭20g、焦白芍15g化瘀止血止痛;水肿,加茯苓皮30g、车前子(包煎)20g以淡渗利水消肿;咽痛,加金银花10g、蚤休10g以清利咽喉。

### 2. 热毒亢盛证

证候:症见肌肤紫癜稠密、或成团块,颜色鲜红,此起彼伏,发热烦躁,可见尿血、衄血、便血,舌质红,苔黄,脉数有力。

治法:清热凉血,化斑解毒。

方药:犀角地黄汤、化斑汤或清营汤加减。常用药:水牛角45g,丹皮15g,赤芍15g,生地20g,玄参15g,金银花15g,连翘15g,大蓟20g,小蓟20g,侧柏叶20g,蒲黄(包煎)15g,山栀10g。另:琥珀粉、参三七粉等分和匀,每次1.5g,每日3次口服。鼻衄、咯血者,加白茅根30g、仙鹤草30g以凉血止血;腹痛、便血者,加防风炭12g、枳壳10g、焦白芍10g、地榆炭15g以行气化瘀止痛;关节疼痛者,加防己10g、生苡仁20g、牛膝15g、桑枝15g、威灵仙15g以利湿祛瘀通络止痛;高热者,加大青叶30g、板蓝根30g、蒲公英30g以清热解毒。

3. 阴虚火旺证

证候:症见紫癜渐退,头晕腰酸,五心烦热,咽燥咽痛,舌质红,苔薄黄或少苔,脉细数,镜下血尿不断反复。

治法:滋阴补肾,凉血和络。

方药:知柏地黄丸、二至丸、茜根散加减。常用药:知母10g,黄柏10g,生地15g,丹皮15g,赤芍15g,茯苓皮30g,怀山药20g,枸杞子20g,山萸肉10g,女贞子15g,墨旱莲15g,茜草根15g,紫草12g,侧柏叶15g,阿胶12g。肌肤尚有紫癜者,加蝉衣6g、白蒺藜15g祛风和络;尿血显著者,加小蓟15g、白茅根15g凉血止血;潮热、四心发热者,加地骨皮15g、银柴胡15g、嫩白薇15g养阴清虚热;盗汗者,加龙骨15g、牡蛎15g、糯根须15g敛汗;齿衄、口臭者,加玄参10g、生石膏(先煎)30g清热凉血;咽痛者,加金银花12g、黄芩12g清肺利咽。

4. 气虚血瘀证

证候:症见神疲乏力,面色萎黄,饮食减少,斑疹黯红,腹痛绵绵,尿检出现尿血或蛋白尿,水肿,舌有瘀点、瘀斑,苔薄白,脉细涩或细弱。

治法:健脾益气,活血化瘀。

方药:参苓白术散、补中益气汤、参芪地黄丸或参芪桃红四物汤加减。常用药:太子参15g,生黄芪30g,炒白术10g,生苡仁20g,茯苓皮30g,怀山药20g,枸杞子20g,桃仁10g,红花6g,益母草15g,仙鹤草15g,参三七10g。关节痛者,加独活10g、川断15g、桑寄生15g、威灵仙10g、防己10g以补肾祛风湿;紫斑痒者,加地肤子10g、白鲜皮10g、紫荆皮10g祛风止痒;腹痛、便血者,加地榆炭20g、焦白芍10g、焦枳壳10g、防风炭10g行滞化瘀止痛;食欲不振者,加砂仁5g、神曲20g、谷芽15g、麦芽15g健脾和胃消食。

对于紫癜性肾炎患者,临床表现以肾病综合征或已出现肾功能不全者,则应按肾病综合征、肾功能不全辨证施治。


## 三、临床求真

1. 辨证重在辨别热、瘀、虚 邹师认为,对于紫癜性肾炎,应抓血热、瘀血和正虚三方面进行辨证。临床上起病急,病程短,紫癜颜色鲜红,肉眼血尿者,多属血热;有瘙痒兼表证者,多为风热;紫癜颜色黯红,镜下血尿持续,关节肿痛固定,舌质黯红或有瘀点、瘀斑,多为瘀血;久病不愈,倦怠乏力,下肢浮肿不消,尿中细小泡沫增多,多属正虚。

2. 早中期慎用补法　紫癜性肾炎早中期表现以实证邪盛为特征,当以祛邪为重,清热解毒、凉血止血为主;尤其是外邪初侵或再犯之时,病势鸱张,不宜滥用滋补而闭门留寇,犯"实实"之戒,当以祛风解毒、凉血化斑为大法。即使有虚证时,也当辨清是否仍有标实,采用扶正祛邪之法。

3. 重视化瘀止血　血瘀内阻是本病的基本病机之一。唐容川《血证论·瘀血》指出:"离经之血在身,不能加于好血,而反阻新血之化机,故血证总以去瘀为要。"近年来的研究表明,活血化瘀药能减少免疫复合物在肾基底膜的沉积,减轻肾脏损害。在活血化瘀药的选择上应以赤芍、丹皮、水牛角等凉血活血药为宜,忌用芳香辛燥药物,以免动血耗血,伤及阴分。

4. 后期注重扶正和络　邹师认为,病至后期,往往邪实已不显,而脾肾不足之候明显,常常表现为气阴两虚,兼有瘀血阻络,故宜健脾益肾,补气养阴,养血和络为主。

（周恩超）

## 第十节　诊治干燥综合征肾损害的经验

干燥综合征是以唾液腺、泪腺等外分泌腺的淋巴细胞和浆细胞浸润为特征的自身免疫性疾病。其发病可能与病毒感染、免疫因素、遗传因素等相关。干燥综合征分为原发性和继发性两类。继发性干燥综合征常合并系统性红斑狼疮等结缔组织病。约30%~50%的原发性干燥综合征患者出现肾损害。本病常见于女性，平均发病年龄在45~55岁。干燥综合征肾损害根据其临床表现可归属于中医学"燥证""痹证"等范畴。

### 一、病因病机

本病主要由于脏腑经脉气血阴阳失调，阴虚津亏，脉道失于濡润，脏腑孔窍失养而成，病久入络致瘀成毒。

1. 气运太过　燥气横逆，感而受之，肺热阴伤，治节无权，不能通调水道使水津四布，则口干、眼干、皮肤黏膜干燥。

2. 寒湿痹过用大热辛燥之品　耗伤津液，使筋脉失濡；脾虚失运，不能"为胃行其液"，津液不得上承致燥。

3. 素体肝肾亏虚　阴津不足或久病阴损及阳，阳虚不能化水，津液不能正常敷布，筋脉、关节失于濡养。

本病病位在肺、脾（胃）、肾。本病病程日久，邪毒留恋，迁延不愈，邪犯及肾，肾之固涩、封藏功能失常，而出现尿检异常和夜尿增多。其病理性质乃本虚标实。本虚是阴虚，标实是血瘀、燥毒、水湿，病程日久，正虚脏损，邪毒留恋，迁延难愈。

## 二、辨证论治

1. 燥邪伤肺证

证候:症见口、眼、鼻干燥少津,或发热,关节肌肉疼痛,溲黄,便秘,舌红少津,苔少,脉细数。

治法:清肺润燥。

方药:清燥救肺汤加减。常用药:生地 15g,麦冬 15g,玄参 20g,南沙参 15g,丹皮 12g,赤芍 20g,牛蒡子 15g,乌梅 10g,甘草 6g 等。兼有恶寒发热者,加柴胡 8g、蝉衣 8g 等以疏风散热。

2. 肝肾阴虚证

证候:症见口、眼、鼻干燥少津,头晕眼花,虚烦失眠,视物模糊,腰膝酸软,爪甲枯脆,舌红少津,脉细或细数。

治法:滋肾养肝。

方药:杞菊地黄丸合二至丸加减。常用药:枸杞子 15g,菊花 10g,生地 12g,山茱萸 10g,丹皮 15g,茯苓 20g,当归 10g,五味子 10g,女贞子 12g,墨旱莲 12g 等。大便秘结者,加火麻仁 12g、制首乌 20g 等润肠通便;阴虚阳亢者,加鳖甲 10g、龟甲 10g 以滋阴潜阳。

3. 津枯血滞证

证候:症见口、眼、鼻干燥少津,头昏目眩,皮肤晦暗、粗糙,舌质黯红或有瘀斑,脉沉细。

治法:养阴生津,活血养血。

方药:生脉饮合桃红四物汤加减。常用药:党参 15g,麦冬 20g,五味子 10g,南北沙参各 15g,天冬 15g,麦冬 15g,川石斛 12g,桃仁 10g,红花 10g,当归 15g,川芎 12g,生地 12g,赤芍 20g,丹参 20g 等。皮肤瘀斑,或镜下血尿者,加白茅根 30g、水牛角片 15g、生蒲黄(包煎)15g,另吞服参三七粉 2g,凉血止血而不留瘀。

4. 肾精亏损证

证候:症见口、眼、鼻干燥少津,腰膝酸软,神疲乏力,遗精早泄,爪甲不荣,手足抽搐,舌质黯淡少苔,脉沉细无力。

治法:补肾益精。

方药:五子衍宗丸加减。常用药:菟丝子 20g,制首乌 20g,枸杞子 15g,

覆盆子 15g,金樱子 15g,怀山药 15g,山茱萸 12g,杜仲 15g,党参 15g,黄芪 30g,当归 12g 等。夜尿频多者,加益智仁 20g、金樱子 20g 等补肾固摄。

## 三、临床求真

1. 益气养阴制燥,平药缓图　干燥综合征是免疫系统疾病,可侵犯多个脏器,临床表现多端,总的病机为免疫功能下降,中医治疗需重视扶正,通过扶正的方法提高机体免疫力。干燥综合征属中医的气血津液之病,阴津亏虚为基本病机,初起肺胃阴虚为主,后见肝肾阴虚,病变日久,则可致阴伤及阳,津伤及气。故对于本病,邹师常以益气制燥法治疗,重用生黄芪、太子参等补气健脾益肾之品,提高机体免疫功能,同时在治疗中顾及阴津亏虚所致的口咽目鼻干燥等症状,常气阴双补,常用参芪地黄汤、麦味地黄汤、沙参麦冬汤等,益气祛邪不伤阴液,养阴制燥而不滋腻,用药平和,缓缓图治。

2. 干燥综合征肾损害经验方药介绍　邹师根据本病病因病机,常用此经验方加减用于临床。基本方:沙参、麦冬、石斛、山药、山萸肉、生黄芪、枸杞子、桃仁、红花、赤白芍、茯苓、川连、蛇莓、黄蜀葵。治疗大法:养阴活血、健脾益肾、解毒清利。临证需注意:①本病以阴虚燥热为主要病机,但需辨阴虚为主还是燥热为主,燥热是外燥还是内燥;②燥必入血,瘀血亦可致燥,因此活血化瘀是除燥大法之一,但活血药尽量不用辛燥温热攻逐之品,避免瘀血未去反伤其阴;③尽管本病以阴虚为主,但病程长、病情反复,往往多见气阴两虚,临证需以阴虚为主还是气虚为主,或气阴两虚并重;④益肾常以养阴益肾,邹师又喜从阳中求阴治之;⑤此病乃燥毒久羁,内舍于肾,脏腑虚损;燥毒为主者,常用雷公藤、火把花、蛇莓、白花蛇舌草等祛风通络解毒;⑥本病湿热常与阴虚、瘀血、燥毒相兼,易致病情迁延日久,深蕴于肾,缠绵不愈。临证尚需细辨湿偏重还是热偏重,湿热与阴虚血瘀、燥毒、肾虚是一证兼夹还是多证兼夹,孰轻孰重。如此方能药合病机,有的放矢。

（周恩超）

# 第十一节 诊治乙型肝炎病毒相关性肾炎的经验

乙型肝炎病毒相关性肾炎（HBV-GN）简称乙肝相关性肾炎，是指乙肝病毒（HBV）直接或间接诱发的肾小球肾炎，并经血清免疫学及肾活检免疫荧光所证实，并除外肝、肾两种疾病无关同时存在及系统性红斑狼疮等其他病因引起肝肾病变的一种疾病。HBV 感染能否导致肾炎，目前虽尚有争议，但多数学者倾向于 HBV 感染确与某些原发性肾炎如膜性肾病／膜增生性肾炎存在着病因上的联系，特别是儿童的膜性肾病大部分与 HBV 相关，认为在发病机制上它是一种免疫复合物肾炎。HBV-GN 多见于儿童，男性占明显优势。HBV 具有表面抗原（HBsAg）、e 抗原（HBeAg）和核心抗原（HBcAg），这些抗原与相应的抗体形成的免疫复合物可以导致肾小球疾病，主要为膜性肾病，也可以形成膜增生性肾炎以及系膜增生性肾炎和微小病变。古代文献对于本病的描述可见于"水肿""腰痛""胁痛""臌胀"等门类中。

## 一、病因病机

乙肝相关性肾炎乃本虚标实之病候。肝主疏泄、调畅气机，脾主运化、为气机升降之枢纽；肝藏血，肾藏精，肝与肾精血相生，均化源于脾胃运化之水谷；肝阴与肾水相互滋养，肝肾同寄相火。故肝与脾、肾息息相关。若湿热邪毒自外而受，可蕴结于肝，影响及脾，累及于肾，使脾失健运，肝失疏泄，土壅木郁，气机升降失司，气血运行失常，精微变生湿浊痰瘀，阻滞脏腑脉络；或湿热毒邪结于下焦，损伤肝肾之精血，水不涵木，木失滋荣，肾失封藏，精微下泄。

本病初起以邪实为主，中期正虚邪实，后期正虚邪恋，虚实错杂，病位主要在肾、肝，与脾相关，病理性质属本虚标实，以肝肾不足为本，湿热、瘀毒为标。

## 二、辨证论治

1. 热毒蕴结证

证候:上腹痞胀,乏力纳差,口干口苦,舌红,苔黄腻,脉弦数。肝功能检查血清谷丙转氨酶、谷草转氨酶升高,尿检常见红细胞、蛋白或管型等。

治法:清肝解毒除湿保肝。

方药:蒿芩清胆汤和大柴胡汤加减。常用药:山栀10g、炒子芩10g、半夏10g、制军6g、贯众12g、土茯苓20g、凤尾草15g、白花蛇舌草30g等。乙型肝炎表面抗原阳性和e抗原阳性者,加入垂盆草20g、田基黄20g、鸡骨草30g以清肝解毒降酶。血清谷丙转氨酶、谷草转氨酶升高明显时还可加入五味子5~10g降酶。

2. 肝郁脾虚证

证候:胁肋胀痛,脘闷不舒,腹胀纳呆,神疲乏力,肢体水肿,口干口苦,大便溏薄或黏腻不爽,小便短赤,夹有泡沫,舌质红,苔黄腻,脉弦细。

治法:疏肝健脾。

方药:柴苓汤加减。常用药:柴胡10g、黄芩10g、党参15g、白术15g、茯苓20g、泽泻15g、川芎12g、虎杖15g、车前草15g、甘草6g等。纳差口苦苔浊腻者,加藿香10g、佩兰10g以化湿醒脾;肢肿尿少明显者,加猪苓20g、车前子(包煎)20g以利尿消肿;黄疸者,加茵陈蒿20g、鸡骨草20g、凤尾草15g等以利湿退黄。

3. 肝肾阴虚证

证候:头晕、目涩、耳鸣、咽干、胁痛隐隐、腰酸膝软,舌干红,苔少或薄黄,脉细弦。

治法:滋阴益肾养肝。

方药:六味地黄丸加减。常用药:生地15g、山萸肉15g、山药20g、制首乌20g、茯苓20g、丹皮15g、泽泻15g等。若胁痛不适较明显,可入一贯煎加减,药如当归、白芍、沙参、麦冬、川楝子等;若腰酸较著,加桑寄生15g、川断15g等补肾强腰;若头晕目涩明显,加枸杞子15g、白菊花10g等养肝明目;若口干为甚,加石斛15g、天花粉10g等养阴生津。

4. 浊瘀内阻证

证候：腹胀，肢肿，胁痛隐隐，消瘦乏力，面颊胸臂见有血痣或赤丝红缕，手掌赤痕，便溏不爽，舌质黯红或有瘀点、瘀斑，脉弦细。

治法：疏肝和络活血泄浊。

方药：桃红四物汤和五苓散加减。常用药：桃仁 10g，红花 10g，丹参 15g，川芎 12g，赤芍 20g，当归 10g，茯苓 20g，泽泻 15g，车前子（包煎）20g，地龙 10g，生黄芪 30g，制大黄 6g 等。便溏不爽者，加怀山药 15g、薏苡仁 20g、炒白术 12g 以健脾除湿；若腰痛，胁下积块者，加鳖甲 10g、炮山甲 6g 以软坚化积。

## 三、临床求真

1. 从肝论治乙肝相关性肾炎　肝与肾乙癸同源、精血相生。病理上肝血与肾精、肝阴与肾阴可互致病变。现代医学研究表明：乙肝病毒进入血循环后，与相应抗体形成免疫复合物，引起免疫复合物病，而这些抗原对网状内皮系统及嗜中性粒细胞吞噬功能的封闭和抑制，使得肝脏对其清除功能减弱，最终沉积于肾小球。乙肝相关性肾炎属肝肾同病，邹师每每从肝论治。视其不同的病证病期或清肝解毒，或养肝滋阴，或平肝潜阳，或疏肝和络，于清肝、养肝、平肝、疏肝之中又注意补肾气益肾阴，维护肾元，兼顾其本，此为肝肾同治。乙肝相关性肾炎从肝论治可改善肝功能、抗乙型肝炎病毒，邪去则正安，肾炎的病情从而得到缓解。

2. 辨证与辨病相结合　本病乃本虚标实，正虚邪实之病，治疗上需标本兼顾，攻补兼施，注意顾护正气，扶正祛邪。具体在辨证论治的基础上结合辨病治疗，如乙型肝炎表面抗原阳性或e抗原阳性者，可加入茵陈、虎杖、土茯苓、白花蛇舌草、半枝莲等清热解毒利湿之品抑制乙型肝炎病毒复制，肝功能异常、转氨酶升高者，重投垂盆草、田基黄、鸡骨草各 30g，还可加入五味子 5~10g 降酶。凤尾草、猫爪草、蛇舌草、仙鹤草等清热解毒之品，既可抑制乙肝病毒，又具有降低蛋白尿、血尿的作用。肝脏体阴用阳，在清肝的同时还需注意养肝柔肝，常遣当归、白芍、枸杞子、赤芍、丹参、丹皮等养血活血之品。

3. 中西医治疗特点　本病的治疗往往中西药物联合应用。目前许多患者使用西药抗乙肝病毒,但激素、免疫抑制剂,包括雷公藤制剂等具有肝毒性,且由于虑及抑制免疫而诱发乙肝病毒复制可进一步损害肝脏,故临床较少使用免疫抑制的西药,即使使用剂量亦较为谨慎,所以中医药治疗的重点在于调节免疫、降低蛋白尿、保护肝功能、延缓肾功能进展。临床在辨证施治的基础上,常加用具有调节免疫功能的中药,如党参、黄芪、太子参、冬虫夏草、杜仲、淫羊藿、菟丝子等扶正以增强免疫之品。蛋白尿较多者,运用清热利湿、祛风除湿、祛风通络的药物,抑制免疫、减低尿蛋白,不可苦寒、辛燥太过,以防伤及肝肾,同使用时需养肝护肝,滋养肝肾的药物。药证相合者,需注意守方,缓缓图治。

（易　岚）

# 第十二节　诊治良性小动脉性肾硬化症的经验

　　良性小动脉性肾硬化症也称良性肾硬化，系长期高血压或由于年老而导致血管老化缓慢发展而来的肾脏小动脉硬化。其结果导致肾脏缺血性改变，使肾小球和肾小管功能受到损害。良性小动脉性肾硬化的临床特点是长期高血压出现轻度蛋白尿，肾功能减退进展较慢，早期出现夜尿增多等肾小管功能损害的表现，晚期可出现严重蛋白尿、氮质血症，最终发展为终末期肾病。近 10 年来，终末期肾病的发生率逐渐上升，自 1987 年以来，每年以 5.7% 的速度增加，而其中由于高血压致终末期肾病的发生率以每年 8.3% 的速度上升。目前在美国，新增加的终末期肾病患者中，有 25% 系高血压所致，在所有终末期肾病中，良性肾硬化占 28%，仅次于糖尿病肾病。而我国由于高血压患者的基数庞大，知晓率、治疗率、达标率仍较低，因此，未来高血压引起的良性小动脉性肾硬化症的发病率将会大大增加。

　　良性小动脉性肾硬化症中医无相应病名，据其临床演变过程属中医学的"眩晕""水肿""关格""虚劳"等病范畴。

## 一、病因病机

　　"年四十而阴气自半"，本病患者多为老年，年老体弱，肾元虚损，肾气不固，故夜尿增多，封藏失职，精微下泄可见蛋白尿；肾之阴精亏虚，水不涵木，木失所养，可见头晕眼花、腰膝酸软等症；肝肾阴虚，易致肝阳上亢，出现眩晕、耳鸣、头痛等症。年老者脾肾亦虚，气化功能失司，水液潴留，泛溢肌肤，故见水肿；水湿阻于络脉，变生湿浊瘀血。气虚及阳，脾肾阳衰，水湿浊毒内阻，可见恶心呕吐、小溲量少、大便不通等。

　　1. 阴虚阳亢　长期忧郁恼怒或精神紧张，肝失疏泄，气郁化火，暗耗肝阴，致肝阳上亢、肝风升动，上扰清空，发为眩晕。乙癸同源，肝阴不足，肾阴亦虚;肝阳上亢,下汲肾阴,肾阴亏虚,封藏失职,精微下泄,则见蛋白尿。

2. 肾气不固 年老体衰或久病失养,致肾气不足,气化无权,封藏失职,则夜尿增多,精微下泄出现蛋白尿。

3. 湿瘀交阻 饮食不节,过食肥甘厚味,脾胃受损,健运失司,水谷不化,变生水湿,气机运行不畅,气滞血瘀;久病入络,瘀血阻络,湿瘀交阻,三焦气化不利,水液代谢失常,发为水肿。

4. 脾肾阳虚,湿浊内阻 年老体弱或久病损伤,致肾阳虚衰不能温煦脾阳,致脾肾阳虚,气化温煦无权,运化失司,水液内聚,发为水肿;湿阻中焦,胃失和降,可见恶心呕吐等。肾为胃之关,浊邪不降,久则格拒不纳,而成关格之候。

本病病机以肝肾阴虚为本,后期可发展为脾肾阳虚,终致阴阳两虚;以湿、瘀为标,又可兼夹风、火。病位以肝肾为主,涉及于脾,属因虚致实之本虚标实的证候,病程缠绵,当详辨之。

## 二、辨证论治

1. 阴虚阳亢证

证候:眩晕,头痛,视物模糊,耳鸣,健忘,腰膝酸软,五心烦热,心悸欲喘,口干口苦,面色潮红,尿黄,舌质红,苔薄白或薄黄,脉弦细。

治法:滋阴潜阳。

方药:天麻钩藤汤合六味地黄丸加减。常用药:天麻 15g,钩藤 10g,生石决 30g,牛膝 15g,桑寄生 15g,夜交藤 15g,熟地 15g,山茱萸 12g,茯苓 15g,泽泻 15g,牡丹皮 12g。肝火盛者,可加菊花 10g 以清泄肝火;阳亢动风之势者,可加生龙骨 30g、生牡蛎 30g、珍珠母 20g 以镇肝息风;便秘者,可加火麻仁 10g、首乌 20g 以润肠通便。

2. 肾气不固证

证候:头晕,腰酸,夜尿频甚或不禁,尿后余沥,或有男子滑精早泄,女子带下清稀,舌淡苔薄白,脉沉弱。

治法:益气固摄。

方药:五子衍宗丸加减。常用药:菟丝子 15g,五味子 10g,枸杞子 12g,

覆盆子 12g,金樱子 15g,芡实 20g,桑螵蛸 20g,白术 12g,莲子 15g,车前子(包煎)15g。夹有湿浊,症见恶心呕吐、纳呆腹胀者,可加木香 6g、藿香 10g、法半夏 10g 以行气健脾化湿;若浮肿,心悸,尿少者,加泽泻 15g、猪苓 20g 以利尿泄浊;若夹瘀血,症见肌肤甲错、皮下瘀斑、舌质黯者,可加桃仁 10g、红花 10g、当归 10g 以活血化瘀。

3. 湿瘀交阻证

证候:面色晦暗无华,腰酸痛,乏力或水肿,腹胀,纳呆,口干不欲饮,唇舌紫黯或有瘀斑,苔白腻,脉濡或涩。

治法:活血祛瘀化湿。

方药:桃红四物汤加减。常用药:桃仁 10g,红花 6g,生地 15g,川芎 15g,当归 12g,赤芍 15g,黄芪 20g,泽泻 20g,佩兰 15g。湿重欲呕者,可加法半夏 10g、藿香 10g 以化湿止呕;腰痛,可加田七 10g,以加强活血止痛之功;水肿明显者,可加茯苓皮 30g、猪苓 20g 以健脾利水。

4. 脾肾阳虚证

证候:纳少腹胀,恶心呕吐,身重困倦,形寒肢冷,面色苍白,腰膝酸冷,面浮肢肿,舌淡,体胖有齿印,苔白厚腻,脉沉迟。

治法:温补脾肾。

方药:实脾饮加减。常用药:白术 15g,茯苓 15g,党参 30g,木香 10g,草果 10g,干姜 6g,巴戟天 15g,淫羊藿 15g。浮肿甚者,可加泽泻 20g、猪苓 20g 以加强利水;夹瘀者,可加桃仁 10g、红花 10g 以加强活血;大便秘结者,可加首乌 20g、大黄 8g 以通便泄浊。

# 三、临床求真

1. 肝肾阴虚、瘀血内阻为病机特点　良性小动脉性肾硬化症多见于老年人,中医认为"年四十而阴气自半",年老体弱,肾阴渐耗,肝失所养,肝阴亦不足,肝肾阴虚,肾失封藏,精微下泄而出现蛋白尿,同时每多兼见头晕眼花、耳鸣、腰膝酸软等肾虚见症。本病是一种慢性演变的疾病,病程长,根据中医久病多瘀的理论,结合临床所见,患者多兼见面色晦暗,舌质黯或舌有瘀点、瘀斑,舌下脉络迂曲等瘀血内阻见症。因此,本病的病机应以肝肾阴虚、瘀血内阻为主要特点,治疗上应紧扣这个病机特点,以滋补肝肾、固摄为主,同时不忘加强活血化瘀,方药以六味地黄汤为主方,酌加丹参、桃仁、红花、三七等活血化瘀之品。

2. 益气补肾,固摄精微以消蛋白尿　蛋白尿长期流失不止,与脾肾气虚,固摄无权有关,故临床上治疗良性小动脉性肾硬化症之蛋白尿,以健脾补肾为主,常以黄芪、党参、苍术、白术、山药、茯苓、升麻益气生清,健脾摄精;熟地、山萸肉、枸杞子、女贞子、墨旱莲、首乌滋肾中之阴;潼蒺藜、菟丝子、补骨脂、益智仁、肉苁蓉、杜仲、牛膝补肾中之阳;龙骨、金樱子摄漏固脱,收敛精微。

（周迎晨）

# 第十三节 诊治慢性肾盂肾炎的经验

慢性肾盂肾炎并非由急性肾盂肾炎反复发作演变而来,纵使有,也极为罕见。慢性肾盂肾炎多发生于尿路解剖或功能异常者,即其细菌性尿感是在尿路解剖异常的基础上发生。病理改变除慢性间质性肾炎改变外,还必须有肾盂肾盏炎症、变形和纤维化或肾盏内有积液。通常分3种情况:一是有反流的慢性肾盂肾炎(反流性肾脏病),二是慢性梗阻性肾盂肾炎,三是为数极少的特发性肾盂肾炎。临床表现可分为两大类:尿感症状,症状不典型或仅为无症状细菌尿;慢性肾小管间质损害表现,肾小管功能损害往往比肾小球功能损害更为突出而不成比例。中医临床以小便频急涩痛,尿有余沥,时作时止,遇劳加重或诱发为主要表现的归属"劳淋",以腰痛明显者属"腰痛",出现氮质血症者属"虚劳"。

## 一、病因病机

隋代巢元方在《诸病源候论》中对本病发病机理作出了精辟的概括:"诸淋者,由肾虚而膀胱热故也。"故慢性肾盂肾炎的病机特点以"肾虚"为本,"膀胱热"为标,本虚标实、虚实夹杂,病邪常易起伏而致病情反复发作、缠绵难愈。淋之初多由湿热毒邪蕴结下焦,致膀胱气化不利;若治不得法,或病重药轻,显症虽除,余邪未尽,停蓄下焦,日久则暗耗气阴,转为劳淋;此时脏腑阴阳气血功能失调和机体防御功能减弱,更易因感冒、遇劳、情志不遂等因素而发作。

1. 肾虚湿热 《诸病源候论》云:"诸淋者,皆肾虚而膀胱热也。"这一病机特点尤为适用于慢性肾盂肾炎患者。肾虚是劳淋发作的主要原因。同时,由于湿热屡犯,或湿热留连不解,耗伤肾阴,病初多为肾阴虚兼膀胱湿热,病久则肾气亦虚。故肾虚有偏肾阴虚与肾气虚之不同。湿热也有微甚之殊,病初则湿热盛,病久则湿热微。

2. 脾肾两虚,膀胱湿热 脾肾为后天之本,二者呈互生互养的关系。肾虚日久,脾气必虚,故多见脾肾两虚。肾失所用,脾不生精,形成虚劳的证候。脾肾两虚,脾虚不能健运,水湿不化,下注于膀胱,助膀胱之湿,日久而成湿热;肾与膀胱相表里,肾虚无以温煦,膀胱之湿热无以祛除,致湿热留恋,缠绵难愈。

3. 气滞血瘀,膀胱湿热 肝脉抵少腹络阴器,肝之疏泄有助于水道通调。劳淋每因情志变化而发作,又多见于女性,可见气滞在劳淋发生中的重要作用。气滞可致血瘀,湿热留恋亦致血瘀,病程后期多有血瘀证的临床表现。肝气郁结,气滞不行,三焦水道无以通利,湿邪无以祛,故每遇情志不畅而致湿郁加重;湿邪郁久不化,血液运行不畅而为瘀,湿瘀为患,故致病情缠绵难愈。

本病病位在肾与膀胱,病机乃肾之气阴不足,脾肾两亏,下焦湿热,久而肝气郁滞,湿热血瘀夹杂,后期可见脾肾阳气不足。

## 二、辨证论治

1. 下焦湿热证

证候:症见尿频、尿急、尿痛,小溲灼热,腰痛,或小腹坠胀,口渴、口苦,便秘,舌苔白腻或黄腻,脉数。

治法:清热利湿,利水解毒通淋。

方药:八正散加减。常用药:瞿麦 20g,萹蓄 20g,荔枝草 15g,车前草 15g,生薏苡仁 20g,六一散(包煎)10g,栀子 10g,蒲公英 30g,紫花地丁 30g,白花蛇舌草 30g,鸭跖草 15g。湿重者,加制苍术 10g、白术 10g、藿香 10g、佩兰 10g 以燥湿;热重者,加黄柏 10g 以清热;腹胀便秘甚者,加制军 10g 通腑;小腹坠胀者,加川楝子 10g、乌药 10g 理气除胀;伴有肉眼血尿或镜下血尿者,加白茅根 30g、小蓟 15g、仙鹤草 30g、生地 15g 凉血止血;伴有腰痛者,加川断 15g、桑寄生 15g、杜仲 20g、功劳叶 15g 补肾壮腰。

2. 阴虚湿热证

证候:症见小便色黄,解时涩痛,腰府酸痛,口干口渴,手足心热,面红低热,大便干、秘结,舌质红,舌苔黄腻或薄黄,脉细或细数。

治法:滋阴清热。

方药:知柏地黄汤加减。常用药:知母12g,黄柏6g,熟地黄10g,枸杞子20g,山药20g,丹皮15g,茯苓15g,泽泻15g,车前子(包煎)15g,石韦20g,白花蛇舌草30g,蒲公英30g。尿频、尿急、尿痛重者,酌加瞿麦20g、萹蓄20g;腰痛者,加川断15g、功劳叶15g、杜仲20g;小腹胀者,加乌药10g;伴有肉眼血尿或镜下血尿者,加白茅根30g、小蓟15g、仙鹤草15g;阴虚甚者,加女贞子20g、墨旱莲20g、生地10g。

3. 气虚夹湿证

证候:症见神疲乏力,气短懒言,腰膝酸软,小便频数,解溲涩痛,或淋漓不尽,大便稀溏,舌质淡红,舌苔白或薄白,脉细。

治法:健脾补肾,益气清利。

方药:补中益气汤、参苓白术散加减。常用药:太子参15g,生黄芪20g,白术15g,生薏苡仁20g,茯苓15g,山药20g,川断15g,桑寄生15g,枸杞子20g,车前草15g,蒲公英15g,白茅根20g,芦根20g。若湿偏盛,见胸闷、纳呆、苔白腻者,可用胃苓汤或藿朴夏苓汤加清利之品;纳呆明显者,加焦谷芽15g、焦麦芽15g以助消化;脘腹胀滞者加佛手片10g、枳壳12g、砂仁(包,后下)5g、苏梗15g等理气消胀以助运化。

4. 气阴两虚兼有湿热证

证候:症见腰膝酸软,小溲淋漓不畅或频数涩痛,气短乏力,手足心热,面色欠华,便溏,双目干涩,舌质红,舌苔少,脉细或细数。

治法:益气养阴,清利湿热。

方药:参麦地黄汤加减。常用药:太子参15g,生黄芪20g,北沙参15g,麦门冬15g,生地12g,枸杞子20,生薏苡仁20,茯苓20g,山药20g,白茅根20g,芦根20g,白花蛇舌草15g,鸭跖草15g,蒲公英15g,车前草20g。若下焦湿热明显,尿频、尿急、尿痛,常发低热,可加金银花10g、黄芩12g、石韦15g、紫花地丁15g等清热利湿;若心烦寐差者,加炒川连1.5~3g、竹叶12g、栀子12g、莲子心12g等以清心安神;尿血者,加仙鹤草15g、大蓟15g、小蓟15g、荠菜花20g等以凉血止血。

5. 气滞血瘀湿热证

证候:症见每遇情志不畅则发,平时易于生气恼怒或忧郁,小溲淋漓不畅或频数涩痛,小腹胀急,或兼两胁、乳房胀痛,舌质淡红,有瘀点、瘀斑,舌苔薄腻,脉细弦或弦数。

治法:疏肝解郁,化瘀清利。

方药:柴胡疏肝散、失笑散、三妙散加减。常用药:柴胡 10g,陈皮 10g,川芎 10g,枳壳 10g,赤芍 15g,炙甘草 5g,香附 10g,生蒲黄(包煎)10g,五灵脂(包煎)10g,苍术 15g,黄柏 10g,生苡仁 20g,瞿麦 15g,萹蓄 15g。若胁乳胀痛明显,加延胡索 15g、甘松 10g 以理气止痛;若夜寐不安者,加合欢皮 20g、莲子 10g 以清心安神。

6. 脾肾阳虚证

证候:症见形寒怕冷,腰酸腰痛或腰膝酸软,神疲乏力,气短懒言,夜尿次频,大便稀溏,纳谷呆滞,浮肿尿少,脉细或沉细,舌胖大,苔白或白腻,舌边齿痕明显。

治法:健脾补肾,温阳渗湿。

方药:济生肾气丸加减。常用药:炙桂枝 5g,熟附子 3g,生薏苡仁 20g,茯苓 15g,怀山药 20g,菟丝子 20g,生黄芪 15g,枸杞子 20g,泽泻 15g,车前子(包煎)15g,怀牛膝 15g,白茅根 20g,芦根 20g。腰痛明显者,加川断 15g、桑寄生 15g、制狗脊 15g、杜仲 15g 以补肾强腰;纳少明显,加焦麦芽 15g、焦谷芽 15g、焦山楂 15g、焦神曲 15g、鸡内金 6g、砂仁 6g、蔻仁 6g 以消食和胃;肾功能不全者,按肾功能不全疾病论治。

## 三、临床求真

1. 气阴不足多见,晚期气阳不足　慢性肾盂肾炎中医辨证为正虚邪实之证。正虚是以气虚、阴虚、或气阴两虚为主,或由病之初湿热毒邪蕴结下焦,治不得法,或病重药轻,或正不胜邪,尿频尿急尿痛等尿路刺激的明显症状消除,而余邪未尽,停蓄下焦,日久暗耗气阴。尤其应强调指出的是,慢性肾盂肾炎大多病史较长,多经过用抗生素,或中药苦寒清热之剂治疗,损伤脾气又耗伤阴液,以致气阴两虚,湿热留恋。随着临床清利药或抗生素的反复应用及疾病反复发作,正气逐渐消耗,患者尿频、尿急等淋证表现多不明显,而仅见尿有余沥,遇劳累、受凉或情志变化等诱发或加重,倦怠乏力,口干不欲饮,舌尖红,苔薄白少津,脉细数,或脉沉滑无力,或见腰酸腰痛、五心烦热等气阴两虚之证。进一步发展可出现阳气不足证候,表现怕冷、便溏、浮肿尿少,脉细或沉细弱等,此时当以温扶元阳,兼顾脾阳为主,不可过用寒凉。

2. 湿热贯穿全程,注重清利　膀胱湿热证在急性期表现突出,而在疾病过程中虽然不一定明显,但观其舌苔可见始终白腻或黄腻,可见湿邪或湿热长期存在着,贯穿于本病始末,是本病缠绵难愈的主要因素。能否有效地清除湿热,是控制疾病反复的重要环节。湿热证的临床辨证应根据患者有无尿频、尿急、尿痛症状,有无尿道灼热、尿黄或黄赤,舌苔白腻或黄腻等而定。

3. 有合并症时,宜兼顾用药　如并发肾结石者,治疗当清热利湿,通淋排石。对于前列腺增生并发感染者,治疗首当益肾,增强膀胱气化功能,辅以活血利湿清热。兼有妇科炎症者,应分清病位,将全身用药与局部塞阴用药相结合,附件炎时中药可选红藤、败酱草;阴道炎时可选椿根皮、蜀羊泉、土茯苓、苦参等。邹师每用中药坐浴外洗,常用处方:椿根皮 50g,土茯苓 50g,苦参 30g,黄柏 30g,败酱草 30g,蒲公英 30g 等。

4. 劳倦、感寒、郁怒、思虑均为可诱发加重,宜畅情志,保暖节劳　隋代巢元方谓:"劳淋者,谓劳伤肾气而生热成淋也,肾气通于阴,其状尿留茎内,数起不出,引小腹痛,小便不利,劳倦即发也。"指出了劳淋的证候表现特点为劳倦即发。后世医家多从此说,并有所发展,如李中梓《医家必读·淋证篇》认为劳淋有脾劳、肾劳之分。清代顾靖远则将劳淋分为肾劳、脾劳、心劳 3 类,指出了劳淋可由房劳、思虑、劳倦而诱发或加重。从临床观察本病可由多种原因而诱发或加重,遇劳、感寒、郁怒、思虑为最常见原因,此与现代研究认为本病发病与机体免疫功能紊乱有关的观点相吻合。因此,邹师强调此类病人当宣畅情志,忌忧思、恼怒,注意保暖避寒,节制劳力,忌房劳。

（周恩超）

# 第十四节　诊治药物性肾损害的经验

药物性肾损害是指由于药物不良反应或药物不良事件所导致的药源性肾脏病。肾脏是许多药物及其代谢产物排泄的器官,因此,一些药物会产生或轻或重的肾毒性。引起肾损害的药物包括抗菌药物、非甾体类抗炎药、利尿剂、脱水剂、抗肿瘤药物、抗癫痫药、造影剂、某些中药和中成药物。药物性肾损害的程度与药物的毒力及药物在肾组织中浓度、患者的肝肾功能状态、年龄、原发病对肾功能的影响、肾血流的变化、全身内环境状况、合并用药的情况等因素相关。其严重程度随剂量的增加和使用时间的延长而加重。根据药物性肾损害的临床表现,可将本病归属于中医"中毒""肾风""尿血""水肿""癃闭""关格"等病的范畴。

## 一、病因病机

肾毒性药物属于药毒之邪,药毒致病特点为发病急、病情较重、传变迅速。药毒之邪可夹风、夹热侵犯人体。风性清扬、其性开泄、善行数变。风毒侵及肺卫,可见恶寒发热、皮疹、瘙痒;风毒内扰于肾,气化功能失司,水湿泛溢,水肿遂成;风毒内扰,肾失封藏,精微下泄,故尿沫增多,尿中出现蛋白。热毒郁闭,迫血外溢,可见皮肤斑疹;热毒灼伤肾络,血溢脉外则为尿血。素体不足或年老体弱之人,易受邪侵,感受药毒,直伤肾气。风毒、热毒之邪壅遏气机,灼伤津液,痹阻肾络,水湿、痰浊、瘀血渐生,更损正气,脾肾虚损,气阴枯涸,久则阴损及阳,脾肾衰败,湿浊瘀毒内阻,虚风上扰,蒙蔽清窍,而成关格、喘脱、眩晕、神昏等。

总之,本病病位在肾,涉及脾、肺、心、肝。基本病机为药毒伤肾,气化功能失调。发病初期多为毒邪壅盛,阻遏气机,脏腑功能失调,病理性质以邪实为主;后期多为本虚标实,以脾肾气阴两虚或阴阳两虚为本,水湿、浊毒、瘀血为标,病情迁延,终致不愈。

## 二、辨证论治

1. 气营两燔证

证候:症见腰部疼痛,或头晕头痛,发热,斑疹隐隐,或融合成片,或伴瘙痒,关节疼痛,腹胀腹痛,小便短赤,热涩不利,或少尿无尿,尿血鲜红,心烦不寐,汗出,口干口臭,或恶心呕吐,大便干结,舌质红,苔薄黄,脉弦滑兼数。

治法:祛风解毒,凉血化斑。

方药:五味消毒饮合清瘟败毒饮加减。常用药:金银花15g,野菊花20g,紫花地丁20g,蒲公英20g,生石膏10g,细生地15g,水牛角片15g,赤芍20g,丹皮15g,川连5g,知母10g,栀子10g,黄芩10g,大黄6g等。风毒偏盛者见皮肤瘙痒、尿沫增多、身体上部水肿、症状变化起伏,加用防风10g、蝉衣10g、制僵蚕10g等或消风散合麻黄连翘赤小豆汤以祛风解毒;热毒偏盛者,重用生石膏,可加重生大黄、知母用量以加强清热解毒之力;肌肤斑疹者,加玄参20g、紫草20g以凉血化瘀;血尿明显者,合小蓟饮子以凉血止血;目黄、尿黄、皮肤黄染者,以茵陈蒿汤或甘露消毒丹清热利胆退黄。

2. 肾络痹阻证

证候:症见腰部疼痛,尿少尿闭,或尿血,尿混,恶心呕吐,食欲不振,胸闷腹胀,或水肿,或头晕耳鸣,舌质黯红或有瘀斑、瘀点,苔薄黄,脉细涩。

治法:活血化瘀,通络解毒。

方药:血府逐瘀汤合大黄附子汤加减。常用药:桃仁10g,红花10g,川芎12g,赤芍20g,生地12g,当归10g,丹参20g,怀牛膝15g,枳壳10g,制大黄8g,制附子8g,土茯苓20g等。尿血尿浊者,去附子,加白茅根30g、槐花20g、石韦20g以清利凉血止血;寒湿偏盛,加苍术20g、佩兰10g、砂仁6g散寒除湿;络脉瘀阻者,合桂枝茯苓丸加减。

3. 湿浊内盛证

证候:面色晦暗,身体困重,头晕烦躁,甚则神昏,胸脘痞闷,纳呆,恶心欲吐,口有尿浊味,尿少甚或无尿,舌淡红,边有齿龈印,苔腻,脉滑或滑数。

治法:化湿泄浊。

方药:温胆汤合半夏茯苓汤加减。常用药:白术 12g,茯苓 20g,法半夏 10g,陈皮 10g,苍术 15g,生苡仁 20g,姜竹茹 10g,厚朴 6g,砂仁 6g,泽泻 15g,石菖蒲 10g 等。恶心呕吐,舌苔厚腻者,加藿香 10g、佩兰 10g 等芳香化湿、和胃止呕;二便不通,浊毒内闭者,加大黄 8g、枳实 10g、厚朴 10g 以通腑泄浊解毒。

### 4. 气阴两虚证

证候:面色无华,精神萎靡,神疲气短,腰膝酸软,少气懒言,头晕嗜睡,动则心悸,自汗,口唇干燥,烦渴多饮,小便短少,大便秘结,舌质黯红,苔薄白,脉沉细。

治法:益气养阴。

方药:生脉饮加味。常用药:太子参 20g,黄芪 30g,五味子 10g,麦冬 15g,枸杞子 15g,生地 12g,山萸肉 12g,怀山药 15g,茯苓 20g,泽泻 20g,丹参 20g,赤芍 20g 等。心悸、失眠者,加炙远志 15g、首乌藤 20g 以养心安神;恶心纳差者,加法半夏 10g、陈皮 10g 以和胃止呕;舌质紫黯或有瘀斑、瘀点,加川芎 12g、当归 10g 等以养血活血;水肿明显者,加猪苓 20g、茯苓皮 30g 以淡渗利水。

### 5. 肾阳衰微证

证候:症见面色㿠白,神气怯弱,形寒肢冷,倦怠乏力,腰膝酸软,纳少腹胀,小溲短少,大便溏薄,舌质淡胖,边有齿印,苔白,脉沉细弱。

治法:温肾助阳,化气行水。

方药:真武汤合济生肾气丸加减。常用药:制附子 8g,肉桂 8g,生地 12g,山茱萸 12g,党参 15g,生黄芪 30g,怀山药 15g,白术 12g,茯苓 20g,生苡仁 20g,泽泻 20g,白芍 15g,车前子(包煎)15g,怀牛膝 12g 等。水凌心肺,胸闷气喘者,合葶苈大枣泻肺汤以泻肺化饮;心悸汗出,水肿明显者,以真武汤合生脉饮加减;尿少、便秘、呕吐、烦躁,甚则神昏者,以温脾汤合吴茱萸汤加减;舌质紫黯,气血瘀滞者,加川芎 15g、赤芍 20g、丹参 15g、当归 10g 等以活血化瘀通络。

## 三、临床求真

1. 治疗上补益肾元与泄浊解毒并重　邹云翔教授早在 20 世纪 70 年

代后期就提出了"药伤肾气"的新病因论,认为有些肾脏病患者是由于药物损伤肾气而造成,或有些患者本身肾气不足,或已患有肾炎、肾病综合征、肾衰竭,加之药物损伤,乃雪上加霜,更加损伤肾脏,促使病情加重。邹云翔教授认为,药物性肾损害病本在肾,药毒伤肾是其诱因。对于慢性肾脏病的患者尤其重视避免使用具有肾毒性的中西药物。肾虚为发病之本,因此益肾之法为治疗的根本之法。根据阴阳虚衰的侧重来选择补肾气、温肾阳、滋肾阴、填肾精之法。培补肾气以求增一份元阳复一份真阴。治疗上补益肾元与泄浊解毒并重。药用川断、寄生、枸杞子、山茱萸、制首乌、菟丝子等补益肾元;化湿泄浊,药用炒白术、制苍术、法半夏、陈皮、薏苡仁、茯苓、藿香、佩兰、怀牛膝等;渗利泄浊,药用生黄芪、白术、茯苓皮、生苡仁、玉米须、泽泻、车前子、六月雪、萹蓄、茅根、芦根等,轻药重投,不伤阴液;化瘀泄浊,药用红花、丹参、川芎、鬼箭羽、怀牛膝、泽兰、泽泻、制军等;解毒泄浊,药用六月雪、土茯苓、积雪草、蒲公英、金银花等。

2. 合用冬虫夏草或虫草制剂可提高疗效　在辨证论治的基础上,常加用冬虫夏草或虫草制剂,以提高疗效。冬虫夏草能促进损伤的肾小管上皮细胞的修复和再生,对于防治药毒伤肾、促进药物性肾损害病情的恢复均具有较好的疗效。对于金水宝或百令胶囊、至灵菌丝胶囊,则临床用量须增大,如5~6粒,每日3次,量小则效果不彰。

（周恩超）

# 第十五节　诊治乳糜尿的经验

乳糜尿是由乳糜液自尿道排出所致。出现乳糜尿表明小肠淋巴系统与尿路之间存在异常联系。由于小肠淋巴管引流部分堵塞，导致远端淋巴管扩张，最终淋巴管破入泌尿道，形成淋巴 - 尿路瘘所致。从小肠吸收的乳糜液不能按正常的淋巴道引流进血液，而逆流至泌尿系淋巴管中，以致泌尿系淋巴管内高压、曲张、破裂，乳糜液溢入尿中所致。乳糜尿的病因可分为寄生虫性和非寄生虫性。淋巴丝虫病是寄生虫性乳糜尿的常见原因。非寄生虫性乳糜尿可由手术、外伤、肿瘤引起，也可为原发性。乳糜尿属于中医"尿浊"范畴。

## 一、病因病机

本病大多可分为虚实两端，一是因湿热下注，清浊不分，二是脾肾亏虚，固摄无权。

1. 过食肥甘、饮酒过度，或感染虫毒，损伤脾胃，运化失司，酿湿生热，湿热下注膀胱，膀胱气化不利，清浊不分，故见尿液混浊。

2. 劳倦思虑太过，加之饮食不节，脾气受损，日久脾虚气陷，谷气下流，而成尿浊。

3. 年老肾气虚弱，或因劳欲过度，久病体衰，致肾气不足，固摄无权，膀胱失约，则脂液下流，尿液混浊。素体阴虚之人，房劳过度，或热病日久，损伤肝肾之阴，虚火内炎，灼伤络脉，则小溲混浊。

本病病位在肾、膀胱，与脾关系密切，乃虚实夹杂之证，初起以标实为主，湿热居多，久而正虚明显，以虚居多，可表现为气虚、阴虚或气阴两虚，并兼有瘀血，病势缠绵，发作与饮食密切相关。

## 二、辨证论治

1. 湿热蕴结证

证候:症见小溲混浊,色如米泔,或尿液赤浊,或夹有血丝、脂块,伴尿频尿急,烦热口渴,脘闷纳少,舌质红,苔黄腻,脉数或濡数。

治法:清热利湿,分清泌浊。

方药:程氏萆薢分清饮加减。常用药:川萆薢15g,黄柏10g,车前子(包煎)15g,石菖蒲10g,茯苓15g,白术12g,莲子心10g,丹参15g,飞廉30g,土茯苓20g,荠菜花20g等。尿道涩痛较重者,加焦山栀10g、生地15g以清利下焦湿热;尿血明显者,加白茅根30g、生地榆20g等清利凉血。

2. 脾虚气陷证

证候:症见尿液混浊,尿色不黄,反复发作,或因劳累而发,伴神疲乏力,面色萎黄,纳少,便溏,舌质淡,苔薄白,脉缓或细。

治法:补中益气,健脾化浊。

方药:补中益气汤加减。常用药:党参15g,黄芪30g,白术15g,茯苓20g,陈皮10g,升麻10g,柴胡10g,当归12g等。尿意频数、无热痛感者,加益智仁20g、怀山药20g以固摄脬气;反复日久,形瘦、口干、尿中夹血者,加墨旱莲15g、女贞子15g等以养阴清热凉血。

3. 肾气不固证

证候:症见尿液混浊,状如膏脂,尿液清长或余沥不净,腰酸肢冷,大便稀溏,舌质淡胖,苔薄,脉沉迟。

治法:补肾固摄。

方药:五子衍宗丸加减。常用药:菟丝子20g,枸杞子15g,金樱子20g,覆盆子20g,益智仁20g,怀山药15g,山茱萸12g,茯苓20g,车前子(包煎)15g,泽泻12g等。便溏或五更泄者,加补骨脂10g、石榴皮15g以止泻;少腹胀闷者,加乌药8g、炮山甲5g以行气通经。

4. 肾阴亏虚证

证候:症见小溲混赤,腰膝酸痛,头晕耳鸣,口干颧红,潮热盗汗,舌质红,苔少,脉细数。

治法:滋肾养阴。

方药:六味地黄丸加减。常用药:生地20g,熟地12g,山茱萸15g,怀山药 15g,茯苓 20g,泽泻 15g,丹皮 15g 等。五心烦热,口咽干燥者,加知母 10g、黄柏 10g 以滋阴降火;尿血不止者,加蒲黄炭 20g、藕节炭 20g 以收敛止血。

## 三、临床求真

1. 注意与肾病综合征时的蛋白尿相鉴别　乳糜尿常规检查可以出现大量的蛋白尿,所以必须注意与肾病综合征时的蛋白尿相鉴别。鉴别的要点有:乳糜尿的蛋白尿常为发作性的,特别是食物中含有脂肪时加重,可自行缓解,而肾病综合征的蛋白尿则为持续性的;乳糜尿可伴有腰痛或肾绞痛,而肾病综合征时则无明显疼痛;肾病综合征时常伴水肿、高血压,而乳糜尿一般血压正常,只有在合并严重营养不良时才会出现水肿;肾病综合征时常伴高脂血症,而乳糜尿则罕见;尿液外观乳糜尿较特异,多有凝块,而肾病综合征时可能泡沫较多,而无明显混浊度的改变。

2. 初病多实,久病多虚,注意虚实夹杂　本病初起,以湿热为多,属实,法当清热利湿以治其标;病久则脾肾受损,属虚,治宜培补脾肾以治其本。脾虚当补中益气,肾虚当补肾固摄。若病久迁延反复,而出现虚实夹杂者,应予标本兼顾。

3. 重视脾肾,强调标本兼顾　本病属于中医"尿浊"之范畴,尿浊者多责之于肾和脾。肾藏精,主二便,司开阖,与膀胱互为表里,肾虚失固,膀胱气化不利,精微下泄,则见尿浊;脾为后天之本,脾失健运,饮食精微失于运化,下注膀胱而成尿浊。故治宜培补脾肾二脏以治其本。脾虚者补中益气,肾虚者补肾固摄。脾肾两虚有气虚、阴虚,亦有气阴两虚者,久而可以出现脾肾阳虚。乳糜尿一般病程较长,其临床表现多虚实夹杂。脾肾两虚,水液不归正化,水湿内蕴,日久化热,湿热下注,阻于肾络,脂液下流,则见尿浊。所以在补益脾肾的基础上仍需清热利湿,标本兼顾。

(周恩超)

# 第十六节　诊治肾结石的经验

泌尿系结石是最常见的泌尿系统疾病之一,系指一些晶体物质和有机基质在泌尿系统异常聚积。根据发病部位的不同可分为上泌尿系结石(肾结石与输尿管结石)和下泌尿系结石(膀胱结石与尿道结石),其中肾结石最为常见,包括肾盏、肾盂及肾盂与输尿管连结部的结石,肾实质结石较少见。不同种族的人都可患有肾结石,但患病率有所差异。我国江苏、安徽、河北、陕西、浙江、广西、四川等地发病率较高,多见于 20~40 岁,男女之比为 4.5∶1。肾结石的成分主要为 6 种,按所占比例高低顺序排列为草酸钙、磷酸钙、磷酸铵镁、尿酸盐、胱氨酸及黄嘌呤结石。草酸钙结石尿沉渣中常有草酸钙结晶,边缘不规则,质硬,表面粗糙,常呈桑椹样,棕褐色。磷酸钙结石呈颗粒状,灰白色,多与草酸钙或磷酸铵镁混合成石,呈鹿角形。尿酸结石呈圆形或椭圆形,表面光滑,橘红色,X 线显影较淡。本病属于中医"淋证"范畴,临床表现以小便不爽,尿道刺痛为特点,如以小便排出沙石为主症,中医称之为"石淋";根据其临床表现不同,也可归属于中医学"血尿""腰痛""癃闭""关格""溺毒""肾劳"等范畴。

## 一、病因病机

中医学对本病早有认识,如《诸病源候论》云:"诸淋者,由肾虚膀胱热故也。"又曰:"肾主水,水结则化为石,故肾客砂石。"其形成原因多数认为是肾虚,膀胱气化不利,湿热蕴结于三焦,尿液受湿热煎熬,浊质凝结而为结石。

### (一)病因

1. 外邪所伤　外感风邪、湿热化火,或湿热蕴结肾与膀胱,导致肾阴不足,湿热郁蒸,引起热淋、血淋,则是形成结石的先决条件。如《素问·六元正纪大论》认为燥气偏胜时可有"小便黄赤,甚则淋",湿气偏胜时会有

"病中热胀脾受积湿之气,小便赤黄,甚则淋"。

2. 情志所伤 七情过激皆可化火,火热伤阴,肾损阴伤而致阴虚火旺,形成肾之阴阳失衡。

3. 饮食所伤 饮食不节则伤脾胃,脾虚水湿内停,湿郁化热,蕴积下焦,耗伤阴液而发病。

4. 房劳所伤 房事不节,损伤肾气及精血,常发此病。

（二）病机

1. 湿热蕴结 湿热注于下焦,尿液受其煎熬,时日既久,尿中渣质沉结为石。

2. 气滞血瘀 结石形成除与湿热煎熬有关外,气滞血瘀也殊为重要。若机体气血运行不畅,气血水运行不息,动而不居,有形之物也不能聚而为患。一旦气滞血瘀,即会促使结石发生。结石乃有形之物,反过来又阻碍气机运行,不通则痛,故常见剧痛难当。另外,结石每易损伤血络,引起尿血,久则产生瘀血阻滞。故无论是结石产生前或产生后,气滞血瘀在石淋的发病中具有重要意义。

3. 脾肾亏虚 脾主运化水湿,肾主一身之水,结石梗阻,水湿内停,常可影响脾胃功能,日久之后,疾病性质由实转虚,每易出现脾肾亏虚。若脾肾功能强健,则有助于驱邪外出。

4. 肾阴不足 七情过激化火,火热伤阴,或房事不节,损伤肾之精血,阴虚内热,煎熬水液,尿液凝结,日积月累,结聚为砂石,而为石淋。

本病的形成,病因虽多,但病位在下焦,与肾和膀胱密切相关。病理因素主要为湿热、瘀滞,乃本虚标实之证。若结石小如砂者为"砂淋",大者成石为"石淋"。如瘀热伤及血络,迫血妄行,尚可伴发血尿,而为"血淋"。又气化不利,腑气不通,不通则痛,轻者腰府隐痛,重则腰疼如折,甚则牵引少腹,其痛如绞。倘若湿热瘀阻膀胱之证显著,则又可见少腹急痛、尿频、尿急、尿道涩痛等症。石淋的病理变化,是以肾虚为本,湿热为标。

## 二、辨证论治

1. 湿热蕴结证

证候:症见尿中夹有砂石,小便艰涩、疼痛,少腹拘急,或腰腹绞痛,舌红,苔黄腻,脉弦数。

治法:清热祛湿,通淋排石。

方药:八正散加减。常用药:通草 6g,车前子(包煎)15g,土茯苓 30g,萹蓄 20g,瞿麦 20g,大黄 6g,滑石(包煎)30g,山栀子 9g,甘草 6g,金钱草 60g,海金沙(包煎)30g,冬葵子 20g。若腰腹酸痛甚者,加白芍 30g、甘草 6g 缓急止痛;若血尿明显者,加槐花 20g、小蓟 15g、藕节 20g、墨旱莲 15g 等清热凉血;排尿不畅,少腹坠胀,尿频、尿急不缓解者,加乌药 10g 以理气;尿道灼热者,加蒲公英 20g、生地榆 20g、龙葵 10g、赤小豆 15g 等以清热解毒;结石不易排出者,可加桃仁 10g、王不留行 10g 以化瘀排石。

2. 气滞血瘀证

证候:症见腰腹胀,少腹拘急刺痛,尿中夹有血块,舌紫黯或有瘀斑,苔薄,脉涩。

治法:行气化瘀,排石通淋。

方药:沉香散合血府逐瘀汤加减。常用药:沉香 6g,石韦 30g,瞿麦 30g,萹蓄 20g,冬葵子 20g,赤芍 9g,牛膝 20g,桃仁 9g,郁金 10g,枳壳 20g,琥珀粉(另冲)2g,海金沙(包煎)30g,王不留行 10g,甘草 6g。若兼头昏气短,四肢乏力,脉细弱等脾虚气弱者,可加党参 15g、黄芪 30g、白术 12g、生苡仁 20g 补脾以利排石;若低热、心烦、舌红、脉细数者,加生地 20g、枸杞子 15g、知母 10g、黄柏 10g 等以滋阴降火;若腰腹胀痛明显者,加青皮 10g、陈皮 10g、乌药 10g 以行气除胀止痛;若腰腹刺痛明显者,加乳香 10g、没药 10g、赤芍 20g、桃仁 10g 以活血化瘀止痛;若结石久不能移动而体质较强者,可加穿山甲 3g、皂角刺 10g、鸡内金 10g 等以软坚消石;若绞痛发作者除上述行气活血药外,再加广木香 10g、香附 10g 等以理气止痛。

3. 脾肾两虚证

证候:症见腰腹隐痛,面色晦暗,神疲乏力,排尿无力,小腹坠胀,舌淡,苔白,脉细。

治法:健脾补肾,温阳溶石。

方药:济生肾气丸加减。常用药:炮附子 10g,茯苓 15g,泽泻 15g,丹皮 10g,炒山药 15g,车前子(包煎)20g,山茱萸 12g,熟地 12g,官桂末(冲服)3g,川牛膝 10g,白术 10g,海金沙(包煎)30g。若脾肾阳虚有所恢复,可加萹蓄 15g、瞿麦 15g、滑石(包煎)10g 等以利湿排石。

4. 肾阴不足证

证候：症见排尿淋漓不尽，口干心烦，目眩，头晕，耳鸣，舌红，少苔，脉细数。

治法：滋阴降火，通淋排石。

方药：六味地黄丸合石韦汤加减。常用药：生地黄15g，女贞子15g，山药15g，泽泻15g，茯苓15g，牛膝12g，海金沙（包煎）15g，琥珀末（冲服）2g，石韦10g，冬葵子30g，黄柏10g。血尿明显者，加白茅根30g、小蓟15g、藕节20g、墨旱莲15g等凉血止血；若兼见神倦乏力、便溏、纳呆等气虚表现者，加黄芪30g、党参20g以益气通淋；若血瘀之象明显，加桃仁10g、赤芍20g、生蒲黄（包煎）15g以活血化瘀。

## 三、临床求真

1. 正虚邪实，重在调气　肾结石病机有虚有实，虚有气血阴阳之不足，实有湿热、气滞、瘀血停阻之不同，但多因湿郁热生，煎熬津液所致。石之成乃因于湿，湿之成乃水不化，水不运乃气不化。因此，调畅气机，助肾气化，气行则水散，疏利三焦乃利湿化水之关键，湿得化而热自消，则结石不复发。临床中在辨证施治的基础上配伍理气之品每获良效，如白茅根，既为引经药，又具清利之功。肝经郁滞者则合川楝子、佛手、荔枝核以行散肝肾之滞气，使气血条达，阴平阳秘。

2. 攻补兼施，顾护肾气　肾结石治法虽不外把握虚实两端，或分而治之，或兼而治之，据证取舍。初起湿热瘀阻，气化不利者，治宜清热利湿，化瘀通淋；病久肺肾两虚，或脾肾不足，气化不及州都者，宜予补益；虚实夹杂者，尚须标本兼顾。此外，尚可根据病情，或参止血，或配化石，或益泄浊之品，合而治之。但立法用药还当时时注意顾护肾气。肾主水、司二便，为调节全身水液的枢纽，治疗时须酌加补益肾气之药，以补代通，使其机体阴阳平衡，气化则石能出矣。可配伍狗脊、独活、桑寄生、川断等。

3. 分期辨证，中西结合　肾结石以下焦（肾与膀胱）湿热为根本病机，或夹血瘀；湿为阴邪，久则损伤脾肾阳气，或热灼阴伤，而表现出阴虚或气虚的临床症状。故治疗当按不同的临床表现和不同的阶段进行。病之早期多属实证，治疗应以实则治标为原则，以清热利湿、通淋排石、活血化瘀为法;病之后期则属虚实夹杂之证,治疗应以标本兼治为原则,在利湿清热通淋的同时,或补脾益肾,或滋阴清热以奏其功。但要注意若结石<0.8cm,无明显梗阻的可中医保守治疗,若结石>0.8cm,特别是巨大结石,或者结石合并积水、感染、肾功能不全等,应中西医结合治疗,采取碎石或手术治疗。

4. 三因制宜,个体用药　时令气候、环境条件的变迁,体质的差异等,对疾病的发生与发展都有一定的影响。所以在治疗肾结石的过程中,须注意因人因时因地制宜,根据个体特异性辨证用药。如暑日来诊者,当虑及暑为阳热之邪,极易耗气伤津,用药时既要通淋祛石,又宜照顾暑季易于伤津的特性,药不宜过温,有证亦须减量,每可佐入生地、玄参、芦根、黑豆衣、荷叶、太子参等清暑益气护阴之品。素体丰腴者则多湿,如有口味干苦,舌苔黄厚,溲淋微痛,尿检发现红细胞,可用藿香、荷叶、生苡仁清暑运脾化湿,配沙参、芦根清上源,海金沙、金钱草泌下焦。体质不同,用药有殊,切忌见石攻石。

（周恩超）

# 第十七节　诊治肾结核的经验

　　肾结核是由结核杆菌在肺部原发病灶感染后经血行播散至肾脏所导致的疾病,常于肺部结核感染多年后发病。肾结核的感染途径包括血源性感染、上行性感染、淋巴管播散、直接蔓延等。本病早期双侧肾皮质出现粟粒样结核病灶,后经肾小管侵犯至肾髓质,形成结核性肉芽肿,潜伏多年后发生干酪样改变和播散。结核菌从肾脏随尿流播散,可引起输尿管、腹膜、尿道、前列腺、输精管、精索、附睾结核,甚者可引起输尿管、膀胱、尿道等狭窄畸形。据世界卫生组织估计,全世界每年新发生结核病者约1 000万人,其中肾结核占8%~20%,多见于20~40岁青壮年,男性多于女性,男女比例为2∶1。肾结核,中医无此名,但根据其临床表现,将其归属于"痨瘵""尿血""血淋""腰痛""虚劳"等范畴。

## 一、病因病机

### (一) 病因

　　肾结核的发生有两方面的因素,一是感染"痨虫",二是内伤体虚,气血不足,阴精耗损,"痨虫"乘虚内舍于肾而发为此病。

　　1. 久患肺痨,瘵虫内侵　外感邪毒,瘵虫内侵,入肺伤阴而成肺痨。肺痨失治误治,瘵虫转进,母病及子,耗伤肾之阴精,而成本病。

　　2. 饮食不节,瘵虫内侵　饮食不节,伤及脾胃,中土不健,气血生化无源,先天阴精失养,肾虚瘵虫乘虚而入;或饮食不节,湿热内生,湿热下注,伤及于肾,瘵虫内侵,形成是疾。

　　3. 五志过极,化火伤阴,瘵虫内侵　五志过极,化火伤阴,肝郁不疏,血不化精,子病及母,伤及于肾,瘵虫内侵,耗伤肾阴,形成本病。

　　4. 房劳伤肾,瘵虫内侵　房劳伤肾,精伤阴耗,瘵虫乘虚而入,更伤肾阴,损及肾络,致本病形成。

### (二)病机

肾阴虚和痨虫感染为本病发病的主要原因,其中肾阴亏虚为内在因素。先天禀赋不足,或房劳伤肾,致肾精亏虚,痨虫乘虚而入,流于下焦,侵扰膀胱,膀胱气化失司,形成尿频、尿急、尿痛等症;邪郁日久化热,伤及血络,血不循经,溢于脉外,而为肉眼血尿或镜下血尿;阴虚日久,则见潮热、盗汗、五心烦热等症。肾痨日久,子病及母,耗伤肺阴,而见咳嗽、咯血等肺系症状;母病及子而形成肝肾阴虚之证;肾阴亏虚日久,阴损及阳,而致阴阳两虚,阳虚及脾,而又致脾阳不足,而成脾肾阳虚之证。

总之,本病病位在肾,涉及肺、肝、脾等脏腑,基本病机为肾阴亏虚,痨虫内侵。其病理性质为病之初多以邪实为主,阴虚为辅,日久邪耗正气,正气愈虚,而致变证丛生。

## 二、辨证论治

1. 肾阴亏损证

证候:症见腰膝酸软,头晕耳鸣,潮热盗汗,口干咽燥,尿频、尿急、尿痛,甚者血尿淋漓,舌边尖红,苔少,脉细数。

治法:滋阴降火。

方药:知柏地黄丸合二至丸加减。常用药:知母10g,黄柏10g,山茱萸15g,生地15g,怀山药15g,泽泻15g,茯苓20g,丹皮12g,地骨皮15g,浮小麦20g,糯稻根20g等。血尿明显者,加小蓟20g、侧柏叶15g、茜草20g凉血止血。

2. 气阴两虚证

证候:症见腰酸腰痛,稍劳尤甚,纳少倦怠,自汗盗汗,口干颧红,尿频或尿失禁,尿血不止,舌质淡,苔薄白,脉细弱。

治法:益气养阴。

方药:参芪地黄汤加减。常用药:生黄芪30g,太子参15g,山茱萸15g,生地黄12g,怀山药15g,茯苓15g,丹皮12g,泽泻15g,生苡仁20g,白术12g,白芍12g,枸杞子15g等。血尿频仍者,加藕节炭30g、生地榆20g、血余炭20g以收敛止血;腰酸痛甚者,加杜仲20g、川断15g、桑寄生15g以补肾壮腰。

### 3. 阴阳俱虚证

证候:症见神疲乏力,腰膝酸软,畏寒肢冷,手足心热,口干欲饮,大便稀溏,小溲清长,夜尿量多,舌质淡,边有齿痕,苔少,脉沉细。

治法:阴阳双补。

方药:左归丸加减。常用药:鹿角胶10g,菟丝子15g,熟地12g,巴戟天10g,肉苁蓉10g,枸杞子15g,制首乌20g,狗脊15g,川断15g等。舌苔腻,夹湿者,加泽泻15g、苍术12g、佩兰10g以化湿泄浊。

### 4. 膀胱湿热证

证候:症见尿频尿急,淋漓涩痛,尿液混浊或如米泔败絮,或有血尿、脓尿,午后低热,舌质红,苔黄腻,脉细数。

治法:清热利湿通淋。

方药:八正散加减。常用药:萹蓄15g,瞿麦15g,车前草20g,焦山栀10g,六一散(包煎)10g,蒲公英20g,紫地丁20g,白茅根30g,生地12g,知母10g,黄柏10g,制军6g等。尿浊明显者,可加蛇床子30g、升麻12g以燥湿升清降浊。

### 5. 瘀阻肾络证

证候:面色黧黑或晦暗,腰部刺痛明显,肌肤甲错,舌质黯红有紫气或有瘀斑,脉细涩。

治法:活血化瘀。

方药:膈下逐瘀汤加减。常用药:桃仁10g,红花10g,赤芍20g,当归12g,川芎15g,丹参20g,丹皮15g,延胡索10g,枳壳10g,牛膝12g等。疼痛明显者,可加大延胡索用量,或者加炒白芍30g、生甘草8g以缓急止痛。


## 三、临床求真

1. 保肾气 肾结核属于正虚邪实的病证,治疗以补虚杀虫为原则,因西药抗结核药物的参与,中医辨证治疗的重点在于补虚扶正。正虚的关键是肾气不足,阴精耗损,因此本病的治疗尤其强调保肾气,护肾阴。辨证用药时常配伍益肾之品,如川断、桑寄生、杜仲、菟丝子、枸杞子、地黄、山茱萸等;另一方面,忌用伤肾的药物,应用方药防止克伐肾气,避免过用苦寒、辛凉之品,用药以补阴而不滋腻,温阳而不刚燥,活血而不破血,利湿而不伤肾、补气而不助邪为原则。补阴选用甘柔育阴之品,常用生地、怀山药、山茱萸、枸杞子、当归、阿胶,并配伍人参、茯苓等以健脾助运。温阳选用甘润温阳之品,常用鹿角胶、肉苁蓉、菟丝子、仙灵脾、巴戟天、杜仲、狗脊等。补气选用甘温益气的药物并佐以理气运脾,药如人参、黄芪、白术、甘草、桑寄生、牛膝、枳壳、佛手等。活血选用和血通络之品,常用川芎、赤芍、丹参、当归、桃仁、红花等。利湿常遣甘淡渗湿之品,药用茯苓、白术、泽泻、薏苡仁、车前子、白茅根等,并注意中病即止。治疗中忌用大队辛温、苦寒之剂及甘腻滋填之品,以平为期,慎防误治。

2. 注重食疗　肾结核作为慢性虚损性疾病,宜长期调理,中医食疗能起到辅助治疗的作用。邹师推崇使用虫草板栗老鸭煲连服。制法:将老鸭洗净,取冬虫夏草 9~15g,同板栗 20~30 枚纳入鸭腹内,炖熟后喝汤吃肉,连服 1~2 个月。冬虫夏草其性甘温,补益肺肾,能治诸虚百损,《本草从新》云:"甘平保肺,益肾止血,化痰已痨嗽";《药性考》认为其"味甘性温补精益气,专补命门",临床使用冬虫夏草治疗结核病多获良效。

（周恩超）

贫血通常是指外周血中血红蛋白浓度、红细胞计数和/或血细胞比容低于同年龄和同性别正常人的最低值,其中以血红蛋白浓度低于正常值最为重要。一般在成人男性红细胞数少于 $4 \times 10^{12}/L$,血红蛋白低于 120g/L,血细胞比容低于40%;女性红细胞数少于 $3.5 \times 10^{12}/L$,血红蛋白低于105g/L,血细胞比容低于37%,则可认为是贫血。贫血是许多种不同原因或疾病引起的一系列共同症状,而不是一种疾病的名称。肾脏疾病是贫血的原因之一,肾性贫血即是指各种肾脏疾病发展到肾衰竭时产生的贫血,少数肾髓质囊性变及部分膜增殖性肾炎可无氮质血症而出现贫血。肾性贫血的发病机制主要是:红细胞生成减少及红细胞寿命缩短和红细胞的丢失增加。贫血的形态上多呈正色素、正细胞性贫血,小细胞性、低血素贫血,巨幼红细胞性贫血和铁幼粒细胞性贫血也可发生,外周血象可见少数形态不规则细胞,如"芒刺"细胞,其出现的频率大致与尿毒症程度呈正相关。骨髓系红细胞系统增生近于正常,网织红细胞指数稍低或正常,表现为非增生性贫血。肾性贫血与中医文献中的"血虚""血枯""虚劳""黄肿""黄胖"等病相似。

## 一、病因病机

肾性贫血是多种肾脏疾病发展到肾衰竭时出现的贫血,即是肾病日久,肾气衰败,脏腑功能低下,气血生成减少所致。常见病因如下:

1. 肾精亏损,血失所化　《张氏医通》云:"精不泄,归精于肝而化精血。"可见精血相互资生。若因久病不愈,或老年体弱,或先天禀赋不足,肾精亏虚,骨髓亏空,精髓不能化血,可致血虚。

2. 脾肾阳虚,血无化源　《灵枢·决气》谓:"中焦受气取汁,变化而赤,是谓血。"如因饮食不节,或因病邪缠绵过久,耗损脾肾之阳,脾阳虚则失于健运,水谷精微不能正常化生气血;肾阳虚则命门火衰,不能温煦脾土,使气血生化乏源,从而发生血虚。

3. 肾元衰惫,阴阳两虚 肾病日久,阳气亏虚,损及肾阴,致肾中阴阳俱虚。虚损久积成劳,使五脏六腑功能衰败,阴阳气血亏虚而致本病。

4. 浊毒内蕴,戕血伤正 肾病日久,脏腑虚衰,功能失调,气机壅滞,三焦气化失常,湿浊不去,蕴积成毒,浊毒内阻,弥漫三焦,戕血伤正,导致本病。

5. 瘀血阻滞,新血不生 肾病日久,缠绵不愈,病久入络,血络不利;或病久脾肾亏损,推动无力,血行迟滞而成瘀;或浊毒伤络,血溢脉外,离经之血不去,血行受阻,瘀阻脉道。瘀血阻滞,血不营周,恶血不去而反阻新血之化机,则新血不生而致血虚。

本病病理性质属本虚标实,因病致虚,因虚致损,同时又兼有浊毒、瘀血等实邪,使病情错综复杂,病势迁延难愈。

## 二、辨证论治

1. 肾精亏损证

证候:面色暗淡无华,精神委顿,动作迟缓,头晕健忘,耳鸣耳聋,短气乏力,腰膝酸软,男子不育,女子不孕,舌淡红苔薄白,脉沉细弱。

治法:益肾填精,生髓养血。

方药:河车大造丸加减。常用药:紫河车 10g,熟地 15g,龟甲胶 10g,杜仲 15g,人参 10g,天冬 12g,牛膝 15g,当归 12g,山茱萸 15g,枸杞子 15g,砂仁 6g,茯苓 20g 等。若头晕耳鸣者,加灵磁石 30g、沙苑子 15g 以镇摄潜纳;足痿不用者,加制狗脊 15g、川断 15g 以强壮筋骨,并配服虎潜丸。

2. 脾肾阳虚证

证候:面色㿠白虚浮,形寒肢冷,腰酸困重,神疲乏力,食少纳呆,肠鸣便溏,兼见浮肿尿少,心悸,舌质淡,舌体胖大,舌边齿印,苔薄润,脉沉迟而虚弱。

治法:温补脾肾,化气生血。

方药:附子理中丸合圣愈汤加减。常用药:附子 10g,干姜 12g,党参

15g,黄芪 30g,白术 15g,当归 12g,熟地 15g,白芍 12g,川芎 10g,甘草 6g 等。尿少浮肿者,加茯苓皮 40g、冬瓜皮 15g、猪苓 15g、车前子(包煎)20g 等利尿消肿;呕吐清涎者,加姜半夏 10g、吴茱萸 6g 以温胃止呕;肢体厥冷者,加巴戟天 15g、淫羊藿 15g 等温补肾阳。

3. 阴阳两虚证

证候:症见形瘦乏力,面色苍白或晦暗,神疲懒言,形寒肢冷,五心烦热,腰膝酸软,自汗盗汗,唇甲色淡,手足搐搦或麻木,头晕心悸,舌瘦少津,苔薄,脉沉细无力。

治法:阴阳并补,益肾生血。

方药:龟鹿二仙汤加减。常用药:龟甲胶 10g,鹿角胶 10g,阿胶 10g,党参 15g,枸杞子 15g,山茱萸 15g,山药 15g,白芍 12g,丹皮 15g,陈皮 10g 等。阳虚寒重者,加巴戟天 15g、仙灵脾 15g 益肾温阳;阴虚内热者,加知母 10g、黄柏 10g 以养阴清热;阴虚阳亢者,加白蒺藜 12g、天麻 10g、珍珠母 20g 等滋阴潜阳;阴阳将竭者,以生脉饮加味复阴救涸。

4. 浊毒内蕴证

证候:面色萎黄灰滞,形瘦爪枯,面肢浮肿,尿少尿闭,恶心泛呕,大便秘结,或齿衄、鼻衄,皮肤瘙痒,舌嫩少津,苔黄燥腻,脉细数而弱。

治法:渗湿化浊,解毒生血。

方药:黄连温胆汤加减。常用药:黄连 5g,姜半夏 10g,姜竹茹 10g,茯苓 20g,陈皮 10g,大黄 6g,党参 15g,白术 12g,砂仁 6g,当归 12g,枸杞子 15g 等。齿衄、鼻衄者,加丹皮 15g、水牛角片 15g 以凉血止血;肌肤甲错,皮肤瘙痒者,加桃仁 10g、赤芍 20g、地肤子 20g 等以活血养血,祛风止痒;小溲不利者,加泽泻 15g、车前子(包煎)15g 以利水渗湿。

5. 瘀血阻络证

证候:形体羸瘦,面色黧黑,肌肤甲错,尿少浮肿,双目干涩,短气心悸,头晕目眩,胁痛经闭,舌质紫黯或有瘀斑,脉涩细弱。

治法:活血养血。

方药:桃红四物汤加味。常用药:桃仁 10g,红花 10g,当归 12g,赤芍 15g,川芎 12g,熟地 10g,黄芪 30g,党参 15g,丹参 20g,郁金 10g 等。尿少浮肿者,加泽兰 15g、车前子(包煎)15g、茯苓皮 30g 以活血利水消肿;纳呆食少者,加白术 12g、山楂 15g、神曲 20g 等健脾消食;胁痛明显者,加柴胡

10g、川楝子5g以疏肝理气;明显心悸者,加远志12g、黄精20g等养心安神。

## 三、临床求真

1. 重视调理后天脾胃　《褚氏遗书》中说:"补羸女,先养血壮脾;补弱男,则壮脾节色。"认为无论男女,凡羸弱之病,健壮脾气最为重要。脾为后天之本,气血生化之源。"脾胃气壮则能饮食,饮食既进,则益营卫,养精血,滋骨髓。"更有学者提出"补肾不如补脾"。肾性贫血属于虚损性疾病,必须重视调理脾胃。不论辨证属于何型,都应注重调理脾胃,组方用药时需顾护胃气,使补而不滞。在运用血肉有情之品或滋腻填精之药时,常配伍健脾助运的药物,如党参、黄芪、白术、茯苓,以及陈皮、砂仁、山楂、神曲、谷芽、麦芽、鸡内金等,使脾胃生化健壮而气血生化有源,且滋阴养血之药不碍胃气。

2. 先后天结合,气血并补　气为血帅,血为气母,气与血相互资生。肾性贫血是肾之气化功能衰弱所致的贫血,肾气虚损存在于病程始终。因此治疗肾性贫血,除健脾和胃,调理脾胃之气以外,还应注意保护肾气,促进肾气化生精血。补益肾气的药物宜选用性味温润平和之品,慎用刚燥之味,谨防补气太过而"气有余便是火",劫伤阴液,损伤阴血,常用太子参、黄芪、白术、茯苓、桑寄生、川断、怀牛膝等补益肾气,并配合当归、白芍、熟地、阿胶、鸡血藤等以气血双补,阴阳并调。如果出现畏寒、肢冷、面色㿠白等阳气亏虚的表现,在温补阳气的同时应注意时时顾护阴液,选用温而不燥的血肉有情之品调补阳气,如山茱萸、巴戟天、鹿角胶、紫河车等,常配合滋阴味厚者应用,如生地、熟地、墨旱莲、女贞子、桑椹子、枸杞子等。

3. 扶正兼顾祛邪　肾性贫血是本虚标实的病证,在脏腑功能衰弱的同时兼有浊毒瘀血等邪,治疗如果一味补虚扶正,而不注意病邪的去除,则可导致邪气留恋而正虚不复。因此肾性贫血的治疗应在扶正的同时兼顾祛邪,或以扶正为主,或以祛邪为主,根据正虚邪实的轻重缓急来决定。祛邪需避免使用峻猛之剂,泄浊不用枳实、芒硝、甘遂、大戟等攻下之药,而以制大黄、生牡蛎等药物配合使泄下有度,活血不用三棱、莪术等破血药物,而遣赤芍、丹参、红花等养血活血之类,根据体质状况决定个体化的药物剂量,以保持每日大便2~3次,质软成形为标准,以此判断泄浊的药效。

4. 中西医药结合　肾性贫血的西医治疗主要是使用促红细胞生成素,并配合补充铁剂、叶酸、维生素 $B_{12}$ 等造血原料,或透析治疗。在使用上述西医治疗的基础上,运用中医中药治疗肾脏原发病及缓解促红素的副作用。运用补益肾元法来改善肾功能,采用平肝潜阳法防治促红素使用过程中引起的高血压,活血化瘀法防止高凝,渗湿泄浊法促进毒素的排泄、防止高血钾,健脾和胃法以增加营养物质的吸收从而改善贫血。

（周恩超）

# 第十九节 诊治慢性肾衰竭的经验

　　慢性肾衰竭(简称慢性肾衰)是多种原发或继发性肾脏疾病晚期的共同归宿,是一组以进行性肾单位毁损从而使肾脏的排泄功能、内环境稳定功能和内分泌功能障碍为特征的临床综合征候群。晚期尿毒症患者需进行肾脏替代治疗。但该分类标准忽视了早期肾脏病的诊断及治疗,易错过最佳治疗时机,不利于一体化治疗。2001年美国肾脏病基金会的"肾脏病生存质量指导"(K/DOQI)提出,应以慢性肾脏病概念替代慢性肾衰竭。慢性肾脏病为肾脏损害和/或肾小球滤过率下降<60ml/min,持续3个月或以上;肾脏损害指肾脏结构或功能异常,出现肾脏损害标志包括血和/或尿成分异常和影像学异常,肾组织出现病理形态学改变。K/DOQI按肾小球滤过率水平将慢性肾脏病分为5期,该分类方法的后四期相当于传统分类方法的四期标准。1998年美国的统计资料显示,慢性肾脏病的年发生率为约2‰~3‰,终末期肾病的年发生率为约(100~130)/100万,且患者人数逐年增多。中国目前尚无全国范围的终末期肾病发病率的流行病学资料,2007年北京的一项流行病学调查显示,18岁以上的人群中,慢性肾脏病的患病率为13.9%,肾小球滤过率异常率为8.7%。目前在我国肾小球肾炎仍是导致导致终末期肾病的首要原因,但糖尿病肾病、高血压肾损害已呈现逐年增加的趋势。慢性肾衰竭在古代中医文献中,根据其少尿、无尿、水肿、恶心、呕吐等临床表现,病情演变经过和预后,常将其归属于"癃闭""关格""水肿""虚劳""肾劳"等范畴。

## 一、病因病机

　　慢性肾衰竭由于是多种肾脏疾患转化而来,因其原发病的不同,病因病机也有差异,但肾元虚衰,湿浊内蕴是其根本病机。感受外邪、饮食不当、劳倦过度、药毒伤肾等常常是其诱发及加重因素。

1. **久患肾病** 患者久患肾脏疾患,肾元亏虚,脾运失健,气化功能不足,开阖升降失司,则当升不升,当降不降,当藏不藏,当泄不泄,形成本虚标实之证。水液内停,泛溢肌肤而为肿,行于胸腹之间,而成胸水、腹水。肾失固摄,精微下泄,而成蛋白尿、血尿;湿蕴成浊,升降失司,浊阴不降,则见少尿、恶心、呕吐。其病之本为脾肾虚衰,水湿、湿热、瘀血、湿浊是其主要病理因素。病久可致多脏器虚损,湿热瘀血浊毒内结而缠绵不已。

2. **感受外邪** 感受外邪,特别是风寒、风热之邪是该病的主要诱发及加重因素。感受外邪,肺卫失和,肺失通调,水道不利,水湿、湿浊蕴结,更易伤败脾肾之气,使正愈虚,邪愈实。

3. **饮食不当** 饮食不洁(或不节),损伤脾胃,运化失健,水湿壅盛,聚湿成浊,或可湿蕴化热而成湿热。

4. **劳倦过度** 烦劳过度可损伤心脾,而生育不节,房劳过度,肾精亏虚。脾肾虚衰,则不能化气行水,升清降浊,水液内停,湿浊中阻,而成肾劳、关格之证。而肾精亏虚,肝木失养,阳亢风动,遂致肝风内扰。

本病病位主要在肾,涉及肺、脾(胃)、肝等脏腑,晚期五脏六腑皆可涉及为病。其基本病机是本虚标实,本虚以肾元亏虚为主;标实以湿浊内蕴为主,并可兼夹水气、湿热、血瘀、肝风之证。肾元亏虚,一般气虚、血虚、阴虚、阳虚均有,甚则气血阴阳俱虚,早期以气虚为多,继则发展至气阴两虚,血属阴,故气阴两虚实则包括了血虚。晚期出现阴阳两虚,实则阴阳气血俱虚。临床证候的出现除了与发展病期有关外,还与患者原有体质、服药、饮食等有关。有的病人其本虚证候相当长时间内可稳定,但可有程度轻重之异,甚则动态变化,临床需仔细观察。在死亡病例中均可见气血阴阳俱损,五脏功能衰败至极的证候。其邪实兼证,多是因虚致实。由于肾之功能虚损,导致人体各系统升降出入功能紊乱,以致湿浊毒邪不能排泄外出,留潴体内,成为病理产物,出现标实诸证。这些标实兼证的出现既是因虚而致,又是促使病情发展变化的因素。一般病之初期,虚证为多,邪实兼证不重;病之中期,正虚渐甚,邪浊内壅也渐重;病之后期,气血阴阳俱虚,脏腑功能俱损等正虚严重,而湿浊毒瘀壅阻也更突出。

## 二、辨证论治

慢性肾衰的中医辨证治疗以本虚为纲,标实为目,根据患者本虚标实的情况而分别施治。

1. 脾肾气虚证

证候:症见倦怠乏力,气短懒言,食少纳呆,脘腹胀满,腰酸膝软,口淡不渴,大便不实,舌淡有齿痕,脉细弱。

治法:补气健脾益肾。

方药:六君子汤加减。常用药:党参12g,生黄芪15g,生白术12g,茯苓15g,陈皮6g,生苡仁15g,川续断15g,菟丝子15g,六月雪15g。若属脾虚湿困者,可加制苍术15g、藿香10g、佩兰10g化湿健脾;脾虚便溏,加炒扁豆20g、炒芡实20g健脾助运;便干者,加制大黄3~8g通腑泄浊;水肿明显者,加车前子(包煎)15~30g、泽泻20g利水消肿。

2. 脾肾阳虚证

证候:症见畏寒肢冷,倦怠乏力,气短懒言,食少纳呆,腰酸膝软,腰部冷痛,脘腹胀满,大便不实,或有五更泄泻,夜尿清长,口淡不渴,舌淡有齿痕,脉沉弱。

治法:温补脾肾。

方药:济生肾气丸加减。常用药:熟附子6g,上肉桂6g,干地黄12g,山萸肉12g,怀山药15g,福泽泻15g,粉丹皮15g,云茯苓15g,车前子(包煎)30g,怀牛膝15g。若中阳不振,脾胃虚寒,脘腹冷痛或便溏者,加淡干姜10g,补骨脂10g温运中阳;若阳虚水泛,水肿较甚者,加猪苓20g、苡仁20g、黑丑10g、白丑10g,云茯苓改茯苓皮50g利水消肿。

3. 脾肾气阴两虚证

证候:症见倦怠乏力,腰酸膝软,口干咽燥,皮肤干燥,五心烦热,夜尿清长,舌淡有齿痕,或有舌淡红少苔、少津,脉沉细。

治法:益气养阴,健脾补肾。

方药:参芪地黄汤加减。常用药:太子参15g,生黄芪15g,生地黄12g,山萸肉12g,山药15g,枸杞子15g,制首乌12g,茯苓15g,泽泻15g。若心气阴不足,心慌气短者,可加麦门冬20g、五味子10g、丹参15g、炙甘草6g以益气养心;大便干结者,可加麻仁10g或制大黄6g以通腑泄浊。

### 4. 肝肾阴虚证

证候:症见头晕,头痛,腰酸膝软,口干咽燥,五心烦热,大便干结,尿少色黄,舌淡红少苔,脉沉细或弦细。

治法:滋肾平肝。

方药:杞菊地黄汤加减。常用药:熟地10g,山萸肉12g,山药15g,茯苓15g,泽泻15g,丹皮15g,枸杞子15g,菊花6g,潼蒺藜15g,白蒺藜15g,怀牛膝15g。若头晕头痛明显,耳鸣眩晕,血压升高者,可加双钩藤15g、明天麻10g、夏枯草10g、石决明30g以清泻肝火。

### 5. 阴阳两虚证

证候:症见全身乏力,畏寒肢冷,手足心热,五心烦热,口干咽燥,腰酸膝软,夜尿清长,大便干结,舌淡有齿痕,脉沉细。

治法:温扶元阳,补益真阴。

方药:全鹿丸加减。常用药:鹿角片10g,巴戟天12g,菟丝子12g,肉苁蓉12g,仙灵脾15g,人参6g,黄芪20g,白术12g,茯苓15g,炒熟地10g,制首乌20g,当归10g,怀牛膝15g。若虚不受补,恶心呕吐,纳少腹胀者,则先予调补脾胃,健脾助运,可选太子参15g、炒白术10g、炒苡仁20g、云茯苓20g、法半夏6g、陈皮10g、姜竹茹10g、佛手片10g、焦谷芽20g、焦麦芽20g、焦山楂20g、焦神曲20g。

### 6. 湿浊证

证候:症见恶心呕吐,肢体困重,食少纳呆,脘腹胀满,口中黏腻,舌苔厚腻。

治法:和中降逆,化湿泄浊。

方药:小半夏加茯苓汤加味。常用药:姜半夏9g,茯苓15g,生姜3g,陈皮6g,苏叶9g,姜竹茹12g,制军8g。湿浊较重,舌苔白腻者,加制苍术20g、白术15g、生苡仁20g以运脾燥湿;小便量少者,加泽泻20g、车前子(包煎)20g、玉米须30g以利水泄浊。

### 7. 湿热证

证候:症见恶心呕吐,身重倦怠,食少纳呆,口干,脘腹胀满,口中黏腻,舌苔黄腻。

治法:中焦湿热宜清化和中;下焦湿热宜清利湿热。

方药:中焦湿热者,宜藿香左金汤或黄连温胆汤加减;常用药:藿香

10g,佩兰 10g,吴茱萸 2g,炒川连 2g,苏叶 10g,苍术 10g,半夏 10g。下焦湿热者,以知柏地黄丸或二妙丸加减;常用药:知母 10g,黄柏 10g,苍术 10g,生苡仁 15g,茯苓 15g,泽泻 15g,车前草 15g,白花蛇舌草 15g,蒲公英 15g,紫花地丁 15g。若大便秘结者,加制大黄通腑泄浊,以保持每日大便 2~3 次为宜,不宜过分泻下。

**8. 水气证**

证候:症见全身水肿,或有胸水、腹水。

治法:利水消肿。

方药:五皮饮或五苓散加减。若气虚水湿内停者,用防己黄芪汤补气健脾利水;肾阳不足,用济生肾气丸、真武汤加减;肝肾阴虚、气阴两虚证,加淡渗利水不伤阴液之品,猪苓汤加减。常用药:连皮苓 30g,白术 10g,生苡仁 15g,猪苓 15g,泽泻 15g,陈皮 10g,车前子(包煎)30g。若水气证日久或伴血瘀者,常在辨证的基础上加用活血化瘀利水之品,如益母草 20g、泽兰 12g 等。

**9. 血瘀证**

证候:症见面色晦暗,腰痛,肌肤甲错,肢体麻木,舌质紫黯或有瘀点、瘀斑,脉涩或细涩。

治法:活血化瘀。

方药:桃红四物汤加减。常用药:桃仁 10g,红花 10g,当归 12g,川芎 10g,赤芍 15g,丹参 15g,参三七粉(冲服)3g 等。通常在本虚证治疗的基础上选加活血化瘀之品。若气虚血瘀者,加用生黄芪 30g 益气活血;久病瘀滞,难以取效者,可加用祛风通络或虫类活血药,如全蝎 3~6g、蜈蚣 1 条、地鳖虫 10g、水蛭 3~6g 等,选择 1~2 味。

**10. 风动证**

证候:症见手足抽搐,痉厥。

治法:镇肝息风。

方药:天麻钩藤饮加减。常用药:天麻 10g,钩藤(后下)10g,石决明 30g,牡蛎 30g,怀牛膝 15g,杜仲 15g,夏枯草 15g。若肝肾阴虚者,加用枸杞子 15g、生地 12g、山茱萸 12g、制首乌 20g、鳖甲 10g 等滋补肝肾,养阴息风。

但临床实际,千变万化,错综复杂。常虚实互见,本虚标实。一个本虚证常兼夹 1~2 个标实证候,如脾肾气虚夹有湿浊证或水湿证,气阴两虚证夹有湿证或浊瘀证,肝肾阴虚夹有浊瘀证或夹有风动证,等等。临床需要明确诊断,一并辨证处理。用药需根据本虚证与标实证孰轻孰重,变化发展程度而灵活施药。

### 三、临床求真

1. 重视虚实辨证,扶正祛邪,标本缓急　因为慢性肾衰竭大多是正虚邪实,虚实错杂证候。邹师认为,纯虚纯实者少,所以治疗原则总离不了扶正祛邪,邪因虚致,扶正亦可祛邪,祛邪亦至正安。只顾扶正补虚或只顾祛邪泄浊都是片面的。但扶正祛邪总则运用中尚要根据正虚邪实孰轻孰重各有侧重。若病之初以正虚为主,邪实较轻则以扶正补虚为主,少兼渗利湿浊之品即可;若正虚与邪实俱盛,则扶正祛邪并重。若以标实之证突出,则可急则治其标,因邪不去正不安,会使原已本虚之证更加虚损,待标实之证候缓解,再转扶正祛邪之法。总之,缓则治本为主,急则治标为要;治本不忘祛邪,祛邪不忘顾本。若有新病出现,立即控制好新病,以免伤及已衰竭的肾脏功能,但需注意忌用伤肾之药。

2. 强调维护肾气,平补平泻,以固其本　邹师认为慢性肾衰的基本病机是:肾元衰竭,浊毒潴留。临床表现为气、血、阴、阳不足,虚弱劳损,肾的气化功能受损,肾之阴、阳俱衰,致当升不升,当降不降,当藏不藏,当泄不泄,形成本虚标实的危重综合症候群,故其病变之本是肾元衰竭。由肾元衰竭可形成各种本虚证候,诸如脾肾气虚证、脾肾阳虚证、脾肾气阴两虚证、肝肾阴虚证、心脾肾阴阳两虚等。而因肾元衰竭引起的水湿证、湿浊证、湿热证、血瘀证、风动证等都是因虚致实产生的病理产物,乃其标实证,这些病理产物反过来又成为加重肾衰发展的病理因素。临证中多见虚实互见的本虚标实证候,所以在治疗中要处处注意维护肾元,亦即强调维护肾气,以冀增一分元阳、长一分真阴,并注意保护其他脏腑的功能,因此本病常运用扶正祛邪的法则。一般病之初起和病情稳定之时,以维护肾元、辨证扶正为主,佐以和络泄浊祛邪;标急危重浊毒壅盛时,以祛邪为主,略加辨证扶正,通过治标祛邪,清除可逆因素,截断其病理循环变化途径,为治本创造有利条件。扶正忌用峻补,宜用平补,祛邪忌用克伐,宜主缓攻,用药不妄投辛热、苦寒、阴凝之品,防温燥伤阴、寒凉遏阳、滋腻碍胃。多采用甘平之剂为主,补而不滞,滋而不腻,温而不燥,缓缓图治,延缓慢性肾衰的进程。

3. 不忘泄浊和络,活血化瘀,贯穿始终　脾肾亏虚,湿邪内蕴,是慢性肾衰常见的病理变化。湿邪久蕴,不得排泄,而成浊毒,相当于尿毒症毒素,此毒素的寡多也决定了病情的轻重浅深,也可致脾肾功能日益衰退。故不论病程之长短,病情的轻重,皆应注意泄浊解毒。但邹师多用平泄之法,宗缓缓图治之则,用药之轻重、缓急、先后,均需根据病情而灵活掌握。慢性肾衰多属久病,脏腑虚损,气虚、气滞、阴虚、阳虚,都可致血流障碍,血液凝滞致瘀。西医学的肾小球硬化,肾间质纤维化,血管内微血栓形成等均与血瘀密切相关。活血化瘀之品常能改善微循环,具有抗血凝作用,所以邹师常在辨证的基础上加用活血化瘀之品,每能提高疗效。这也是不可忽视的原则。

4. 辨别原发疾患,病证结合,整体兼顾　慢性肾衰竭是由多种慢性肾脏疾患所致,其原发病证不同,病机特点亦各有侧重。邹师认为临证既要注重辨证,也要结合辨病。如肾小动脉硬化所致慢性肾衰竭,患者多以阴虚阳亢络阻为主要病机,故治疗常配用天麻、钩藤、制何首乌、枸杞子、潼蒺藜、白蒺藜、杜仲、怀牛膝、夏枯草、制豨莶、石决明、牡蛎、牡丹皮、丹参、川芎以滋肾平肝和络。而由糖尿病肾病所致者则既属"消渴",又属"水肿"。《诸病源候论》指出:消渴"其久病变,或发痈疽,或成水疾"。故肾衰竭多见于"消渴"的气阴两虚、瘀血内阻,治疗用生黄芪、太子参、生地黄、枸杞子、牡丹皮、丹参、赤芍、泽泻、泽兰、茯苓皮、猪苓、生薏苡仁、车前子、鬼箭羽、桃仁、红花、天花粉、地锦草等。久治少效或尿蛋白明显者,可加用地龙、僵蚕、全蝎、水蛭等虫类活血和络、祛风解毒药物。狼疮性肾炎所致慢性肾衰竭常伴阴虚热盛,故应配合养阴清热,凉血解毒之品,如生地黄、枸杞子、牡丹皮、赤芍、白花蛇舌草、蛇莓、半枝莲、鸡血藤、地龙等常配合运用。此外,慢性肾盂肾炎所致者结合清利湿热,多囊肾所致者注重活血清利,伴肝功能异常者配合养肝清利。慢性肾衰患者虚实互见,寒热错杂,危重者一日多变,所以需强调辨证,整体治疗,不能固定以一法一方一药恒用不变。不能见肾治肾,忽略整体辨治。邹师强调,慢性肾衰的辨证体系除本虚标实为主的脏腑辨证外,尚须结合"三焦辨证""卫气营血辨证",在临床治疗中可选择使用,以提高疗效。

5. 注重诱发因素,善治其标,以防传变　感受外邪、肺卫失和是导致慢性肾衰竭病情进展的主要因素之一。患者原本脾肾亏虚、素体卫外失固,而肺卫受邪,失于通调水道,则促使脾肾之气更为虚损,蒸腾气化及转输敷布失职,水邪湿浊更为肆虐,使邪愈实而正益衰。感受外邪,肺卫失和,患者常可见到咽喉红肿疼痛,咽痒而干,扁桃体肿大或伴发热、咳嗽。邹师认为此乃风邪热毒蕴结咽喉,不可忽视。重者先祛邪,后扶正,方药专以清肺利咽,邪去大半再拟缓图治肾;轻则扶正化湿兼以利咽祛邪。常选用玄麦甘桔汤及银翘散或合射干麻黄汤加减,药用金银花、连翘、玄参、麦冬、桔梗、射干、牛蒡子、重楼、蝉蜕、制僵蚕、芦根、生甘草。如肺经热盛者,加用桑白皮、炒黄芩、炒栀子。如为慢性咽炎,咽喉隐痛日久,则用金银花、南沙参、生甘草、胖大海泡茶频频饮用,咽喉局部可喷以西瓜霜或锡类散。

6. 时时固护脾胃,升清降浊,以养先天　慢性肾衰竭虽病本在肾,但与脾胃密切相关。肾为先天之本,生命之根;而脾胃为后天之本,气血生化之源。脾肾二脏在生理上相互资助,相互充养,在病理上也相互影响,互为因果。"诸湿肿满,皆属于脾",慢性肾衰主要标证湿浊、湿热,既是病理产物,又是病情加重因素,多导致脾胃升降失调,常表现为纳差、恶心、呕吐、腹泻、便秘等中焦病变。临床上,慢性肾衰竭出现脾胃功能紊乱者十有八九,而消化系统症状的轻重与肾功能损伤程度及尿素氮数值的高低变化基本上一致。同时人体营养与药物的敷布、转输,人体清、浊的升、降都有赖于脾胃中焦之枢的功能,"有胃气者生,无胃气者死"在肾衰患者常有体现,所以调理脾胃,固护胃气在肾衰的治疗中是非常重要的原则。邹师指出,脾胃功能盛衰为病变进退之枢机,告诫吾辈"补肾必用健脾"。人以胃气为本,脾胃的强弱,决定了疾病的发生、发展及预后。此外,益气补血、滋肾养阴之品大多滋腻助湿,脾胃之气不旺,则虚不受补。脾胃之气充足,则生化有源。临床除强调维护肾气外,还非常重视保护胃气,以后天脾胃充养先天之肾,反对使用败伤胃气之方药。

7. 长于轻药重投,缓攻缓泻,药慎温补　去菀陈莝、开鬼门、洁净府之法虽为治疗水肿的治则,但由于慢性肾衰竭常伴水湿逗留,湿毒壅盛,利水之法也为常法。邹师认为,慢性肾衰竭病程较久,脾肾俱虚,故利水应防伤正,忌峻猛攻逐之品,不用甘遂、大戟等,宜淡渗利水,轻药重投,缓缓图之。切不可攻逐过猛,克伐脾肾之气,甚则可致水、电解质紊乱,加重病情。临证辨治常配合茯苓皮 30~50g、车前子 30g、猪苓 20g、冬瓜皮 30g、泽泻 20g、生薏苡仁 15~30g、玉米须 30g 等淡渗利水泄浊。

对于慢性肾衰一般患者的治疗过程中主张平补平泻,平补宗《黄帝内经》"少火生气,壮火食气"之旨,以少火生气之法而达较好疗效。慢性肾衰既要补益,还要祛邪。正如李时珍所谓"用补药必兼泻邪,邪去则补药得也,一辟一关,此乃玄妙"。祛邪常用攻法,而邹师习用缓攻缓泻之法,不伤正气,以甘平之剂缓缓图治,才能达延缓慢性肾衰进展速度的目的。邹师从 20 世纪 70 年代以来就袭用的保肾甲丸、保肾乙丸,至 90 年代用保肾汤、保肾片的配伍原则,都是以"平"为上的原则组方。补气少用人参,滋肾少用龟、鳖,温肾少用附、桂。补益肾元之品是选用滋阴而助阳,益阳而育阴之品,达平补肾元之目的。对于祛邪,亦不用峻猛攻逐之品。解毒少用生军,以适量制军配伍,不作君药,以佐药置之,并用多种泄浊法则,祛邪而不伤正气,但同样可达促进肠道毒素排泄,改善肾功能的作用。

8. 用药途径多样,综合治疗,提高疗效　慢性肾衰竭是多种慢性肾脏疾病末期出现的肾元衰竭、浊毒潴留、虚实错杂的病证。治则虽不离扶正祛邪,但仍需根据正虚邪实的孰轻孰重各有侧重。20 世纪 80 年代末 90 年代初,邹师在临证中总结出口服、静脉滴注、灌肠,甚至配合药浴等多途径的治疗方法,综合治疗,临床疗效明显提高。口服方药以辨证论治立法,病之初以肾气亏虚为主,邪实较轻以扶正为重,兼以渗利泄浊;正虚邪实俱盛,则扶正祛邪并重;标实之证突出,则急则治标,邪不去则正不安,待邪实去再转从扶正祛邪。本虚以脾肾气虚、气阴两虚尤为多见,晚期则常表现为阴阳衰竭。邪实主要有湿浊、湿热、水湿、血瘀等证。早期一般单服中药,中晚期均配合静脉滴注及灌肠,即三联疗法。静脉滴注可用黄芪注射液、脉络宁注射液每 2 周 1 个疗程,可持续 1~2 个疗程。每疗程结束后休息 3~5 天,再进行下一疗程。保留灌肠方为:生大黄 15g,蒲公英 30g,生牡蛎 30g,六月雪 30g,生甘草 5g。其中大黄根据患者体质、精神状态及大便次数调整用量,以保持每日大便 2~3 次为度。保留灌肠时间以 30 分钟至 1 小时为宜,每日 1 次,10~15 天为 1 个疗程。每疗程结束后休息 3~5 天,继续下一疗程,但不宜长久使用。三联疗法采用多途径给药,其疗效通常优于单纯口服方药。此外,药浴也不失为一种较好的辅助方法。药浴方主要成分为附子、桂枝、麻黄、赤芍、地肤子等,将其打成粗末,纱布包裹煎浓液,掺入温水,患者在其中浸泡,使之微微汗出,每日1次,10天为1个疗程,可促进湿毒之邪从毛窍排泄,也可缓解皮肤瘙痒症。目前多途径给药,综合治疗方案已不断发展,邹师在以往辨证口服方、静脉滴注中药、中药灌肠、中药外敷、中药药浴、针灸耳穴等基础上又很注意饮食疗法及心理疏导等。饮食总宜清淡,控制蛋白质,特别是植物性蛋白质的摄入,可进少量动物性的高精蛋白;忌食寒凉生冷与海腥发物和过腻之品,以防伤胃败肾。避风寒暑湿外袭,防止外感疾病。注意情志变化,使之心情平和,处事泰然。严禁房事,防伤败已竭之肾气。能活动者,适当进行轻微活动,但应宗少劳而莫大疲的原则。

（周恩超）

# 第二十节　诊治肾系肿瘤术后肾衰竭的经验

近年来随着社会发展、人口老龄化、环境污染的加重,肾系肿瘤的发病率呈上升趋势。膀胱癌是其中最常见的恶性肿瘤,位居第二的是肾癌,常见的肾癌亚型有透明细胞癌、颗粒细胞癌,少见的如嫌色细胞癌等。肾系恶性肿瘤具有较高的复发率,并且部分病例伴有浸润、转移。良性病例大多采取保肾单位手术,但恶性病例由于根治手术,且术后的并发症较多,往往术后或药后、放化疗后出现肾功能损害,最终导致肾衰竭。近年来随着医疗技术水平的提高、人口的老龄化,此类病人逐年增多。本病属于中医学"尿血""腰痛""癥积""肾劳"等病的范畴。

## 一、病因病机

《素问·四时刺逆从论》曰:"少阴……涩则病积溲血。"《中藏经》认为:"积聚、癥瘕……皆五脏六腑真气失而邪气病,遂乃生焉。"《景岳全书》云:"凡脾肾不足及虚弱失调之人多有积聚之病。"本病的基本病机为正气不足,痰湿瘀毒内聚。论其病因不外正气虚弱、外感六淫、劳倦内伤、饮食失节、七情所伤等。

1. 正气虚弱　"邪之所凑,其气必虚。"壮人无积,虚则有之。本病多见于中老年人,而也有见于青年甚至小儿,与先天禀赋不足,脏气虚弱有关。这与泌尿系肿瘤的遗传易感性、基因缺陷等致病因素是一致的。

2. 外感六淫　《灵枢·百病始生》云:"积之始生,得寒乃生,厥乃成积。"泌尿系肿瘤的发生与某些病毒感染、接触化学物质等相关,这些物质属于外来的不正之气,乘虚侵入人体,积久成积。

3. 劳倦内伤　房事不节,或劳累过度,损伤脾肾,脾肾气虚,运化无力,气化失司,水湿内停,聚湿生痰,郁结肾络,积久成积。

4. 饮食失节 饮食无度,暴饮暴食,或过食肥甘厚味,损伤脾胃,聚湿酿痰,蕴结于肾,阻碍气血,留而成积。

5. 七情所伤 情志不遂,肝失疏泄,气滞血瘀,互结于肾,留著不去而成积。七情因素对泌尿系肿瘤的发病、发展及预后极其重要。

无论以上何种病因,终致肾气不足,气化功能失司,脾气虚弱,运化转输失职,水液代谢失常,潴留于内,内外合邪,湿浊毒邪久蕴,阻碍络脉气血运行,气机不畅,血行瘀滞,湿浊瘀毒久渐成积。癥积损伤络脉,血溢脉外,下注膀胱,可见尿血;肾气虚损,瘀毒阻滞,肾府失养,气机不利,故感腰痛。湿浊瘀毒之邪耗伤正气,加之手术直接损伤肾气,术后放化疗药物等更耗气伤阴。肾气愈虚,湿浊毒邪愈盛,渐发为肾劳。由此可见,本病病理性质属本虚标实,病位主要在肾,涉及于脾,早期多为脾肾气虚,后期伤阴损阳,出现气阴两虚、脾肾阳虚、或阴阳两虚者。在脏腑虚损的基础上形成水湿、浊毒、瘀血等病理产物,虚实兼夹,使病情错综复杂。

## 二、辨证论治

治疗上总的原则是补虚固本,解毒祛邪,标本兼顾,意在保护肾功能,延缓肾功能减退进展,提高机体免疫力,防止肿瘤复发转移,提高患者的生活质量。根据患者的标本虚实而分别治之。

1. 脾肾气虚,水湿内蕴证

证候:倦怠乏力,气短懒言,食少纳呆,腰膝酸软,脘腹胀满,大便不实,口淡不渴,面肢浮肿,舌质淡有齿痕或水滑,脉沉细。

治法:健脾益肾,渗湿解毒。

方药:六君子汤加减。常用药:党参12g,生黄芪30g,生白术12g,茯苓15g,陈皮6g,生苡仁30g,车前子(包煎)30g,泽泻12g,川续断15g,菟丝子15g,积雪草15g,六月雪15g,白花蛇舌草15g,龙葵15g,半枝莲30g,山慈菇5g。若属脾虚湿困者,可加制苍术15g、藿香10g、佩兰10g化湿健脾;脾虚便溏,加炒扁豆15g、炒芡实20g健脾助运;便干者,加制大黄6g通腑泄浊。

2. 脾肾气阴两虚,湿热蕴结证

证候:倦怠乏力,腰酸膝软,口干咽燥,五心烦热,夜尿清长,舌淡红有齿痕,脉沉细。

治法:益气养阴,清利解毒。

方药:参芪地黄汤合二蛇汤加减。常用药:太子参 15g,生黄芪 15g,生地黄 15g,山萸肉 10g,山药 15g,枸杞子 15g,制首乌 15g,茯苓皮 30g,泽泻 15g,猪苓 20g,白花蛇舌草 30g,蛇莓 30g,龙葵 15g,半枝莲 30g,半边莲 30g。若心气阴不足,心慌气短者,可加麦门冬 15g、五味子 10g、丹参 20g、炙甘草 10g 以益气养心;大便干结者,可加麻仁 10g,或合制大黄 6g 以通腑泄浊。

3. 脾肾阳虚,瘀毒蕴结证

证候:畏寒肢冷,倦怠乏力,气短懒言,食少纳呆,腰酸膝软,腰部冷痛,脘腹胀满,大便不实,夜尿清长,口淡不渴,舌淡黯有齿痕,苔薄黄腻,脉沉弱。

治法:温补脾肾,和络解毒。

方药:二仙二蛇汤加减。常用药:仙灵脾 10g,仙茅 10g,干地黄 12g,山萸肉 12g,山药 15g,泽泻 15g,丹皮 15g,茯苓 15g,白花蛇舌草 30g,蛇莓 30g,龙葵 15g,半枝莲 30g,车前子(包煎)30g,怀牛膝 15g。若中阳不振,脾胃虚寒,脘腹冷痛或便溏者,加干姜 10g、补骨脂 10g 温运中阳;若阳虚水泛,水肿较甚者,加猪苓 20g、黑丑 6g、白丑 6g 利水消肿。

4. 阴阳两虚,瘀血内结证

证候:面色晦暗,畏寒肢冷,五心烦热,口干舌燥,腰膝酸软,腰痛,肌肤甲错,夜尿清长,大便干结,舌淡有齿痕,有瘀点、瘀斑,脉沉细或细涩。

治法:温扶元阳,补益真阴,活血化瘀,泄浊解毒。

方药:全鹿丸合二蛇汤加减。常用药:鹿角片 10g,巴戟天 12g,菟丝子 12g,炙鳖甲 12g,龟甲 10g,茯苓 15g,黄芪 15g,熟地 10g,当归 10g,怀牛膝 15g,蛇舌草 30g,蛇莓 30g,龙葵 15g,半枝莲 30g,赤芍 15g,丹参 15g,参三七粉(冲服)3g。若虚不受补,恶心呕吐,纳少腹胀者,则先予调补脾胃,健脾助运,可选炒山药 15g、云茯苓 20g、生苡仁 20g、谷芽 20g、麦芽 20g、法半夏 10g、陈皮 10g、焦六曲 20g;若瘀血明显,可加桃仁 10g、红花 10g、全蝎 3g、蜈蚣 1 条、地鳖虫 10g、水蛭 3g 等化瘀消积。

## 三、临床求真

邹燕勤教授治疗泌尿系肿瘤,抓住肾气不足为本、湿浊瘀毒为标的病机特点,以扶正祛邪为大法,注重标本兼顾,整体调治;遣方用药注重补益肾元、平调阴阳、健运脾胃,并将解毒祛邪之法贯穿病程始终;在药物辨证治疗的同时,强调精神疗法,临床屡获良效。

1. 扶正祛邪为法,标本兼顾 《黄帝内经》曰:"正气存内,邪不可干","邪之所凑,其气必虚"。《医宗必读》云:"积之成者,正气不足,而后邪气踞之。"《中藏经》亦云:"积聚、癥瘕……皆五脏六腑真气失而邪气并,遂乃生焉。"邹燕勤教授认为,正气不足,人体免疫功能下降,则致人体邪气旺盛。体内有肿瘤细胞的人不少,但肿瘤细胞是否突变、分化、增殖与自身抑灭的功能强弱有关。即所谓正能胜邪,若正邪处于平衡状态或正强邪弱是不会发病的;若自身正气不足,防御力弱,无抑制癌细胞突变分化、增殖的功能,则易发病。《景岳全书》云:"凡脾肾不足及虚弱失调之人多有积聚之病。"先天不足,加之劳倦内伤、饮食失宜,致脾肾之气虚损。肾气不足,气化功能失司,脾气虚弱,运化转输失职,水液代谢失常,潴留于内,内外合邪,湿浊毒邪久蕴,阻碍络脉气血运行,气机不畅,血行瘀滞,湿浊瘀毒久渐成积,停聚体内,形成因虚致实,本虚标实的证候。癥积损伤络脉,血溢脉外,下注膀胱,可见尿血;肾气虚损,瘀毒阻滞,肾府失养,气机不利,故感腰痛。湿浊瘀毒之邪耗伤正气,加之手术直接损伤肾气,术后放、化疗等更耗气伤阴。肾气愈虚,湿浊毒邪愈盛,渐发为肾劳。本病早期多为脾肾气虚,后期伤阴损阳,出现气阴两虚、脾肾阳虚,或阴阳两虚。在脏腑虚损的基础上形成水湿、浊毒、瘀血等病理产物,虚实兼夹,使病情错综复杂。故邹燕勤教授治疗泌尿系肿瘤主张以扶正祛邪为大法。扶正之时,根据气血阴阳的虚损而各有补气、养血、滋阴、温阳之侧重,但喜用平和之品,补气而不壅滞,养血而不滞腻,温阳而不燥烈,滋阴而不凉遏。补虚扶正的同时兼顾祛邪治标,或渗湿利水,或清热化湿,或泄浊解毒,或活血和络。如下焦湿热较著,邹燕勤教授治从益肾清利之法,选用四妙丸加减以清利下焦湿热,并遣蒲公英、紫花地丁、茅根、荔枝草、凤尾草等清利解毒之品。体虚之人易于外感,外感风邪者又当于疏风解表、补虚扶正,即予扶正疏解而愈。临证之时,邹燕勤教授视病势病期及标本缓急而区分扶正与祛邪的主次先后。病期较早者,正气已虚,但标邪不盛,治以扶正为主,兼顾祛邪,使正气得充,则邪自去;病至中后期,正气渐衰,邪气日深,扶正与祛邪并举;标邪重,病情急时,当祛邪为先,兼以扶正固本,邪去则正乃安。如在病程的某个阶段痰热蕴肺,治以清肺化痰为先,待标邪渐除,再拟益肾解毒。无论何者,均遵"扶正不忘祛邪,祛邪不忘培本"之旨。

2. 补益肾元为本,整体调治 邹燕勤教授认为,泌尿系肿瘤的患者正气不足是以肾中元气虚损为根本的,导致人体肾系统肿瘤细胞增殖与分化旺盛而致病。故治疗以补益肾元为根本治法,平补肾气,平调阴阳。以独活寄生汤合十全大补汤为主方平补肾气;根据阴阳的偏盛,取左归丸、右归丸之意以阳中求阴,阴中求阳;气阴两虚证较常见,常以参芪地黄汤为主方益气养阴。独活寄生汤以桑寄生为主药,该药苦、甘、平,归肝、肾经,《本草求真》云:"桑寄生号为补肾补血要剂",《本经逢原》曰:"寄生得桑之余气而生,性专祛风逐湿,通调血脉。"邹燕勤教授喜用桑寄生与川断组成补肾之药对,补益肾气,更配以杜仲、怀牛膝药对补益肾气,强腰壮骨,活血和络。喜用菟丝子、制首乌、川断、寄生、生黄芪、太子参、生地、山萸肉、女贞子、薏米、茯苓之属,用药平和,平调阴阳。肾阴肾阳为人体阴阳之根本,肾元虚损,则五脏阴阳亦不足,邹燕勤教授治疗本病尤重以补肾为本的整体调治。五脏之中,肾与脾关系最为密切。《景岳全书·杂证谟·脾胃》曰:"人之始生,本乎精血之原;人之既生,由乎水谷之养……水谷之海,本赖先天为之主,而精血之海又必赖后天为之资。"泌尿系肿瘤的患者往往脾肾皆不足,邹燕勤教授补益肾元的同时重视脾胃的调理,并且通过补气健脾而达补益肾元的目的,即"补肾必健脾,健脾必补气"之意,以四君子汤或参苓白术丸为主方补气健脾益肾。泌尿系肿瘤易转移,最常侵及的是肺脏。《景岳全书·杂证谟·喘促》云:"肺为气之主,肾为气之根"。邹燕勤教授对于有肺转移的泌尿系肿瘤患者,在补肾的同时注意养肺,喜用沙参麦冬汤、百合固金汤为主方补养肺之气阴,常选用南沙参、北沙参、麦冬、天冬、百合、石斛等,更遣归肺经之扶正解毒之品,如红景天、蜀羊泉等。又如肺脾肾气虚者,外感于邪,湿热壅滞,肺失宣肃,咽喉不利,以清热利咽宣肺,兼以益肾解毒法治之。人体是五脏为中心的整体,邹燕勤教授治疗泌尿系肿瘤,以补益肾元为根本,并注重脾、肺、心、肝的整体调治。如对于泌尿系肿瘤患者思虑重重,阴血暗耗,心神失养,肝气不舒,而致夜寐不安,时感焦虑者,邹燕勤教授往往心肾同治,于滋肾泄浊之中,加入茯神、酸枣仁、首乌藤、制远志、合欢皮、合欢花、莲子心等养心安神、疏肝解郁、清心除烦。

3. 解毒抑瘤抗癌,贯穿始终 邹燕勤教授认为,泌尿系统肿瘤乃本虚标实的证候,水湿、浊瘀等蕴积成毒,久渐成积,故解毒祛邪之法贯穿病程始终,各类证型的治疗中均有兼顾,或渗湿解毒,或泄浊解毒,或和络解毒,或化瘀解毒。根据病情及药物归经,常遣二蛇、二半汤,药如白花蛇舌草、蛇莓、半枝莲、半边莲、龙葵、山慈菇等清热解毒、散瘀消积之品;涉及肺者,可加蜀羊泉;涉及脾胃者,可加石打穿等。邹燕勤教授善用"二半汤""二蛇汤",每每于辨证各型中参入使用。半边莲性味甘,性平,归心、肺、小肠经,功能清热解毒、利水消肿,具有抗肿瘤的作用。半枝莲辛、苦,寒,归肺、肝、肾经,功能清热解毒、止血消肿,药理研究表明半枝莲提取物具有抗肿瘤活性。白花蛇舌草苦、甘、寒,功能清热解毒、活血消肿,药理研究表明其具有调节免疫、抗肿瘤作用。山慈菇甘、微辛,寒,能消肿散结、清热解毒,因其有小毒,使用时需小其制,邹燕勤教授一般每剂用 5~6 克。此类药物具有抑瘤、抗癌、抗炎、调节免疫的药理作用,虽药性偏于苦寒,但与扶正药物合用,配伍遣药得当,可使邪去而正气不伤,消补兼施,共取稳定肾功能、提高免疫力、防止肿瘤复发转移的作用。

4. 强调精神疗法,调摄情志 邹燕勤教授在运用辨证药物治疗泌尿系肿瘤的同时,非常重视精神疗法。已有临床及实验研究表明情绪对人体免疫力具有调节作用,低沉悲观的情绪可使免疫功能低下,机体抗病能力亦下降,反之保持舒畅愉悦的心情,对提高免疫功能起重要作用。邹燕勤教授对待患者如亲如友,诊治对话亲切愉快,在药物治疗同时,特别关心患者的情志,疏导其情趣,提高其信心,鼓励患者要有坚强的毅力与病魔斗争,斗者必胜,以抗癌明星的事例慰励患者,并鼓励患者培养兴趣爱好,调摄情志,怡养性情,规律饮食、起居,树立信心,增强肾气,祛邪安正。坚持长期治疗,效取长久。邹燕勤教授认为,泌尿系统肿瘤病属正虚邪实,本病的邪正相争呈相峙之势,不可懈怠,故扶正祛邪,维护肾气,抑瘤抗癌乃长期治疗的目标。患者在其鼓励下均坚持长期治疗,肾功能保持稳定,病情无复发,有的癌瘤缩小,并发症控制,身体健康,无不适感,获取病情长久改善之效。

（易　岚）

# 第二十一节 肾病气治思想浅谈

邹燕勤教授秉承邹云翔先生学术思想,临证60余载,学验俱丰,尤其对肾脏病的机理和治疗有着独到的见解。笔者对其肾脏病从气论治思想进行整理,大体可分为补气、行气、宣气、降气、化气、疏滞泄浊六大治气方要,介绍如下。

## 一、补气

1. 补肾气以治病求本 《素问·刺法论》云:"正气存内,邪不可干。"邹师认为不论外感内伤,肾病的发病原因根本在于肾气不足。正常人体肾气充足,精气强盛,即使有病邪入侵,或常规使用肾毒性药物,也不足以损害肾脏。反之,肾气不足,则病邪药毒极易伤肾。肾气充足与否,实为肾脏发病的关键。此处所及肾气泛指肾脏正常的气化功能、气机的升降出入,结合现代医学,大体指正常的免疫、代谢功能。治疗上,邹师主张积极维护肾气,常采用川断、桑寄生、杜仲等补益肾气之品,若兼有阴虚,则加入生地、枸杞子等滋养肾阴,同时阴中求阳,化生肾气。

此外,忌用伤肾药物,避免过于苦寒、辛燥,对西药、中药伤肾之品、激素及免疫抑制剂等尽量少用、慎用,以防止其克伐肾中生生之气,损害已惫肾之功能。

2. 补脾气以充养先天 脾为后天之本,化生气血以充先天之肾。脾不健运,先天失养,不足之肾更加亏虚。藕塘居士云:"善补肾者,当于脾胃求之。"邹师临证喜用六君子汤加黄芪、山药益气健脾,若无典型的脾气不足证,如纳差、乏力、便溏等,亦常于辨证方中配伍补脾之品,补脾以充肾,后天养先天。

3. 补肺气以正本清源 肺居上焦,主一身之气,为水之上源,肾水之母。肺气不足,通调水道不力,母病及子,常常影响肾脏气化主水功能。肺卫不固,外邪易侵,循经传变,会进一步引发或加重肾脏病变。邹师常用补肺固表之法,调理在外、在上之气机,善用黄芪一味,温补肺气,利水固表,用量大,常达 30~50g,俾肺气旺,御邪外侵,上源清则下流畅。

4. 补心气以调和坎离　心主火为离,居于上,肾主水为坎,居于下。《中藏经》云:"火来坎户,水到离局,阴阳相应,方乃和平。"历来医家均很重视心肾水火相济的关系,邹师认为君命之火亦不得相失,命火为君火之根,君火为命火之用。常有患者肾气不足,阴寒内生,出现心悸、胸闷痛、失寐、脉结代等心气不足表现;心气虚馁,血脉不利,瘀痰内生,亦会影响到肾脏气化功能。邹师常采用补火通心法,药用仙灵脾、巴戟天、远志、益智仁等,痰瘀内阻配伍丹参、川芎、瓜蒌等品涤痰化瘀,俾坎离气机流通,以助肾脏气化。

## 二、行气

肾病气化失司,水液代谢失常,外溢肌肤,留着腔道,阻滞气机正常运行,而气机不畅会进一步妨碍水湿的祛除。邹师认为行气利水为肾病水肿重要治法,常于扶正利水方中少佐行气之品,令"气行则水行""气行水自利"。临证多采用木香、大腹皮行气,加强利水之功。

肾病水液代谢失常,中焦湿阻气滞,脾失运化,出现恶心、呕吐、苔浊腻等症。邹师主张以调理脾胃为重,多于健脾利湿的同时,辅以半夏、陈皮、枳壳,行气以化湿。若舌质偏红,则改用佛手,取其理气而不伤阴之效。

## 三、宣气

肾病常合并有外邪壅肺、胸膺痹阻之征象。邹师认为上焦不通,下焦闭塞,不利于肾脏正常气化。上焦心肺以宣通为补。若见鼻塞流涕、咳嗽发热等肺卫表证,治宜宣肺祛邪为先,常用麻黄汤或银翘散加减。若以咽喉肿痛等肺经热毒证为主,则当清宣肺气,多处以金银花、连翘、玄参、僵蚕、蝉衣等品。上焦心肺痹阻,见胸闷痛、心悸等心气不足、阴乘阳位之证,治当补火通心,配合宣痹通阳,邹师多处以瓜蒌、丹参、桂枝、仙灵脾、远志等品温通宣散,恢复胸阳之旷达。俾上焦得通,津液得下,水道调畅,以助肾脏气化的恢复。中焦湿困,脾胃运化不及,常见苔腻、纳呆、便溏,邹师多用藿香、佩兰、砂仁、蔻仁等芳香之品宣畅气机,化湿和胃醒脾,恢复健运之功。

## 四、降气

肾病急性期常有因外感六淫犯肺及肾而致上焦壅滞、下焦闭塞之证，见恶寒发热，小便短少，胸膺闷滞，咳嗽痰多，气急心悸，甚至胸水停聚。对于此类急重证候，邹师主张以降肺为先，采用三子养亲汤合葶苈大枣泻肺汤加减泄降肺气，通调水道，复佐宣肺之麻黄或三拗汤以加强肺气的肃降。肺气得降，水道通畅，则有利于肾气化功能的恢复。

## 五、化气

人体正常生理功能靠脏腑气机的升降出入来完成，一身的气机又依赖肾气的气化推动得以正常运行。邹师极为重视肾脏气化功能。肾气衰惫，无力化气，多于辨证方中配入肉桂 3g，以温阳化气。下焦湿盛，"无阴则阳无以化"，肾与膀胱气化失司，出现尿频急涩痛、腰痛如折等证，则于益肾清利方中伍以滋肾丸，取知母、黄柏协助清利下焦湿热，另用肉桂化气，相反相成，共同恢复气化以助驱邪外出。肉桂剂量宜小，约 1.5~3g。若湿热壅结，气机阻滞，小腹疼痛，则选乌药温肾化气、调畅气机，以达到气化止痛的效果。

## 六、疏滞泄浊

肾病综合征对激素不敏感的患者，运用激素无效，易复发，副作用明显，甚至使患者不能耐受，治疗无法继续。邹师认为糖皮质激素除抑制免疫等治疗作用外，同时造成周身气机升降出入功能紊乱，导致气血痰湿郁滞经隧，阻于脉络肌腠，阻碍了自身药效的发挥，并对机体造成损害，引起强大副作用。治当疏滞泄浊，调畅气机，采用丹溪古方越鞠丸加减，调节气机升降出入，消散郁滞之气血痰湿，减轻激素副作用。诱导期帮助激素的病程完成，撤减期增强激素的作用，减少激素依赖或逐步以中药取代激素。

肾脏病复杂多变，涉及气、血、阴、阳和五脏。邹师临证治法灵活多样，本文仅从气治角度对其思想加以小结，以期开拓思路。

（仲　昱）

# 第二十二节　补脾益肾学术思想探微

邹燕勤教授临床上特别重视脾肾的相关性,补脾益肾法是邹教授临床治疗肾小球疾病常用之法,笔者跟随邹老师学习,体会颇深,兹将其学术思想介绍如下。

## 一、病因病机

1. **慢性肾小球肾炎**　慢性肾小球肾炎是由多种原因引起的原发于肾小球的一组临床表现相似、而病变改变不一、预后不尽相同的免疫性疾病。邹燕勤教授认为慢性肾小球肾炎与中医的水肿、水气、肿胀、腰痛、尿血、虚劳等诸病证候相似,其病因多为外感六淫、病毒、劳倦等。由于此病起病隐潜,病程迁延,临床多呈本虚标实,正虚邪恋之态。其病位主要在肾,正虚以肾虚为主,因肾为先天之本,藏精,"五脏之阴气非此不能滋,五脏之阳气非此不能发",故可同时损及其他脏腑。何梦瑶在《医碥》中提到:"苟先天水火一有偏胜,则禀受失其中和。"故脾肾关系密切,脾之生化、运化赖肾之元阳所鼓舞。肾主水,以固密封藏为贵,又赖脾之生化阴精以涵育,正如刘河间在《素问玄机原病式·火类》中所说:"土为万物之母,水为万物之元,故水土同在于下,而为万物之根本也。地干而无水湿之性,则万物根本不润,而枝叶衰矣。"临床辨证以脾肾两虚为常见,脾肾气虚则气化无权,转输失职,水液潴留,发为水肿。蛋白质乃水谷之精微,由脾所化生,为肾所封藏。若脾肾气虚,则肾之开阖失司、封藏失职,脾运不健,不能升清,则谷气下流,精微下泄,出现蛋白尿。此外,脾肾气虚,封藏失职,固摄无权,血溢脉外,亦会出现血尿。

2. **慢性肾衰竭**　邹燕勤教授认为,慢性肾衰竭的病机是:肾元衰竭、水毒潴留。肾元衰竭是发病之本,水毒潴留是发病之标,为本虚标实之病。

水毒上泛中焦则主要表现为消化系统症状。常见食欲不振、脘腹不适、恶心呕吐、疲乏无力、面色虚浮无华、苔白腻、脉沉弱。辨其病机，是肾病日久、水湿不化、久而为毒、上碍脾胃，或肾病日久、脾虚生浊，或素体脾胃虚弱，水病侮土。如《石室秘录》云："食入即吐是肾之衰，凡有吐证，无非肾虚之故。"《黄帝内经》亦有云："中气不足，溲便为之变"。

## 二、临证特点

1. 治疗慢性肾小球肾炎　邹教授临证善从健脾益气入手。用药强调甘平清补，以免滋腻助邪。她认为，在肾小球疾病中，气虚证虽是主要表现，但同时亦有邪实内蕴的一面，温补恐有助邪之弊，治用甘平之剂，则补而不腻，可达清补之效。以太子参、茯苓、白术、甘草、薏苡仁、黄芪为补气健脾基本方，本方即四君子汤加黄芪、薏苡仁而成。方中之太子参，以其味甘苦而性平，益气养阴而无滋腻之嫌；而不用人参，因为人参性味甘温，补益之力较强，而肾小球疾病多夹有实邪为患，用之恐有助邪之弊。若气虚较甚，标实不显，多用党参。黄芪味甘，生者补气利水，适于脾虚而水肿之时；炙者补气健脾，适于标实较轻，扶正为要之际；若痰浊、湿热明显，则少用或不用，以免生痰助热。白术补气健脾，燥湿利水，虽有甘温之性，但与诸甘平淡渗之品同用，则温燥之性得制。茯苓甘淡，健脾利水，若水湿较重，常用茯苓皮以增强利水渗湿之功；若夜寐不佳，又可合用茯神以安神。薏苡仁甘淡性寒，渗利湿热而健脾，生则渗利之力强，炒则健脾之效优。甘草一味，用量宜轻，常在 3~5g，取其甘味益气，生者清热解毒而益气，炙则长于补气健脾，使用时，据热象之有无酌情选用。诸药合用，甘平补益，既可健脾益气，又无壅遏之弊。

2. 治疗慢性肾衰竭　慢性肾衰主要标证有湿浊、湿热，既是病理产物，又是病情加重因素，多导致脾胃升降失调，常表现为纳差、恶心、呕吐、腹泻、便秘等中焦病变。临床上，慢性肾衰竭出现脾胃功能紊乱者十有八九，而消化系统症状的轻重与肾功能损伤程度及尿素氮数值的高低变化基本上一致。同时人体营养与药物的敷布、转输，以及人体清浊升降都有赖于脾胃中焦之枢的功能，"有胃气者生，无胃气者死"在肾衰患者常有体现，所以调理脾胃，固护胃气在肾衰的治疗中是非常重要的原则。邹燕勤教授指出，脾胃功能之盛衰为病变进退之枢机，告诫吾辈补肾必用健脾。人以胃气为本，脾胃的强弱，决定了疾病的发生、发展及预后。此外，益气补血、滋肾养阴之品大多滋腻助湿，脾胃之气如不旺，则虚不受补。脾胃之气充足，则生化有源。临床除强调维护肾气外，还非常重视保护胃气，以后天脾胃充养先天之肾，反对使用败伤胃气之方药。脾虚不运，水反为湿，谷反为滞，湿浊内生，表现为呕恶纳呆，腹胀便溏等症。若湿浊不去，蕴结成毒，湿毒内生，则上蒙清窍下犯五脏六腑，发为危证。补气健脾，使脾之运化正常则湿浊易消，佐以芳香燥湿之品更有助于醒脾健运，通腑泻浊可使湿浊外泄。具体用药，燥湿化浊则用陈皮、半夏、制苍白术、枳实之属；如湿浊化热则加黄连、竹茹；呕恶甚加旋覆花、代赭石；芳香化浊药用藿香、佩兰、荷叶等。湿浊严重，呕恶较甚，视物模糊，呼吸有尿臭味，则补气健脾之剂，虽性味甘平，亦恐难运化，而改用清胃泄浊降逆之剂，少量频服为要，或以通腑泻浊剂灌肠治疗，待上症改善后，再用甘平扶正。

　　总之，邹教授在治疗肾脏疾病时强调补肾健脾、益肾实脾，以维护人之精气，以之作为治疗的基础，有助于病情稳定，延缓肾衰进展，行之有效。

（李华伟）

# 第二十三节　补肾法治疗肾病的经验

补肾法是中医治疗慢性肾脏病常用治法之一。"肾者主蛰,封藏之本,精之处也。"肾科临床常见"肾风""水肿""尿血""淋证""腰痛""关格""虚劳"等病证,其发生皆以肾虚为本,大多因虚致实,因实更虚,最终步入劳损之途。临证如何合理运用补肾治法与补肾药物,对提高中医药治疗肾脏病的疗效至关重要。

邹燕勤教授对慢性肾病,特别是慢性肾炎和慢性肾衰等有独到的见解及深入的研究,认为肾气不足是发病之本,并常与脾虚失运相关,而感受外邪则是加重的诱因,久病入络,遂致湿瘀交结,迁延难愈。肾所藏之精是人体功能活动的物质基础,宜固不宜泄。肾气充足,水液正常排泄,精微固摄,不至发生水肿、蛋白尿、血尿等症。而多种外因及内因损伤肺脾肾三脏正常的生理功能,特别是损伤肾之精气,故可导致肾不藏精,封藏失职,开阖失节,水湿内蕴的水肿、蛋白尿、血尿等症状。"精气夺则虚",所以肾虚的本质是精气不足,古人也认为"肾病多虚证"。从临床来看,慢性肾病病程长,反复发作,迁延不愈,临床表现往往也以正虚症状为主。"肾气"不足,不仅包括了肾的气化功能不足,也包括了人体的正气、体质及免疫功能等内在因素的紊乱。从临床来看,无论是肾炎、肾病综合征的水肿、蛋白尿,还是肾衰的氮质潴留、肾性贫血等,无不与肾虚病理有关。尽管有时可主要表现为水湿、湿热、湿浊、瘀血等邪实症状,可采用祛邪为主的治疗手段,但病本为虚,一旦标证缓解,仍需补肾固本。

## 一、重视辨证,平补肾之阴阳

辨证论治是中医学之精髓,任何治则治法都应在辨证的前提下才能有效地应用于临床。肾为先天,内寄真阴而寓元阳,为人体阴阳之根本,肾之阴阳既相互对立又相辅相成。肾病的发生以肾虚为本，其病理实质是肾之阴阳失调，从而引起肾关开阖失度，并影响到其他脏腑的功能。肾阴亏虚者常表现为口干咽燥、五心烦热、耳鸣、头晕、腰膝酸软、舌质偏红或形瘦、舌苔少或苔薄黄、脉细或弦细；肾阳衰微者则见面色苍白或㿠白、少气懒言、神疲乏力、口淡不渴、畏寒肢冷、夜尿清长、舌质淡或胖嫩、舌苔薄、脉象沉弱。虽然不同的病症，其肾之阴阳虚损程度有差异，但肾虚为其内因之本。如慢性肾炎，病情轻浅之时，功能损害为主，气化固摄失职，病机以气虚及气阴两虚较为多见。而病及肾衰竭阶段，功能及器质性损害均较严重，由浅入深，阴阳俱损，以肾元衰竭概括之似更为恰当。不同的病种，肾虚的侧重面各有不同，慢性肾炎中，以脾肾气虚及气阴两虚患者占绝大多数，而糖尿病肾病及慢性肾盂肾炎则以气阴两虚更为多见。因此，治肾的重点在于调整肾之阴阳于动态平衡之中，补其不足，去其有余，补偏以制胜，如《素问·至真要大论》所云："谨察阴阳之所在而调之，以平为期。"但对肾病而言，常常阴虚与阳虚并存，只是各有偏重，是属肾元亏虚，治当固护肾元为要，阴阳并补，稍有侧重，故选择补肾药以药性轻平为宜，川续断、桑寄生、厚杜仲、菟丝子、仙灵脾、怀山药、山萸肉、枸杞子、女贞子、制首乌最常用，使补而不滞，滋而不腻，温而不燥，以缓缓图治，所谓"治主当缓"。另一方面，补肾治疗温阳每佐以养阴之品，以滋阴长阳，并防温燥伤阴使阴虚阳不易复；滋阴常辅以温阳之药，以振奋阳气，阳生阴长，并防滋腻碍胃使药食难进，故在药物的配伍上，常将制首乌与菟丝子，山萸肉与仙灵脾，杜仲、川断、桑寄生与生地黄、枸杞子、女贞子、怀山药同用，所谓"善补阳者当从阴中求之，善补阴者当从阳中求之"。此外，应注意不可妄投辛热、苦寒、阴凝之品，以防化燥伤阴，或寒凉遏阳，伤脾败胃，戕伤正气，也不宜滋腻太过而生湿滞。

## 二、通阳化气，慎用壮阳药物

肾病患者临床上常常在原有疾病症状的基础上伴见腰膝酸软、畏寒肢冷、夜尿清长、肢体水肿、面色㿠白、五更泄泻等肾阳虚衰证候，尤其是病情发展至后期阶段，此乃久病迁延，诸脏虚损，肾阳衰微，失于温煦所致，故温阳补肾之方、药为肾病临床治疗所常用，如真武汤、济生肾气丸、附子、肉桂、鹿角片、巴戟天等,以期阳气回复得以布展。但临床上在选择温阳药物时应注意区别肾"主水液代谢"与"主生长发育、主生殖"的不同的功能范畴,慎用补肾壮阳药物,对附子、肉桂、鹿角片、巴戟天等温阳益肾药物应注意结合辨证,适当配伍,不宜长期大剂量使用,以免矫枉过正,导致更加严重的阴阳失衡。临床上,邹燕勤教授较多地是采取调整肾之阴阳保持在低水平平衡状态的方法,以温补肾气为主,选用药性轻平的温润之品,如仙灵脾、菟丝子、杜仲、狗脊、肉苁蓉等,并佐以滋肾之品。因为从现代医学的角度来认识肾病肾阳虚证候,其本质是机体对肾功能减退的一种保护性的代偿,是肾功能减退时甲状腺激素的分泌与代谢所发生的一种适应性的变化,即"低 $T_3$ 综合征"。若简单地采用温肾壮阳药物则可能打破机体的这种适应性的代偿,反加重残余肾单位的负担,导致肾功能的进一步恶化。对脾肾阳气虚衰、气不化水、水液不归正化、水邪泛滥的"阴水"病证,应通阳化气,温阳利水。脾阳虚衰者在补气健脾、淡渗利湿的基础上,伍以温阳之品,药如淡干姜、淡附片、桂枝等;肾阳衰微者予温肾助阳,化气行水,方选济生肾气丸或真武汤化裁,并佐以养阴生津,防温燥之品耗损阴液。对脾肾阳虚、固摄无权、精微下泄,出现蛋白尿及夜尿清长者,可于温补肾气之中酌加金樱子、菟丝子、覆盆子、益智仁、桑螵蛸等品,以固摄敛精。

## 三、补气运脾,健中以滋养先天

　　肾为先天,内藏精气,以生其形;脾为后天,主运化水谷,为气血生化之源,以养其形。脾肾两脏功能上相互协调,肾中精气赖水谷精微的充养,脾之健运需借助肾阳的温煦,在病理上也相互影响,如肾病命门火衰,失于温煦,则脾阳亏虚;或肾水泛滥,水湿困脾;或肾阴亏虚,脾失滋养,反之脾病亦可及肾。维护肾气应重视调理脾胃,如《灵枢·终始》云:"阴阳俱不足,补阳则阴竭,泻阴则阳脱。如是者,可将以甘药,不可饮以至剂。"再者,百病以胃气为本,药物的作用须藉胃气敷布,如《医权初编》云:"治病当以脾胃为先,若脾胃他脏兼而有病,舍脾胃而治他脏,无益也"。只有中土健运,方能诸气生化不息,精满形充,体健神明。中土健旺,一可资气血来源,二可充肾元之本,三可充分发挥补益药的作用。邹燕勤教授在临证中也十分注重脾胃功能的调理。她认为脾胃的强弱决定了疾病的发生、发展及预后。此外,益气滋肾养阴之品大多滋腻助湿,脾胃之气不旺,则虚不受补,徒增其害。所以通过调理脾胃,可使"胃气壮,五脏六腑皆壮也"。因此,邹燕勤教授临床运用补肾法应重视补气运脾,即"补肾必健脾"。包括下述方面:一是补益脾胃之气,可选四君子汤方,药如党参、黄芪、太子参、白术、怀山药、苡仁、茯苓等;二是调畅中焦气机,食后脘腹胀满属中焦气滞者,以陈皮、枳壳、佛手片、香橼皮理气和胃,若舌苔厚腻湿滞中焦,则用苍术、厚朴、藿香、佩兰、砂仁运脾燥湿,如湿蕴化热可加川连清化和中;三是注意顺应脾胃特性,脾主升清,胃主和降,胃气上逆者以法夏、陈皮、竹茹、苏梗和胃降逆,脾气下陷者少佐升麻、柴胡升提中气;四是对食欲不振、难以受纳谷食者,可选用焦谷麦芽、焦楂曲助胃气。

## 四、清利和络,祛邪以匡扶正气

慢性肾病患者多为本虚标实之证,肾元亏虚、湿热瘀滞是主要病机环节,湿热瘀滞是导致疾病进展的主要病理因素,也是其病程缠绵、久治不愈的根本原因。因此,邹燕勤教授运用补肾法的同时还重视祛邪,"祛邪可以安正","祛邪就是维护肾气"。常用的方法有滋肾清利、补肾活血、益肾平肝、益肾泄浊等,并且常常数法并用,如益肾平肝、和络泄浊法用于肾虚肝旺、浊瘀内蕴之证候。就肾病而言,湿热病邪尤为重要,它可从外受,也可由内生,并以水湿为基础。因于外受,多因外邪犯肺,肺失通调水道,水湿内停,蕴生湿热,或湿热疮毒内陷,浸淫脾胃,脾失转输之职,酿生湿热;因于内者,则为饮食劳倦,伤及脾运,湿邪内生,久蕴生热。湿困中焦,脾不升清,或湿热流注下焦,肾失封藏,精气外泄,则见蛋白尿;湿热伤及肾络则见尿血。病延日久,脾肾亏损,水气停聚,变生浊毒,遂成尿毒重症。若湿滞气机,血脉瘀阻则为瘀血,或气虚不足以推血,血运无力而成瘀,或阴亏水乏,相火偏亢,煎熬阴液使瘀阻难行。湿热与瘀血互为因果,相互促进。瘀血又将进一步阻碍各脏腑的功能,阻于肺,则肺气不利,宣降失司,见水肿、胸闷、咳嗽气喘;阻于脾,则水湿停聚,瘀水互结,见水肿、腹胀大;阻于肾,则肾络瘀滞,气化失司,封藏失职,络损血溢,见水肿、蛋白尿、血尿;阻于三焦水道,则水邪更加泛滥。临床上常用的清利湿热药有车前草、石韦、蜀羊泉、凤尾草、猫爪草、荔枝草、白茅根、黄蜀葵花等,根据病情可配合淡渗利湿法,如茯苓、泽泻、猪苓、车前子等;清热解毒法,如蒲公英、虎杖、白花蛇舌草、蛇莓等;若湿浊蕴滞三焦,则予苍术、法半夏、苡仁、茯苓、川连、蒲公英等以化湿泄浊,或予制大黄、积雪草、土茯苓、六月雪通腑泄浊。常用的活血化瘀药有当归、川芎、赤芍、丹参、泽兰、桃仁、红花、益母草、莪术、鬼箭羽、景天三七等。根据兼夹证选药有所侧重,兼热毒者,可用虎杖、红藤、败酱草等;兼水湿者,常用泽兰、益母草、马鞭草等;兼寒证,以温阳活血为宜,药如三七、桂枝;兼虚证,应养血活血,药如丹参、赤芍、当归、怀牛膝;如肝阳偏亢,可选钩藤、石决明、夏枯草、牛膝等。

## 五、合理用药,防药毒伤肾

防药毒伤肾在某种意义上也是间接地固护肾气。素体肾气不足者,或敏感引起药毒伤肾,损害已愈肾之功能。邹燕勤教授认为药毒伤肾有两方面的含义:一是从中医学角度,认为苦寒、辛热、攻逐之品可克伐肾气,临床中应避免长期大剂量使用,必须用时,时间宜短、剂量宜小,并注意适当配伍,同时应避免误补;二是从现代医学角度,对一些具有肾毒性的中西药物应谨慎使用。如含马兜铃酸成分的中草药,包括关木通、汉防己、马兜铃、天仙藤、青木香、寻骨风、朱砂莲等,以及含有上述药物的中成药如龙胆泻肝丸、排石颗粒、妇科分清丸、分清五淋丸、导赤丸、中华跌打丸等,此类药物的不合理应用可能因发生急性肾小管坏死或慢性肾间质纤维化而损害肾功能。其他具有肾毒性的中药有斑蝥、蜈蚣、马钱子、鱼胆、雄黄、益母草、厚朴、细辛、雷公藤、山慈菇等,必须严格掌握这些药物的适用范围与剂量,并注意药材的产地与炮制。对一些具有肾毒性的西药,如氨基苷类药物(庆大霉素、卡那霉素)、解热镇痛药、利福平、环孢素 A、碘造影剂、化疗药物顺铂等,也应避免使用。

邹燕勤教授临床运用补肾法治疗肾病实为中医整体治疗观的一种体现,即补肾要重视辨证、合理选药、调整肾之阴阳平衡,同时还应补气运脾以滋养先天,清利和络以匡扶正气,慎防药毒伤肾,一切均以维护肾之元气为要。

(朱晓雷)

# 第二十四节　治淋八法介绍

难治性尿路感染属于中医"淋证"之范畴,为临床常见疾病。许多患者为淋证反复发作所苦,病程长,影响生活质量,治疗颇为棘手。邹燕勤教授认为治疗淋证须从虚实、脏腑入手,标实要仔细辨明湿重于热,热重于湿,或湿热并重;本虚须辨清气虚,阴虚或阳虚之候;病位须分清在肺,在脾,在肾之不同,或可兼夹并存。治疗上采用祛湿热,扶正气,以助膀胱气化,小便得利。具体可归纳为治淋证八法。

## 一、苦寒直折法

用于体质壮实的实热淋证,临床可见小便频数短涩,灼热刺痛,少腹拘急胀痛等热淋之证,还突出表现有实热内结,充斥三焦之候,如寒热,口苦,呕恶,腰痛拒按,大便秘结。《素问·至真要大论》云:"热者寒之。"《素问·三部九候论》谓"实则泻之"。邹教授对于体质壮实的实热证,用苦寒直折法,以寒凉之品直泻其火,邪去则正安,取方李东垣之滋肾通关丸,药如知母,黄柏清泻下焦,少佐肉桂通关化气,并防止药物过寒遏制阳气;及黄连解毒汤,清泻三焦之火;若口苦便秘较甚,则入制大黄通腑泄热,泻下燥屎,使热无所依,以增清泻的力量。邹师认为苦寒直折法泻火力量强,但易于苦寒败胃,戕伐肾气,适用于急性期及体质壮实之人,注意不可过剂,须处处顾护胃气及肾气,而病久之人及体质虚弱患者常不用此法。

## 二、清热解毒法

对于热毒炽盛,邹师常予清热解毒法,与苦寒直折之品相伍使用,或单独使用,或配伍清热利湿,调补脾肾等法。不论虚实之人,均可酌情配伍应用,常用方剂五味消毒饮加减。五味消毒饮记载于《医宗金鉴》,是清热解毒的代表方。《本草备要》评价蒲公英为"通淋妙品",邹师重用蒲公英苦甘性寒,清热解毒,利尿通淋,用量可达30g;同时配合紫花地丁苦泄辛散,清热解毒,凉血散结,热毒甚者采用金银花两清气血,并能透达血分之邪以解热毒,张景岳认为金银花"善于化毒,故治……诸毒,诚为要药"。现代药理研究证明,五味消毒饮中诸药均具有广谱抗菌作用,特别是对淋证常见的致病菌大肠杆菌、金黄色葡萄球菌存在较强的抑制作用,还可增强机体免疫功能,促进体液免疫和细胞免疫以抗感染,并具有非特异性抗炎作用。除此以外还能调节肠道菌群,恢复抗生素导致的菌群失调。

邹师喜用甘寒药物以清热解毒,不若苦寒之品败胃伤肾,对于淋证急性期湿热,热毒较甚者,常大剂量使用,并配伍苦寒直折法、清热利湿法;对于反复发作之人,正气耗损,常采用中等剂量10~15g,并配合健脾益气、培补肾元法,补泻兼施。

## 三、清热利湿通淋法

是针对热淋的正治之法,现代医家常用八正散以清热利湿通淋,系湿热蕴结下焦,膀胱气化不利所致,病程较短,主要表现为小便涩痛不利,舌红苔黄腻,脉实数。邹师常喜使用萹蓄、瞿麦、车前草、蛇舌草、鸭跖草、石韦、萆薢、土茯苓等药清利通淋,此类药性偏于寒凉,但又不过于苦寒,属于轻清之品,临床常可使用较大剂量如30g,且数种清利之品可协同使用,增加疗效。对于虚证之人亦可较长时间使用,同时配伍补益之品。病程中后期以益肾健脾,清利湿热为法,可增强体质,提高免疫功能,清利湿热余邪。

对于淋证湿热为患,邹师认为须仔细辨别热重于湿,湿重于热,或湿热并重,以及是否兼夹少阳证,是否伤及阴阳气血等。若伴有寒热、口苦、呕恶者,多见于上尿路感染,可加黄芩、柴胡和解少阳,即柴苓八正散;邪热亢盛,热重于湿者,加滋肾通关丸、五味消毒饮,以清泄相火、解毒利湿;湿邪偏盛,湿重于热者,加藿香、佩兰、苍术、白术、半夏、川朴花等芳香化湿;湿热伤阴者,加生地黄、知母、白茅根、芦根以养阴清热;若脾肾亏虚,则兼顾补脾益肾。

## 四、芳香化湿法

淋证湿重于热者，表现为舌苔白腻，身困肢乏，头目昏蒙，脘腹痞闷胀满，纳差呕恶，口干不显，或有大便溏泄，黏滞不爽。邹教授认为此种湿温之邪，非脾不运，非温不化，一般之清热利湿之法难以获效，治疗重点在于化湿健运，湿祛则热无所依，湿热胶着之势有望化解。常用方如藿香正气散、平胃散等，常选藿香、佩兰、苍术、白术、砂仁、白蔻仁、川朴花、法半夏、陈皮等，湿邪犹盛，蒙蔽清窍者加用石菖蒲化湿开窍。芳香化湿法常配以淡干姜温脾健运，川连清热燥湿，合半夏即辛开苦降法，以加强湿热之邪的祛除。邹师在此基础上，还喜配伍应用茯苓、苡仁、车前子、泽泻、玉米须等淡渗利湿之品，使得湿热之邪从下而去。同时少佐清利药物，如萹蓄、瞿麦、鸭跖草、蛇舌草等，以祛湿热之邪，但清利药物选择切不可过于寒凉，以防凉遏阳气，困运脾胃，加重湿邪的留滞，使得病势迁延。

## 五、淡渗利湿法

淋证之候，湿热为患，湿性缠绵，常使病势胶着不解，或反复发作，缠绵不愈。《素问·至真要大论》云："湿淫于内……佐以酸淡……以淡泄之。"王冰注《素问·至真要大论》云："治湿之法，不利小便，非其治也。"邹教授对于淋证常常配伍采用淡渗利湿法施治，专以治湿，并常与清热利湿，芳香化湿等方法配合使用，使得邪有去路，湿热之邪从下而走。用药选择轻平之剂，如茯苓、猪苓、泽泻、生苡仁、淡竹叶、玉米须、车前子等品。邹师认为此属甘淡之品，药性平和，无苦燥辛热寒凉之弊，无损正气，临床常以轻药重投，剂量常达30~50g，且可长期使用。俾湿邪下行，湿热困着反复之势得以化解，病向痊愈。而且渗利之法常常兼有运脾，健脾之效，脾主运化，为制水之脏，湿祛而不生，亦有助于通淋之治。邹教授亦常常将淡渗利湿法与补脾益肾方法配伍使用，用于体虚之人，无伤阴耗气之虞，可以长期使用。

## 六、清源洁流法

肺为水之上源，主宣发肃降，通调水道。外邪袭肺，肺失宣肃，通调水道失司，上源不清，水道不利，津液停聚，郁而化热，下注膀胱，发为淋证。临床上可见尿路感染与上呼吸道感染同时发生，甚至在上呼吸道感染后发生，也并不鲜见。主要见于体质虚弱，尿路感染反复发作之人。病证常见寒热，尿频涩痛，小便黄赤，或兼有咽痛，咳嗽，舌边尖红，脉浮数等上下同病之证。邹师采用傅青主"病在下而求诸上"之法，疏风泄热，清肺解毒，清疏水之上源，肺之宣肃功能恢复，水道通调，下焦得以通利。邹师常将清上源法与清热利湿通淋、清热解毒等法相配合，药用金银花、连翘、黄芩、射干、玄参、桔梗、杏仁、牛蒡子，清泄肺热，通调肺气；白茅根、芦根、蒲公英、车前草、白花蛇舌草、石韦等清利下焦湿热，兼清肺热，清上达下，使肺热得清，水道通利，湿热得除，共奏清源洁流之功。

# 七、健运中焦法

《灵枢·口问》云："中气不足，溲便为之变。"邹师认为尿路感染反复发作，或过用苦寒清利之品，可伤及脾气，以致气化不及州都，溲便为之变。常因劳而发，故归之于劳淋。症状上多表现为尿频涩滞，余沥难尽，遇劳则发，面色㿠白，少气懒言，精神倦怠，畏寒肢冷，或有大便溏薄，舌淡苔白，脉细无力。治疗上健运中焦，以复膀胱之气化有权，州都开阖正常。药用黄芪、党参大补脾胃之气，健运中焦，邹师喜用大剂生黄芪，长于补气利水祛湿之效，常伍以防风，可补而不滞，黄芪剂量常至30~50g，潞党参10~15g，有阴伤或湿热较重者换用太子参15~30g，清补脾气，兼能顾护阴液；茯苓、苡仁运脾化湿，常用至30~50g，以助补脾，并能淡渗利湿，使湿热邪有去路；大便溏薄，舌苔白腻，舌边齿痕者入制苍术10g，炒白术10g健脾燥湿，加强补气运脾之功；若中气下陷，少腹，小腹坠胀，甚至连及腰骶、会阴，则加柴胡1.5~6g、升麻10g等升提清气，即合补中益气汤之意。邹师通过大补脾胃，健运中焦，使得运化正常，肾精充沛，决渎通畅，元气得升，则膀胱气化开阖有权，小便得以自利。

# 八、补益肾元法

《诸病源候论》云："诸淋者，由肾虚而膀胱热故也。"肾与膀胱相表里，其病本在肾。邹师认为"肾脏极为娇嫩",淋证日久,湿热气滞,最易损伤肾之气阴,若过用滥用苦寒清利之品,抗生素等,以及劳逸寒温失调及工作压力巨大亦克伐肾中精气,导致肾元亏虚。常常表现为尿路感染久治不愈,反复发作,治疗效果不佳。临床可见小便频数,淋沥不尽,尿痛或不明显,小腹不适,腰酸腰痛,胫膝酸软,头晕耳鸣,夜尿频多,乏力。阴虚者,兼有五心烦热,甚则夜寐汗出,咽痛干痒,口干,舌红少苔,脉细数等;阳虚者,兼有肢冷畏寒,小腹寒凉,口不渴,大便溏薄,夜尿清长,遇感即发,汗出气短,舌质淡,苔白,脉虚无力等。

治疗上遵"虚则补之"之则,大补元气,益肾填精,以助膀胱气化。邹师喜用青娥丸加减,药如川断、寄生、杜仲、菟丝子补肾气,制首乌、枸杞子、金樱子、覆盆子、怀山药填肾精;并用大剂量生黄芪30g、太子参30g同补脾肾,配合茯苓30g、生薏苡仁30g健脾助运,充养先天。脾气健,则生化有源,亦能将补肾药物充分运化,发挥最大作用。阴虚者,加知柏地黄丸,以及女贞子、墨旱莲、南沙参、北沙参、天冬、麦冬、玄参等滋阴清热;阳虚者加仙灵脾、巴戟天、肉苁蓉温润之品温补肾阳,并予益智仁、乌药温肾化气,固精缩尿,鲜用附子、肉桂等辛热温燥药物。

《素问·至真要大论》云:"谨察阴阳之所在而调之,以平为期。"邹师选择补肾药以药性平和为上,补而不滞,滋而不腻,温而不燥,缓缓图治,以平为期。切不可妄投辛热、苦寒、阴凝之品,以防化燥伤阴,或寒凉遏阳,日久伤脾败胃,戕伐肾气,也不宜滋腻太过而生湿滞。邹师遣方用药"平淡之中见神奇",充分体现了孟河医派的学术思想。

需要注意的是,对于虚人之治,邹师在健运中焦、补益肾元的同时,仍配伍清热利湿解毒法,将之贯穿治疗的始终,用药上重视选择甘寒淡渗之品,顾护脾肾,不得过于苦寒燥烈,伤及脾肾之气。

（仲 昱）

# 第二十五节 膏方治疗肾病的经验

邹燕勤教授擅治中医肾系疾病,在运用膏方治疗肾脏病方面有着极深的造诣和丰富的经验,现总结如下。

## 一、膏方进治谨守宜忌

膏方,又称膏滋、煎膏,是一种将中药饮片加水反复煎煮,去渣浓缩后,加炼蜜或炼糖等及胶类药制成的半固体剂型。具有体积小、药物含量高、服用方便、口味宜人的特点。膏剂作为传统的中药剂型,早在《黄帝内经》就有记载。汉唐时代逐渐产生了内服的膏方,宋元时期膏方受到普遍重视,至明清时代膏方已发展成熟,出现一批著名的膏方。时至今日,江南地区形成了冬令进补膏方的风俗。邹师在长期的临床实践中积累了膏方调治内科杂病,尤其是肾脏病的丰富经验。邹师认为,人禀天地之气而生,四时之气,冬主闭藏,进入冬季人体精气内敛,善于吸收各种精微营养物质,正如《素问·四气调神大论》云"春夏养阳,秋冬养阴"。冬养藏气,冬季是服用以补益作用为主的膏方的最佳时机,尤其是进九之时服用,更能发挥其补益作用。对于慢性肾病患者,由于肾气与冬气相通应,肾所藏之精气有抵御外邪使人免生疾病的作用,故有"藏于精者,春不病温"(《素问·金匮真言论》)和"冬不藏精,春必病温"之说,故"冬令进补"尤为关键。虽然如此,但只要病情需要,春夏之季亦可服用。邹师认为,膏方具有治病祛病、强身健体、防病延年的功效。其适应人群有三:一是稳定状态的慢性疾病患者;二是老年或术后产后体质虚弱者;三是亚健康人群,工作压力大,精力不足者。同时邹师强调,膏方并非单纯补剂,亦非人人适用。其首要作用是"有病治病",即"有是病用是药",临床需有证可辨,方可纠偏却病。对于慢性疾患尚未稳定或合并有急性病症者,暂不宜进服膏方。素体脾虚、中州湿盛者,需先健脾助运,和胃化湿,即先服用"开路药",待脾胃功能改善后再予服用膏方。

## 二、膏方补益首重补肾

久病大病耗伤正气,或年老体弱,精气不足,或烦劳过度,终致虚损,故而"精气夺则虚"。对于虚损怯弱之证,治如《素问·阴阳应象大论》所云:"形不足者,温之以气;精不足者,补之以味。"即"虚则补之"。肾为先天之本,生命之根,至阴之脏,水火之宅,内藏元阴元阳。邹师认为,肾在人体的作用至为重要。肾之元阴元阳是维护人体各方面生理功能的最基本、最重要的物质。邹师将肾所藏之元阴元阳以"肾气"概之,认为肾气充足则可促进生长发育,延缓衰老,去病延年。而肾病发生的主要内在因素乃肾气不足。慢性肾脏病又多脏腑虚损,"五脏之伤,穷必及肾"。因此,邹师在膏方治疗肾病时首重补肾,强调以肾为本,维护肾气,培补先天肾阴肾阳。平补肾气者,常用黄芪、山药、川断、桑寄生、杜仲、狗脊等。滋肾阴者,喜用熟地、生地、山萸肉、制首乌、枸杞子、黄精、石斛等。温肾阳者,常选菟丝子、仙灵脾、仙茅、肉苁蓉、巴戟天、鹿角片、紫河车等。补肾之时注重阴阳并补,以冀阴中求阳、阳中求阴,再依患者的阴阳偏性而有所侧重,或滋阴为主,或温阳为重。补肾药物中,冬虫夏草为平补肾阴肾阳之上等佳品,调补诸虚劳损之要药,但因价格昂贵,须视患者具体情况而使用。人体五脏相关,慢性肾病涉及脏腑较多,故临床治疗不仅限于肾,需整体辨证,全面调治。

## 三、阴阳气血以平为期

"人生有形,不离阴阳","阴平阳秘,精神乃治"。人体阴阳互根互用,相互制约消长,阴阳平调,则人体升降出入正常。"阴阳者,血气之男女也。"阴阳乃气血之根本,气属阳,血属阴,气血运行于全身经络,是脏腑组织功能活动的主要物质基础。气血调和,则经络运行流畅、脏腑协调、阴阳平衡,百病不生。邹师认为慢性肾脏病均存在阴阳失调、气血不和的病理。阴阳失衡,气机升降出入失常,清气不升,浊阴不降,当出不出,当入不入,延及血分,气血失和,精微变生水湿浊瘀,阻于脏腑、经络,诸症丛生。对于阴阳气血的失调,邹师认为正如《素问·阴阳应象大论》所说:"审其阴阳,以别柔刚,阳病治阴,阴病治阳,定其血气,各守其乡。"强调燮理阴阳,调和血气,使阴阳气血恢复相对平衡,"以平为期"。临证时需辨别阴阳的偏盛偏衰,气血之有余不足。或阴虚阳亢,或阳虚阴盛,或阴阳俱损,或气血两虚,或气虚血瘀,或气滞血瘀,或血虚气滞,每每应详辨之。治疗上"有余泻之","不足补之",损其偏盛,补其偏衰。或养阴或温阳,或清热或散寒,或益气养血,或补气活血,或理气化瘀,或养血行气。尤其慢性肾病,多久病入络,从血分论治,常遣当归、赤芍、丹参、川芎、桃仁、红花、泽兰、参三七等药物,活血和络、调畅气血。兼有湿滞者,渗利水湿、疏滞泄浊,常选生苡仁、茯苓、猪苓、泽泻、车前子、萆薢、土茯苓、积雪草、玉米须等药物。湿热明显者,常用车前草、六一散、知母、黄柏、白茅根、芦根等清热利湿。兼有热毒者,习用蒲公英、紫花地丁、蜀羊泉、白花蛇舌草等清热解毒。热结咽喉者,常以玄参、麦冬、桔梗、生甘草、射干、牛蒡子、制僵蚕等清热利咽。

## 四、因人制宜各有侧重

邹师在膏方的处方用药上注意因人制宜。患病男女在生理上有所不同,在病理变化上也有区别。成年男子肾气充足,生长发育正常,二八之后天癸至。"肾者,主蛰,封藏之本,精之处也。"肾气旺盛,精室充溢。若劳精耗气太过,肾气虚损,封藏失职,继而影响心、肝,则可出现遗精、梦遗、滑精、阳痿等。因此男子保养肾气尤为重要。邹师在辨证男子时尤重补肾,以保护其正常的生理功能。常用药物有仙灵脾、巴戟天、锁阳、肉苁蓉、补骨脂、韭菜子、紫河车等,均为益肾填精之品。女子"以血为本","以血为用"。女子具有经、带、胎、产等生理特点,气血易于亏损。又因"女子以肝为先天",肝主藏血,条达气机,若肝失疏泄,则气血失于调畅。因此,邹师认为调理气血、以助气血的生化、运行,维持女子正常的生理功能尤其重要。治疗上多遣黄芪、党参、当归、首乌、桑椹子、白芍、甘草、丹参、川芎、郁金、香附、合欢皮、玫瑰花等,以补益气血、养肝柔肝、行气活血。肾病患者的体质本有强弱、寒热之别。如阳虚阴盛之体,慎用寒凉伤阳之药;阴虚阳亢之人,慎用温热竭阴之剂。慢性肾病患者大多患有多种慢性疾病,如冠心病、高血压、糖尿病、慢性支气管炎、慢性胆囊炎、慢性胃炎等,在膏方用药时需根据病情有所兼顾。

## 五、用药平和配伍精当

邹师的膏方处方用药强调平和。孟河名医费伯雄曾说:"不足者补之以复其正,有余者去之以归于平,是即和法也,缓治也。"邹师在调治肾脏病的膏方中也运用了费氏的和缓法,认为调整阴阳气血平衡,用药乃四两拨千斤,只可缓图,不得骤取。尤其对于老年人,用药更加要平和。方中一般较少使用桂、附等辛温大热的之品,亦不用人参、鹿茸等峻补之药以图一时之效。补益多以平补为主,方中常见太子参、怀山药之属甘平而不温燥。偏阳虚者,多用黄芪、党参、白术、当归等温补之品,甘温而不过热;偏阴虚者,多用地黄、首乌等清补之类,甘凉而不滋腻。大队补益药物中配合理气化湿醒脾助运之品,如砂仁、佛手、枳壳、香橼皮等,使补而不滞,以消助补,防止碍胃。除湿常用茯苓、苡仁、泽泻等甘淡渗利之品,以防燥湿伤阴。活血喜用川芎、郁金、丹参等血中气药,活血而不破血,活血兼以行气;伍以疏肝理气之香附、合欢皮、绿萼梅等性质平和之品,避免辛香温燥,行气而不伤气,以运行血气,更好的发挥药物的作用。方中动静相宜,补泻兼施,平和缓治,润物于无声之处,平淡中见神奇。邹师认为,膏方属于大复方的范畴,药物通常数十味,组织配伍需依据一定的成方定规,才能庞而不杂、配伍精当。药物的用量通常为汤剂的 10 倍左右。细料药如西洋参、冬虫夏草等,一般另煎、兑入。辅料中的糖、胶要有一定比例。糖要用炼糖或炼蜜,或用冰糖,去除其中的水分,糖尿病患者可换用木糖醇。通常一料膏滋的胶类药用量为 400g 左右。常用的有阿胶、鹿角胶、龟甲胶等,均有益肾填精之效。阿胶长于滋补阴血,适用于阴血亏虚者,或出血病证者,用量为200~250g。龟甲胶功能滋阴潜阳,适用于阴虚内热者,一般用量约 100g。鹿角胶具有补肝肾、益精血的功效,适用于肾阳不足者,用量一般 100g 左右。临证需辨证使用。

（易 岚）

邹燕勤教授用药强调辨证,喜用对药,常两味并用,取其相须相使,协同增效,今择其最常用治肾药对介绍如下。

## 一、补肾药对

1. 制首乌、菟丝子　制首乌,味苦、甘、涩,性微温,归肝、心、肾经,功能补肝肾、益精血、乌须发、强筋骨。李时珍谓:"肾主闭藏,肝主疏泄,此物气温味苦涩,苦补肾,温补肝,能收敛精气,所以能养血益肝,固精益肾,健筋骨,乌髭发,为滋补良药,不寒不燥,功在地黄、天门冬之上。"《滇南本草》记载:"涩精,坚肾气,止赤白便浊,缩小便,入血分,消痰毒。"菟丝子,味辛、甘,性平,归肝、肾、脾经,功能滋补肝肾、固精缩尿、安胎、明目、止泻。《药性本草》云:"治男子女子虚冷,填精益髓,去腰疼膝冷。"

邹师认为,制首乌功近当归,是血中气药,为平补阴血之良药;菟丝子性虽温,煮时有黏涎,仍有补阴作用,能强阴益精,为肾虚平补之良药,养阴通络之上品。二味合用,能补肾中之精气阴阳,守而能走,与其他滋阴诸药之偏于腻滞者绝异,善滋阴液而又敷布阳和,流通百脉,是补肾第一药对也,各种肾系疾病,但凡有肾之精、气、阴、阳虚弱见症之一者皆可使用,而绝少有滋腻碍邪的弊端,常用量制首乌20g,菟丝子10g。

2. 太子参、生黄芪　太子参,味甘、苦,性微温,归心、脾、肺三经,功能补肺、健脾。《本草从新》:"大补元气";《本草再新》:"治气虚肺燥,补脾土,消水肿,化痰止渴"。生黄芪,味甘,性温,归肺、脾经,功能补气固表、利尿托毒、排脓、敛疮收肌。《医学启源·用药备旨》言其"气薄味厚,可升可降,阴中阳也。其用有五……益元气也";李杲谓之"益元气而补三焦";《本草求真》云其"为补气诸药之最……秉性纯阳,而阴气绝少……一宜于水亏,而气不得宣发;一更宜于火衰,而气不得上达为异耳"。

邹师认为,古代方书大多认为太子参、生黄芪补脾肺之气为主,其实能大补肾气,即所谓之大补元气也。两者合用能益肾气、补肺气、固脾气也,乃补肾气第一药对也,临床应用相当广泛,凡有气虚证候者皆可使用,但有实火或肝阳上亢者一般不宜使用。如见腻苔者,邹师也配合清利之品而合用之;如水肿病人,气虚而湿热证候者,每用之,能起补气育阴之功,诚如张锡纯在《医学衷中参西录》所言:"黄芪之性,又善利小便,黄芪不但能补气,用之得当,又能滋阴"。临床常用量太子参 15~30g,生黄芪 30~40g。

3. 川续断、桑寄生　川断,味苦、辛,性温,归肝、肾经,功能补肝肾、续筋骨、调血脉。《日华子本草》:"助气,调血脉,补五劳七伤,破癥结瘀血,消肿毒……缩小便,止泄精,尿血。"桑寄生,味苦、甘、性平,归肝、肾经,功能补肝肾、强筋骨、祛风湿、安胎元。《神农本草经》:"主腰痛,小儿背痛,痈肿,安胎,充肌肤,坚发齿,长须眉。"《生草药性备要》:"消热,滋补,追风……养血散热。"《本草再新》:"补气温中,治阴虚,壮阳道,利骨节,通经水,补血和血,安胎定痛。"

邹师认为,川断乃疏通气血筋骨第一药也,因其苦涩,其味苦而重故能入血分调血脉,止上下一切血溢,行瘀血而敛新血,有强壮镇痛作用,并有兴奋止血作用;桑寄生乃腰膝痛痹专药,助筋骨,益血脉,补肾补血要剂,现代认为具有降压、强心、利尿、抑制病毒和细菌生长。两者合用,平补肝肾,益气养血,强壮腰脊,每用于腰脊酸痛、骨弱肢软、行走无力者,常用量川断15g,桑寄生 15g,或用于肾结石、肾囊肿、肾积水等但无明显腰痛腰酸者,作为引经药,用量可减为 10g。

4. 制狗脊、枸杞子　狗脊,味苦、甘,性温,归肝、肾经,功能补肝肾、除风湿、健腰脚、利关节。《药性论》:"治男子女人毒风软脚,邪气湿痹,肾气虚弱,补益男子,纹筋骨";《本草纲目》:"强肝肾,健骨,治风虚";《玉楸药解》:"泄湿去寒,起痿止痛,泄肾肝湿气,通关利窍,强筋壮骨,治腰痛膝疼,足肿腿弱,遗精带浊"。枸杞子,味甘,性平,归肝、肾经,功能滋补肝肾、益精明目。《本草经集注》:"补益精气,强盛阴道";《药性论》:"补益精,诸不足,易颜色,变白,明目……令人长寿";《本草经疏》:"为肝肾真阴不足,劳乏内热补益之要药……故服食家为益精明目之上品"。

邹师认为,两药相配,补肝肾之力更强,狗脊性温,味甘带苦,强于温补而能祛湿,枸杞子甘平,平补肝肾,既补阳又益阴,养血益精,两药合用,其性平和,无恋邪壅遏之弊。适用于肾之阴阳不足或兼夹风湿者,如腰膝酸痛、头晕目涩、肢软乏力者。常用量狗脊 15g,枸杞子 15g。

5. 京玄参、大麦冬　玄参,味甘、苦、咸,性微寒,归肺、胃、肾经,功能凉血滋阴、泻火解毒。《本草纲目》:"滋阴降火,解斑毒,利咽喉,通小便血滞……肾水受伤,真阴失守,孤阳无根,发为火病,法宜壮水制火";《本草分经·肾》:"玄参苦咸微寒,纯阴入肾,泻无根浮游之火,凡相火之症用此水以制之"。麦冬,味甘、微苦,性微寒,归心、肺、胃经,功能养阴生津、润肺清心。《珍珠囊补遗药性赋·主治指掌·逐段锦》:"其用有四:退肺中隐伏之火,生肺中不足之金,止躁烦,阴得其养,补虚劳,热不能侵";《本草择要纲目》:"为补髓通肾气,滑泽肌体之对剂也"。

邹师认为,玄参凉血利咽、养阴泻火,麦冬补肺肾之阴而生津润燥,玄麦配伍,相得益彰,养阴制火之力更著。临床多用于各种肾炎肾衰出现咽喉肿痛者,尤其是 IgA 肾病有咽喉症状者每每用之,因肺、肾经络皆通于咽喉,咽喉之邪去,则肺肾之地得安也。常用量玄参 10~20g,麦冬 10g。脾胃虚寒、大便溏薄者慎用麦冬。

6. 女贞子、墨旱莲、桑椹子　女贞子,味甘、苦,性凉,归肝、肾经,功能滋补肝肾、明目乌发。《本草分经·肝》"甘苦凉,益肝肾,除火,纯阴至静,必阴虚有火者方可用";《本草再新》:"养阴益肾,补气舒肝。治腰腿疼,通经和血"。墨旱莲,味甘、酸,性寒,归肾、肝经,功能滋补肝肾、凉血止血。《医方集解·补养之剂·二至丸》:"汁黑入肾补精,故能益下而营上。"桑椹,味甘、酸,性寒,归心、肝、肾经,功能补血滋阴,生津润燥。《滇南本草》:"益肾脏而固精,久服黑发明目";《玉楸药解》卷二:"桑椹,滋木利水,清风润燥,治消癃淋……"

邹师认为,三者均甘寒(凉),入肝肾经,功能滋补肝肾、凉血润燥,临床每将其中两味相配,用于肾系疾病而有肾阴不足见症,如各种肾炎肾病、糖尿病、肾衰而有舌质红、五心烦热、腰脊酸痛者。而女贞子与墨旱莲相配,乃二至丸之意也,墨旱莲乃纯阴之品,为滋养收敛药,有收敛止血,得女贞子之助,补益之功更宏,而又能疏肝和血、通利经脉,故能凉血止血,临床用于治疗尿血而无明显腻苔者。常用量女贞子 10g,墨旱莲 10~20g,桑椹子10~20g。桑椹,女贞子对于肾阳虚弱,胃寒,大便滑者禁用。

7. 制黄精、肥玉竹　黄精,味甘,性平,归脾、肺、肾经,功能补气养阴、健脾、润肺、益肾。《名医别录》谓"黄精补中益气,除风湿,安五脏。久服延年轻身不饥";《本草从新》云其"平补气血而润"。玉竹,味甘,性微寒,归肺、胃经,功能养阴润燥、生津止渴。《滇南本草》言其"补气血,补中健脾";李时珍谓之"用代参、芪,不寒不燥,大有殊功"。

邹师认为,黄精兼补三焦,而以补肾阴功著,玉竹补中健脾,益胃阴力彰,两味合用,补气血,润五脏,阴阳并调,但以滋阴为重,因其性缓力薄,当久服缓图,难取急效。临床用于各种肾系疾病而有诸阴不足或兼有气虚者,如肾炎、肾衰竭、糖尿病见有舌红、无苔少苔、地图舌、眩晕耳鸣、腰脊酸痛、纳少便秘者。常用量黄精 10~20g,玉竹 10~20g。因黄精其味滋润醇浓,对于阳衰阴盛、头痛湿盛、气滞者不可服之,易助湿腻膈,致泄泻痞满。

8. 细生地、山萸肉　生地,味甘,性寒,归心、肝、肾经,功能清热凉血、养阴、生津。《名医别录》:"干地黄主男子五劳七伤,女子伤中胞漏下血,破恶血,溺血,利大小肠,去胃中宿食,饱力断绝,补五脏内伤不足,通血脉,益气力,利耳目";《医学启源·用药备旨》:"生地黄性寒味苦,气薄味厚,沉而降,阴也。其用有三:凉血一也;除去肤燥二也;去诸湿热三也"。山萸肉,味酸、涩,性微温,归肝、肾经,功能补益肝肾、涩精固脱。《名医别录》:"强阴,益精,安五脏,通九窍,止小便利,明目强力";《本草衍义》谓其"补养肾脏,无一不宜"。

邹师认为,生地,阴也,山萸肉,阳中之阴,两者相合,滋阴之力增强,而于补阴之中增添助阳之功,乃取阳中求阴之义也。每用于肾阴不足或兼有阳虚者,如肾炎肾病之蛋白尿、血尿者,或慢性肾衰而有其候者,或方药中有雷公藤等具肾毒性药物者,以监制其毒也。常用量生地 10g,山萸肉 10g。苔腻者勿用。

邹师治疗肾系疾病疗效卓著,认为肾系疾病的发生、发展与肾元不足密切相关,或因虚致病,或因病因药伤正致肾虚,而补肾非常关键,补肾药物的选用恰当与否直接影响疗效。邹师对补肾药的应用可谓得心应手,或补其气,或滋其阴,或阴阳并补,或气血同治,通过不同功效药物的配伍,或药物剂量的调整而改变其功效。另外,邹师还常用潼、白蒺藜,仙茅、仙灵脾、金樱子、菟丝子、杜仲、怀牛膝、生槐花、荠菜花等,囿于篇幅,不一一叙述。

## 二、清利药对

1. 知母、黄柏　知母者,味苦、甘,性寒,归肺、胃、肾经,功能清热泻火、生津润燥。《神农本草经》谓之"除邪气肢体浮肿,下水,补不足,益气";《景岳全书·本草正》言:"知母……在下则能利小水,润大便,去膀胱肝肾湿热,腰脚肿痛……解热淋崩浊";《本草求原》则曰:"知母治……淋……尿血"。黄柏者,味苦,性寒,归肾、膀胱经,功能清热燥湿、泻火除蒸、解毒疗疮。《医学启源·用药备旨》谓黄柏"气味俱厚,其用有六……补肾气不足、壮骨髓六也";《徐大椿医学全集·药性切用》:"川黄柏苦寒微辛,入膀胱而泻肾火,除湿热而滋肾水,为坚肾退热专药";《长沙药解》卷二也谓其"疏肝脾而泄湿热,清膀胱热而排瘀浊,殊有捷效"。

邹师认为,知、柏均入肾经,乃清利湿热之专药,两药相伍,能燥下焦之湿,清膀胱之火,药径走下焦,清利之力宏大,为治疗下焦湿热或膀胱实热证的首选药对,每用于尿路感染、慢性肾炎下焦湿热证,继发性肾病或肾功能不全表现舌根部苔腻而舌质红者也常使用。常用知母 10g,黄柏 10g。而对于脾胃虚寒者,常告诫勿用,谓"黄柏伤胃,知母滑脾"也,临床并无补益之功,久用易伤正。

2. 萹蓄、瞿麦　萹蓄者,味苦,性微寒,归膀胱经,功能利尿通淋、杀虫、止痒。《滇南本草》谓之"利小便。治五淋白浊,热淋,瘀精涩闭关窍"。瞿麦者,味苦,性寒,归心、小肠经,功能利尿通淋、破血通经。《神农本草经》:"瞿麦味苦寒。主关格诸癃闭,小便不通";张景岳谓之"能通小便,降阴火,除五淋,利血脉"。

邹师认为,瞿麦,阳中之阴,渗利疏通,长于利水,配以萹蓄,每能加强利尿通淋之力,临床用于尿路感染、泌尿系结石、乳糜尿、尿血、尿潴留、前列腺肥大、胆道炎症等表现为下焦湿热者,常用萹蓄 10g,瞿麦 10g。如患者有出血倾向或有身孕者,不宜使用瞿麦,因其能破血通经,使子宫张力升高,有流产之虞。对于老年人、虚弱之体者,不宜长期使用,因萹蓄直遂,不能益人,且久服泄精气,瞿麦性阴寒,泄降利水,久服伤阴,故不宜恒用。

3. 椿根皮、蜀羊泉　椿根皮,味苦、涩,性寒,归大肠、胃、肝经,功能清热燥湿、收涩止带、止泻、止血。《医林纂要》言:"泄肺逆,燥脾湿,去血中湿热。治泄泻,久痢、肠风、崩带,小便赤数";《本草求原》则谓其"功专在于燥以达阳,涩以收阴,使阳不陷于阴中,而诸证自除"。蜀羊泉味苦,微寒,归肝、胆经,功能清热解毒、利湿、祛风。

邹师认为,椿根皮因其味涩,长于收涩固敛,而蜀羊泉功专解毒祛风,二味合用,清利下焦之湿热,祛风止痒,而能收敛精微,减少蛋白质、红细胞的泄漏,每用于各种肾病、肾衰、尿路感染、妇女带下表现为下焦湿热蕴结,或有瘙痒症状者。常用量为椿根皮 20g,蜀羊泉 15g。

4. 石韦、猫爪草　石韦,味甘、苦,性微寒,归肺、膀胱经,功能利尿通淋、清热止血。《名医别录》云:"止烦下气,通膀胱满,补五劳,安五脏,去恶风,益精气";《滇南本草》谓其"止玉茎痛"。猫爪草,味甘、辛,性平,入肝、肺经,功能清热解毒、散结消瘀。

邹师常用此二物清热解毒、凉血止血,每用于尿路感染或尿中有红细胞或蛋白者;而对于泌尿系结石活动者或引起肾绞痛并发血尿者也常使用。常用量为石韦 20g,猫爪草 10g。邹师认为,石韦并非真有补性也,无湿热者勿用。

5. 车前草、荔枝草　车前草,味甘,性寒,归肝、肾、肺、小肠经,功能清热利尿、渗湿通淋、明目、解毒、凉血。《本草分经·膀胱》:"车前草甘寒,凉血去热,通淋明目,能解与小肠之湿热,须取叶用。"荔枝草,味苦、辛,性凉,功能清热、解毒、凉血、利尿。

邹师认为,两味相合,因其苦辛,能清解上焦之湿毒,因其苦寒,能泄下焦之湿热水气,常用于治疗慢性肾炎、尿路感染、或合并肺部感染、咽炎等表现为湿热或湿毒者,或尿中白细胞或红细胞者。常用量为车前草 20g,荔枝草 20g。

6. 马齿苋、凤尾草、鸭跖草　马齿苋,味酸,性寒,归肝、大肠经,功能清热解毒、凉血止血。《备急千金要方》卷二十六:"利大小便,去寒热";《滇南本草》云其"益气,清暑热,宽中下气,润肠,消积滞"。凤尾草,味淡、微苦,性寒,归大肠、胃、肝、肾经,功能清热利湿、凉血止血、解毒消肿。《植物名实图考》:"治五淋,止小便痛";《本草推陈》:"并有清热解毒消炎之功"。鸭跖草,味甘、淡,性寒,归肺、胃、小肠经,功能清热泻火、解毒、利水消肿。《本草拾遗》云:"主寒热瘴疟,痰饮,疔肿,肉癥滞涩,小儿丹毒,发热狂痛,大腹痞满,身面气肿,热痢,蛇犬咬,痈疽等毒";《日华子本草》曰:"鸭跖草和赤小豆煮,下水气湿痹,利小便。"

邹师常常三药中择其两者合用,能加强清热利湿作用,同时有较强的解毒凉血止血之功,对于尿路感染、慢性肾炎、肾结石湿热证或湿热灼络引起血尿者均可使用。常用量马齿苋 20g,凤尾草 20g,鸭跖草 20g。对于老年阳虚者慎用,因其性寒易伤阳气也。

## 三、祛风解毒药对

1. 制僵蚕、蝉衣　僵蚕,味咸、辛,性平,归肝、肺、胃经,功能祛风定惊,化痰散结。《医学启源·用药备旨》谓其"去皮肤间诸风",《本草纲目》云其"治风化痰,散结行经"。蝉衣,味甘,性寒,归肺、肝经,功能散风除热,利咽,透疹,退翳,解痉。《徐大椿医书全集·药性切用》谓其"轻扬善祛风热……出声音",张锡纯谓"蝉退性微凉,味淡,原非辛散之品,而能发汗者,因其以皮达表也。此乃发汗中之妙药,在身弱不任发表者,用之最佳"。

邹师认为,制僵蚕气味俱薄,轻浮而升,咸能入肾,解下焦郁热,本品尚能软坚散结,辛可行瘀散血,与蝉衣之轻清宣散并用可治在表之在上之风邪,也可深入下焦,导邪外出。临床用于各种肾炎或肾虚疾病兼有咽喉肿痛或声音不出,或身发疔疮者,或肾病综合征用激素后出现痤疮肿疖者,每两味并用,以祛风清咽,解毒散结。亦用于蛋白尿久治不愈者,而尿中常常泡沫居多者,谓其风邪作祟,亦从风治之。常用量制僵蚕 10g,蝉衣 6~10g。告诫气虚发痒,当禁服,或佐以太子参、生黄芪之补气固表之品。

2. 全蝎、地龙　全蝎,味辛咸,性平,有毒,归肝经,功能息风止痉,解毒散结,通络止痛。《玉楸药解》认为蝎"穿筋透骨,逐湿除风",《本草求真》则云"因外风内客,无不用之",《本经逢原》则认为其可"散血分之热"。地龙,味咸,性寒,归肝、脾、膀胱经,功能清热定惊,平喘利尿,通络。《景岳全书·本草正》谓其"能解热毒,利水道……主二便不通",《本草纲目》则云其"主小便不通,急慢惊风风,历节风痛,肾脏风注,头风齿痛"。

二味相伍,祛风之力更甚,味均咸入肾,上下内外无处不到。邹师引李东垣之言:"凡疝气带下皆属于风,蝎乃治风要药",认为此两味药组合其祛风之力胜过僵蚕、蝉衣,能治一切风,不论体表、皮肤之风,抑或深入脏腑经络间,包括盘踞肾脏之风邪,因此,每用于治疗顽固性蛋白尿,如肾病综合征、慢性肾炎、IgA 肾病表现为蛋白尿难消者,也可通用于小便不利,或肾病兼有瘀血征象者,能起到通利小便,通络散血功效。地龙尚具引经药作用,能引诸药直达病所。常用全蝎3g,地龙10g。现代药理认为全蝎具有抗惊厥、降血压作用,地龙具有平喘、降压、解热、抗血栓等作用。

3. 射干、牛蒡子 射干,味苦,性寒,归肺经,功能清热解毒,消痰,利咽。《神农本草经》谓之:"主咳逆上气,喉痹咽痛,不得消息,散结气,腹中邪逆,食饮大热",《滇南本草》云:"治咽闭喉风,乳蛾,疟腮红肿,牙根肿烂,攻散疮痈一切热毒等症"。徐大椿认为射干乃咽痛、喉痹专药。牛蒡子,味辛、苦,性寒,归肺、胃经,功能疏风清热,宣肺透疹,解毒利咽。《药性本草》谓之:"除诸风,利腰脚,又散诸结节筋骨烦热毒";《药品化义》认为:"牛蒡子能升能降,力解热毒。味苦能清火,带辛能疏风。风肺经郁火,肺经风热,悉宜用此"。

邹师常用此二味治疗风热外感,咽喉肿痛,或慢性喉痹,咽中慢性充血或滤泡增生,或蛋白尿夹有风热证候,或兼有小便不利者。射干与牛蒡子合用,具有更强的清解热毒,发散风湿,利咽消肿之功。现代药理认为射干为上呼吸道消炎药,有祛痰及利尿功效。射干与麻黄相伍,具有良好的平喘之功,用于喘促难平之象。邹师认为,牛蒡子体滑气香,除攻邪之外,尚有补益之用,能润肺又能利肺,可与山药、玄参相配,有更好的止嗽平喘之效,诚如张锡纯所谓的"安肺"之功。常用量,射干10g,牛蒡子10~15g。

4. 白鲜皮、地肤子 白鲜皮,味苦,性寒,归脾、胃、膀胱经,功能清热燥湿,祛风解毒。《神农本草经》谓其"主头风,黄疸,咳逆,淋沥,女子阴中肿痛,湿痹死肌,不可屈伸、起止、行步"。徐大椿认为本品"味甘性燥,气寒散行,入脾胃而除湿热,兼入小肠、膀胱,行水道利窍通关,为诸风顽痹专药"。地肤子,味辛、苦,性寒,归肾、膀胱经,功能清热利湿,祛风止痒。《神农本草经》谓其"主膀胱热,利小便。补中,益精气。久服,耳目聪明,轻身耐老"。

邹师认为,白鲜皮入肺经,故能祛风,入小肠经,故能祛湿,夫风湿既除,则血气自活而热亦去。与地肤子同用,有较强的祛风除湿止痒功效,每用于皮肤瘙痒、皮肤过敏、外阴作痒等证,可内服或外洗。现代药理研究认为,白鲜皮具有抑制真菌作用,地肤子水浸剂在试管内对黄癣菌、小芽孢癣菌等皮肤真菌亦有抑制剂作用。但告诫,白鲜皮苦寒,下部虚寒者,虽有湿证,亦当慎用。地肤子并无多少补益作用,同意《本草正义》的看法:"地肤子,苦寒泄热,止有清导湿热,通泄小便之用。《本经》又谓其补中益气,《别录》称其强阴者,乃湿热不扰,阴精自安之意,断不可拘泥字面,认为补益之品。"常用量白鲜皮 20g,地肤子 20g。

5. 荆芥、防风　荆芥,味辛,性微温,归肺、肝经,功能解表散风,透疹。《神农本草经》载其"主寒热……破结聚气,下瘀血,除湿痹";《食疗本草》认为其能"助脾胃,理阴阳毒";《医学启源·用药备旨·药类法象》认为其"气温,味辛苦,辟邪毒,利血脉,宣通五脏不足气。能发汗,通关节,除劳渴"。防风,味辛、甘,性温,归膀胱、肝、脾经,功能解表祛风,胜湿止痉。《神农本草经》云:"主大风头眩痛,恶风,风邪,目盲无所见,风行周身,骨节疼痛,烦满";《珍珠囊补遗药物赋》认为"防风主一切风,仍蠲脑痛";《本草正》:"气味俱轻,故散风邪治一身之痛……风能胜湿,故亦去湿,除遍体湿疮"。

邹师常将此二味并书,用于各种肾病兼有风邪或风湿表证的,用于宣散风邪,除湿解毒,流通气机,凡有皮肤瘙痒者,如肾衰竭或尿毒症,或兼有风湿毒邪者,肾炎肾病肌表水肿者,咽喉肿痛,皮肤破溃者均可使用。常用剂量均为 6~10g。本人认为,此方药对于即使没有风湿表证的,肾衰尿毒症者也可常规使用,用于微微汗出,宣散透邪,促使尿毒症毒素在体表的排泄。

此外,尚有较多药对,邹师常常信手拈来,如青风藤、鸡血藤治疗游走性关节痛、皮肤瘙痒、蛋白尿,具有祛风止痒解毒之功;蛇舌草、蛇莓每用于治疗系统性红斑狼疮、狼疮性肾炎,具有清热解毒,祛风散瘀之功。

## 四、活血软坚药对

1. 桃仁、红花　桃仁,味苦、甘,性平,归心、肝、大肠经,功能活血祛瘀,润肠通便。李东垣言:"苦重甘,气薄味厚,沉而降,阴中之阳,手、足厥阴经血分药也。苦以泄滞血,甘以生新血,故破凝血者用之。"红花,味辛,性温。归心、肝经。功能活血通经,祛瘀止痛。《本草衍义补遗》:"红花破留血,养血。多用则破血,少用则养血。"

邹老谓,瘀血可伴随慢性肾衰的全过程,其瘀血的浅深影响慢性肾衰的轻重,并对其他病理因素如水湿、湿浊有关,血不利则为水。因此,邹师常用丹皮、丹参、泽兰、三棱、莪术辈,而用之最频者则属桃仁、红花。凡尿毒症见皮肤瘙痒、肌肤甲错者必用之。两药均有活血祛瘀之功,桃仁长于破血,兼有生血之功;红花,善通利经脉,为血中气药,能泻而又能补。故桃红并用,取其祛瘀生新之功,破血而不伤血之义。常用量为桃仁 10g,红花 6~10g。

2. 丹参、赤芍 丹参,味苦,性微寒,归心、肝经,功能祛瘀止痛,活血通经,清心除烦。《日华子本草》谓其"养神定志,通利关脉……破宿血,补新生血"。赤芍,味苦,性微寒,归肝经,功能清热凉血,散瘀止痛。《名医别录》谓其"通顺血脉,缓中,散恶血,逐贼血,去水气,利膀胱大小肠,消痈肿,时行寒热,中恶腹痛,腰痛";《药性本草》则云其"通宣脏腑拥气……强五脏,补肾气"。

邹师认为,丹参、赤芍相伍,其活血作用较单用为强,丹参其色赤味苦,气平而降,阴中之阳也,入手少阴、厥阴之经,是心与心包络血分药也;赤芍味苦能泻,带酸入肝,专泻肝火,行血中之滞,其止痛之力不减当归。赤芍与白芍不同,白芍益脾,能于土中泻木,主补无泻。适用于但凡有血瘀证候的病证,肾系疾病中,久患肾病、新病而水肿较甚、糖尿病肾病、慢性肾衰尿毒症者。常用量为丹参 10~15g,赤芍 10~15g。

3. 玉米须、丝瓜络 玉米须,味甘、淡,性平;归肝、胆、膀胱经;功能利水通淋,利胆退黄,通乳止血。《滇南本草》云:"味甜,性微温,入阳明胃经,宽肠下气。"丝瓜络,味甘,性凉;归肺、肝、胃经;功能通经活络,清热化痰,凉血解毒,祛风利湿。《徐大椿医书全集·药性切用》言:"老丝瓜,筋络贯串,力能通经活络";《本草再新》谓:"通经络,和血脉,化痰顺气"。

邹老认为,慢性肾衰的现代基本病理特点是肾小球硬化,毛细血管袢阻塞,也即血络不通或闭塞,治当通其血络,临证习用玉米须、丝瓜络。二药均有通经络之功,并能渗利水湿,而无耗伤正气之虞。此外,两味配合,有降低血尿酸作用。除用于复方汤药外,师常以此二味介绍于肾衰竭有水肿、血尿酸升高者,煎汤代茶常饮,疗效确实。用量均为 15g,鲜品可用 30~45g。

4. 昆布、生牡蛎 昆布,味咸,性寒,归肝、胃、肾经;功能软坚散结,行水消肿。陈藏器谓:"利水道,去面肿";李东垣则认为:"咸能软坚,故瘿坚如石者非此不除,与海藻同功";《本草汇》:"昆布之性,雄于海藻,噎症恒用之,盖取其祛老痰也"。牡蛎,味咸,性凉,归肝、肾经;功能平肝潜阳,重镇安神,敛汗涩精,软坚散结;生用益阴潜阳,软坚散结。《名医别录》:"除老血,涩大小肠,止大小便,疗泄精"。

邹老以为,慢性肾衰双肾明显缩小者,或肾小球硬化、肾小管萎缩明显者,均属"痰积",概用软坚化痰品,意在软化硬化之肾脏,消散其结痰。临证惯用昆布、生牡蛎。二味相合,有较强的化痰软坚功效。此外,邹师认为,昆布、生牡蛎能消水潜降、收涩敛精,对高血压、蛋白尿有作用;并能直接吸附尿毒素,如尿素氮、肌酐、尿酸等。临床每用昆布 15g,生牡蛎 30g。

## 五、渗利泄浊药对

1. 苍术、生苡仁　苍术,味辛、苦,性温,归脾、胃经;本品既辛温升散,苦温燥湿,外能发汗以解风寒之邪,又芳香化浊、燥湿健脾,内而能疗脾湿困顿、运化失司;每用于肾衰湿浊内蕴,出现纳谷不振、胸闷脘痞、腹胀泄泻、苔白腻者。薏苡仁,味甘、淡,性微寒,归脾、胃、肺经;本品乃健脾补肺之要药,能升能降,升少降多,上行清肺热,以使水之上源清净;下行理脾湿,渗利肠胃之湿;常生用,取其清热渗湿,利水消肿之功,多用于中下焦湿浊内蕴者。

湿、水、浊、瘀是慢性肾衰的常见病理产物,直接影响慢性肾衰的邪正消长和病程进展。化湿之药甚多,而吾师独喜苍术、生苡仁伍用。邹老谓:"苍术者,其味辛,主升散;生苡仁性寒,以降为主。二味合则升降相应,气机畅利则水湿化矣。"常用量 10~15g。

2. 茯苓皮、车前子　茯苓皮,味甘、淡,性平,归脾、肺经;功能利水消肿,用于面目四肢浮肿,小便不利,能行皮肤水湿。《本草纲目》言其"主治水肿肤胀,开水道,开腠理"。车前子,味甘,性寒,归肾、膀胱、肝、肺经;功能利水渗湿,清肝明目,清肺化痰。《本草汇言》认为其"行肝疏肾,畅郁和阳";《医林纂要》:"车前子,功用似泽泻,但彼专去肾之邪水,此则兼去脾之积湿;彼用根,专下部,此用子,兼润心肾,又甘能补,故古人谓其强阴益精。然要之,行水去妄热,是其所长"。

慢性肾衰,常常有水湿逗留或水气泛溢,表现为面睑浮肿、足踝或周身肿胀、尿量减少,甚者有胸水、腹水。邹老每喜以茯苓皮、车前子以利尿渗湿,不主张逐水攻下之猛剂,因肾衰竭其正气已损,耐不得峻攻荡涤。此二药相合,可谓外能行皮肤水湿,行水而不耗气,胜似大腹皮;内能利肾水脾湿,利中有补,功用盖泽泻。车前子,邹师常用 10~15g,茯苓皮根据水湿轻重,而用 15~40g 不等,少数也用至 60g。

3. 半夏、生姜 半夏,味辛,性温,有毒,归脾、胃、肺经;功能燥湿化痰,降逆止呕,消痞散结。《药性本草》:"消痰涎,开胃健脾,止呕吐";《温热经纬》:"半夏之辛开,以通络拒秽结之气,用治呕哕,其效如神"。生姜,味辛,性微温,归肺、脾、胃经;功能解表散寒,温中止呕,化痰止咳。

恶心、呕吐、纳食不振、泛吐痰涎,苔白腻,是慢性肾衰屡见之症,现代医学认为是代谢性酸中毒及尿毒症性胃炎所致。邹师谓,其症当属脾胃水湿痰饮,随气上逆使然,治当和胃蠲饮,用半夏、生姜。半夏,气味俱薄,沉而降,阴中阳也;生姜,气味俱厚,清浮而生升,阳也,佐使半夏,制其毒也,合而温中去湿之力更甚。每用姜半夏 6~10g,生姜 2~3 片。

4. 凤尾草、六月雪 凤尾草,味淡、微苦,性寒,归大肠、胃、肝、肾经;功能清热利湿,凉血止血,解毒消肿。《植物名实图考》:"治五淋,止小便痛";《本草推陈》:"并有清热解毒消炎之功"。六月雪,味淡、微辛,性凉,归肺、胃经;功能疏风解表,清热利湿,舒经活络。

浊毒是慢性肾衰过程中的必然产物,不管有无苔腻、尿浊、口中氨味,但见血尿素氮或血肌酐升高,邹老即用泄浊之品,如白花蛇舌草、槐花、土茯苓、制军类,而尤擅凤尾草、六月雪相须合用。邹老常用此二味配对使用,因其味均淡,具淡渗之功,助邪外出,性均寒凉,有下降之势,迫浊下泄;六月雪微辛,凤尾草微苦,辛开苦降,条达气机,气运流动,邪无藏身之所。用量 15~30g。

此外,邹老用得非常多的药对是制军、生牡蛎,一般制军用量从小剂量开始,3g、5g、8g,直至 15~20g,如制军通腑之力不显,则暂用生军 3~5g;生牡蛎一般用 30~40g,用于监制大黄之泻下之力,同时,本品利水敛邪,二味合用能通腑不伤正,助邪外出。用于慢性肾衰各个阶段,以中晚期用得更普遍。

(周恩超)

# 第二十七节　肾病治疗辨证配伍用药经验

　　邹燕勤教授认为,辨证论治是中医的精华,但在辨证的基础上,了解不同肾脏疾病的病因及病理变化,辨证结合辨病,可提高临床疗效。邹燕勤教授临证组方严密,特别注意药物之间的配伍法度。

## 一、辨证精细,用药灵活

　　辨证论治是中医治疗疾病的基本原则。辨证是治疗疾病的关键,无论什么肾病,只要证候一致,就可以用同一种治法配方用药。同时,肾脏疾病不是一成不变的,而是始终处在一个不断的变化过程中,中医的证型在疾病的发展过程中也随之呈现出多样性和易变性。如气阴两虚证是慢性肾炎的常见证型,但慢性肾炎有时也可表现为肝肾阴虚、脾肾气虚、脾肾阳虚等证型,其立法组方有很大差异,特别是慢性肾炎出现上呼吸道感染、扁桃体炎等,治疗应以清热解毒祛邪为主。因此,邹燕勤教授特别强调个体化治疗。如在治疗慢性肾衰竭时,邹燕勤教授根据多年的临床经验,辨证分析,总结出 10 种治疗方法,即温运脾阳、平逆降浊、补气养阴、补肾填髓、滋阴平肝、益肾和络、阴阳并补、五脏调补、镇肝息风、清心开窍等。对临床经病理检查确诊为 IgA 肾病者,根据不同的辨证结果,可分别采用疏风清热、清心导赤、清泄肝火、清热凉血、健脾清利、补气养血、补气养阴、补气活血、养阴活血、补肾解毒、补肾益精等 11 种具体的治法进行配方用药,辨证之精细,由此可见一斑。

　　在具体配方时,邹燕勤教授特别注意药物之间的配伍法度。如在养阴的同时常配伍少量的化湿药,如制苍术等,以防阴柔助湿;在化湿、利尿的同时佐以养阴之品,如生地黄、山萸肉、枸杞子等,以防耗伤阴津;在滋补肾阴时用少量的补阳药,使阴得阳助,又藉阳药之温运,以制阴药之凝滞,使其滋而不滞;在补阳时注重应用补阴之品,使阳有所附,并藉阴药之润以制阳药之温燥,使其补阳而不伤津。这种相反相成的配伍原则,在治疗肾脏病时经常运用。对肾脏病保护肾元尤为重要,组方时要慎用或禁用大苦、大寒、大辛、大热之品,以甘平之品为上。

## 二、辨病用药,新颖奇特

现代医学对各种肾脏病的发病机理认识较为深入,要学会"西为中用"。即要充分学习、借鉴西医的病理学、免疫学、血液流变学等知识,并将其融入中医学理论中去,在辨证用药的前提下,灵活运用"辨病用药"。如慢性肾炎的发生与细菌、病毒的侵入有密切关系,细菌、病毒作为抗原作用于机体免疫系统形成抗体,抗原抗体结合形成免疫复合物沉积于肾小球,激活补体系统而导致肾炎的发生。而感染、炎症等,均可视为"热毒"。据此常在辨证用药的前提下加入金银花、连翘、蚤休、炒黄芩、炒山栀、紫花地丁、蒲公英等清热解毒之品。现代药理研究表明,清热解毒药有促进网状内皮系统的吞噬功能和杀菌、抗病毒能力,可排除病源,故可从一个侧面起到终止免疫反应的作用。

再如糖尿病肾病,患者由于长期血糖过高,后期可损害肾脏,致肾小球硬化,影响肾功能。中医按"消渴""肾劳"论治,辨证大多属气阴两虚证,以益气养阴为治疗大法,酌情配伍鬼箭羽、地骨皮、桑枝、地锦草等。鬼箭羽味苦、辛,性寒,入血分,善破血散结,活血消肿止痛,民间使用其治疗糖尿病取得较好的效果。研究证明,鬼箭羽对健康小鼠血糖水平无明显影响,但能显著降低四氧嘧啶所致糖尿病小鼠血糖水平。地骨皮甘寒,能清内热,《神农本草经》曰其主"消渴",《圣济总录》记载地骨皮饮专治"消渴日夜饮水不止、小便利"。现代药理证实,地骨皮水煎剂灌胃能明显降低葡萄糖性高血糖和肾上腺素高血糖小鼠的血糖,能减轻四氧嘧啶糖尿病小鼠胰岛 $\beta$ 细胞形态结构损害。临床上桑枝多用于治疗风湿、类风湿疾病,《本草图经》言桑枝"久服轻身,聪明耳目,令人光泽,兼疗口干",《本草备要》认为其可"养津液",《本草再新》记载其有"滋肾水"之功效。由于桑枝具上述功效,故对糖尿病性关节病变、周围神经病变具有较好的作用,且可降血糖,具有散寒而不偏温、祛湿而不偏燥的特点。地锦草能清热解毒、活血、止血、利湿,实验研究发现其具有抗氧化作用,是一种较强的抗氧化植物,并对大鼠肾缺血再灌注引起的肾功能损伤具有保护作用。

过敏性紫癜性肾炎继发于过敏性紫癜之后,而过敏性紫癜是一种毛细血管和微血管的变态反应性疾病,其发生与感染、药物或食物过敏引起的变态反应有关。临床上一部分患者常在紫癜过后出现肾损害,主要特征为肉眼血尿或镜下血尿,亦可伴有轻度蛋白尿。对此常在清热凉血止血的基础上加用青风藤、蝉衣等药物。《本草图经》认为青风藤"可治风",《本草纲目》有"青风藤治风湿流注,历节鹤膝,损伤疮肿"的记载。该药具有祛风湿、通经络、利小便的作用,民间常用于治疗风湿病。研究发现,青风藤主要成分为青风藤碱,具有镇痛、抗炎、镇静、消肿、利尿、降压、抗组胺释放、免疫抑制及免疫调节等多种作用,从而可达到降低蛋白尿和血尿的功效;蝉衣具有免疫抑制作用,并可抗过敏。因此,二药对于过敏性紫癜性肾炎有较好的疗效。慢性肾脏病由于长期大量蛋白漏出,以致加重了肾小管回吸收的负担,造成肾小管损伤,尿检测可发现患者尿 $\beta_2$-MG 含量增加;同时,肾小管的损伤,可致尿液浓缩功能降低,临床表现为夜尿增多。对此常在方中加用菟丝子,临床证明其能明显改善患者夜尿之症。考菟丝子味辛、甘,性平,入肝、肾经,阴阳双补,益阴而不腻,温阳而不燥。《医级》固真丹方用菟丝子配莲须、芡实、茯苓等治疗肾气亏虚、膀胱不约之小便频多。

## 三、利用检测,配方选药

临床观察发现,有些肾脏病呈现隐匿性,临床表现不显著,甚则全无症状,对于中医而言属于"无症"可辨,因而常常难以遣方用药。在这种情况下,邹师常根据病理类型、理化指标配方选药。如系膜增殖性肾小球肾炎、IgA 肾病多表现为阴虚证和气阴两虚证,邹师用养阴或益气养阴之品如生地黄、枸杞子、制何首乌、山萸肉、生黄芪、太子参、炒山药等治疗;同时系膜增殖性肾小球肾炎兼夹湿热证者占相当比例,故组方时常加用清热利湿之品如车前子、瞿麦、萹蓄、荔枝草、猫爪草、荠菜花等。如果患者尿检出现大量蛋白或蛋白持续不降时,常用蝉衣、僵蚕、全蝎等虫类药物降尿蛋白;对于顽固性血尿常选大蓟、小蓟、白茅根、仙鹤草、炒槐花、景天三七、炒茜草等;尿中出现白细胞及脓细胞则用紫花地丁、蒲公英、蚤休、白花蛇舌草等;对于女性患者兼有妇科炎症时加用椿根皮、蜀羊泉、土茯苓,可明显消除炎症。

肾脏病患者常出现脂质代谢紊乱,化验指标以胆固醇、三酰甘油升高居多,对此常采用决明子、荷叶、山楂、绞股蓝等药物降血脂。临床上有些慢性肾脏病患者长期服用雷公藤制剂,该药最常见的不良反应是对肝脏的影响,主要表现为肝功能异常,转氨酶升高。对此类患者除了治疗其原发肾病外,同时加用五味子、马鞭草、垂盆草、田基黄等以降低转氨酶。痛风、慢性肾功能不全患者血尿酸升高时,用丝瓜络、玉米须等以降尿酸;双肾萎缩,肾功能异常如尿素氮、肌酐升高,用大黄、牡蛎、昆布、六月雪软坚散结,通利二便以泄浊;若患者血压较高又无明显症状时,可选加天麻、钩藤、白蒺藜、灵磁石、夏枯草、杜仲、牛膝等降血压,以保护肾功能;慢性肾脏病常有血液流变学方面的异常改变,如血液黏稠度增高等,常用丹参、川芎、红花、泽兰、川石斛等药物以降低血液黏稠度。

中医的望闻问切是宏观辨证的依据,而西医学的各种检测指标,拓宽了四诊的"能见度",可以让我们进行微观辨证,通过不断总结其规律,有利于增加宏观辨证的准确性,同时也丰富了传统辨证论治的内容,给辨证论治理论赋予了新的含义。总之,在长期的临床实践中很好地把握西医的病与中医的证型、药物之间的关系,特别是在具体用药方面主张选取一药多效之品,以避免因配方过大、用药过多而加重肾脏负担,并禁用肾毒性药物。

（朱晓雷）

# 第四章　医案实录

# 第一节 急性肾炎

陈某,男,23岁。

初诊:2003年4月6日。

主诉:咽痒1个月,血尿3天。

病史:患者1个月前因受凉而出现恶寒发热,咽痛咳嗽,自服感冒药及抗生素后,发热退,而咽痒仍作。3天前晨起时出现肉眼血尿1次,无尿频、尿急、尿痛,查面肢无水肿,咽红,两侧扁桃体Ⅰ~Ⅱ度肿大,舌淡红,苔薄黄,脉细。尿常规:隐血(+++),蛋白(+),尿相位差红细胞126万/ml,混合型。舌淡红,苔薄黄,脉细。

诊断:急性肾炎,证属咽喉湿热。

治法:清咽渗利。

处方:

| | | |
|---|---|---|
| 玄参10g | 麦冬10g | 射干10g |
| 金银花10g | 鸭跖草15g | 生苡仁20g |
| 茯苓20g | 石韦10g | 小蓟15g |
| 白茅根30g | 仙鹤草15g | 枸杞子20g |
| 侧柏炭15g | 生甘草5g | |

医嘱:忌服辛辣刺激性食物,慎防外感,避免过度劳累。

二诊:2003年5月3日。

诊疗情况:尿常规:隐血(+),蛋白(±),尿相位差红细胞23万/ml,混合型。血生化示肝、肾功能正常。血压130/80mmHg。仍觉咽痒不适,舌根苔黄腻,舌质淡红,脉细。

治疗仍宗原意,前方去鸭跖草,加蝉衣6g。

三诊:2003年6月4日。

诊疗情况:上方服1个月后,尿检蛋白阴性,隐血(+),无明显不适,唯劳累后腰酸乏力,舌淡红,苔薄白,脉细,咽稍红,两侧扁桃体Ⅰ度肿大。患者急性期已过,进入恢复期阶段,治疗拟补肾清利。

处方:

| | | |
|---|---|---|
| 川断 15g | 桑寄生 15g | 太子参 15g |
| 生黄芪 20g | 炒白术 10g | 生苡仁 20g |
| 枸杞子 15g | 白茅根 30g | 仙鹤草 30g |
| 大小蓟各 30g | 槐花 10g | 金樱子 15g |
| 玄参 10g | 蚤休 10g | 制军 10g |
| 蝉衣 5g | | |

四诊:2003 年 7 月 5 日。

诊疗情况:服药 1 个月后,患者尿常规已正常,咽无不适,唯久站或行走久时觉腰酸明显,舌淡红,苔薄白,脉细,治宜益气养阴,补肾善后。

处方:

| | | |
|---|---|---|
| 太子参 15g | 生黄芪 20g | 川断 15g |
| 桑寄生 15g | 枸杞子 20g | 生苡仁 20g |
| 怀山药 20g | 云茯苓 15g | 茅芦根各 20g |
| 仙鹤草 30g | 槐花 10g | 女贞子 15g |
| 功劳叶 15g | 制狗脊 15g | 金樱子 15g |
| 荠菜花 15g | | |

按:急性肾小球肾炎大多急性起因,临床表现为血尿、蛋白尿、高血压、水肿、少尿及氮质血症。本病常见于感染之后,尤其是链球菌感染,大多为良性自限性的疾病,但也有部分病例可发展为慢性肾小球肾炎。本病属中医"风水""尿血"病范畴。患者先天肾气不足,或肾元亏虚是本病发生的内因;外邪袭表肺失宣肃,不能通调水道,下输膀胱,脾失运化,水湿内蕴是发病的外因。急性肾炎的辨证治疗应该注意扶正祛邪,标本兼顾,维护肾气的原则,并积极控制及预防原发疾病,如上呼吸道感染、丹毒或皮肤化脓性疾病等。本病例因感受外邪,风热毒邪蕴结咽喉,并病及于肾,热伤血络,临床以血尿为主。治疗先从咽论治,清利咽喉为先,并持续应用至咽喉部感染症状彻底消除为止,故初诊、二诊直至三诊皆分别用玄参、麦冬、射干、金银花、蝉衣、蚤休以清热利咽。早期血尿治疗以清利凉血止血为主,故配用小蓟、白茅根、仙鹤草、槐花、大蓟等以防湿热久稽,闭门留寇。本方药以《喉科紫珍集》清咽利膈汤合《济生方》小蓟饮子加减而成,有利咽解毒,疏风清热,凉血止血之功,使之表里双解,上下分消,不使内陷下袭。玄参,苦微寒无毒,色黑入肾,能壮水以制火。《本草备要》认为本药可"益气精明

目,利咽喉,通二便。""本肾药而治上焦火证,壮水以制火也。肾脉贯肝膈,入肺中,循喉咙,挟舌本。肾虚则相火上炎,如喉痹、咽肿、咳嗽、吐血之所由来也。"临床使用此药利咽凉血获效明显。急性肾炎的发生,内因在于肾气亏虚,肾气不足,病邪乘虚而入,故在恢复期阶段,注重健脾益肾,整体调节。本病例从三诊始即逐步增加补肾之品,并以平补气阴为主,避免使用温燥之品。总之,急性肾炎的治疗常分急性期和恢复期两个阶段,前者以清利为主,后者以扶正为主,根据邪正的轻重而配合用药,其中彻底根除感染病灶是治疗的关键。

（曾安平）

# 第二节　慢性肾炎

病案一

刘某,男,39 岁。

初诊:2009 年 2 月 27 日。

主诉:腰酸乏力反复 7 年。

病史:2002 年起反复感腰酸乏力,尿常规检查发现尿隐血。2007 年 1 月在我院行肾穿刺活检术报告:轻度系膜增生性肾小球肾炎,伴肾小球硬化(2/24)肾功能正常。今尿常规:尿隐血(BLD)(++),RBC 0~1 个 /HP(当地),BP 120/90mmHg。刻下:自觉尚可,无肢体浮肿,觉腰酸,纳可,二便调,脉细,舌质红,苔薄黄。

诊断:慢性肾炎,证属脾肾气虚、湿热内蕴。

治法:益气清利法

处方:

| | | |
|---|---|---|
| 川断 15g | 桑寄生 15g | 杜仲 15g |
| 怀牛膝 10g | 太子参 20g | 生黄芪 20g |
| 生苡仁 20g | 茯苓 20g | 白茅根 30g |
| 仙鹤草 30g | 丹参 10g | 茜草 20g |
| 荠菜花 20g | 小槐花 20g | 水牛角片 15g |
| 车前草 20g | 生甘草 6g | 小红枣 10g |

二诊:2009 年 3 月 13 日。

诊疗情况:测血压 118/90mmHg,尿常规:BLD(++),RBC 1~3 个 /HP。五六天前不慎感冒,现鼻塞喷嚏咽痒,右侧腰部不适,纳可寐差,大便日行 1 次,成形,尿量中等,脉细,苔薄黄。

处方:

| | | |
|---|---|---|
| 金银花 10g | 连翘 10g | 板蓝根 10g |
| 贯众 10g | 黄芩 10g | 香白芷 10g |
| 生苡仁 20g | 茯苓皮 30g | 玄参 10g |

| 射干 10g | 冬瓜仁 20g | 浙贝<sup>杵</sup> 15g |
| 茅芦根各 20g | 茜草 20g | 荠菜花 20g |
| 白花蛇舌草 15g | 车前草 20g | 生甘草 6g |

三诊:2009 年 3 月 25 日。

诊疗情况:尿隐血转阴,昨日于当地复查尿常规(-),肾功能正常,有时腰酸,无口干,舌质红,苔薄黄,脉细。

上方去连翘、板蓝根、贯众、香白芷,加太子参 20g、生黄芪 20g、川断 15g、桑寄生 15g。

按:补气清利法是邹师治疗慢性肾小球肾炎的常用方法,针对慢性肾炎脾肾气虚、湿热内蕴证而设,是治疗慢性肾炎的基本大法。邹师提出,对于慢性肾炎脾肾气虚、湿热内蕴证这种虚实夹杂的证候,需扶正祛邪、标本兼顾。补气健脾益肾以治其本,重点在于补气。脾乃气血生化之源,补气离不开健脾。健脾可助生化之源,健脾又可强后天而养先天,故补气健脾可达脾肾双补之效。益肾即维护肾气,加强气化功能。补气健脾益肾常取四君子汤或参苓白术散之意,常用药有太子参、生黄芪、炒白术、茯苓等。黄芪炙者,补中益气之力增强;生者,取其补气利水之效。因慢性肾炎多见水肿,故治疗肾炎气虚者,多用生黄芪健脾补气而达行水消肿的目的,使补而不滞。药理实验证实黄芪补气利水,健脾而达补益肾元之效。太子参味甘,微苦,其性略偏寒凉,补气健脾,兼能养阴生津,与黄芪相伍,可制约其甘温益气之温燥之性,又可防利湿之品苦燥伤阴。本病的病机演化规律通常为先伤于气,后损于阴,病程始终兼夹湿热,热易伤阴,故选用太子参一味清补之品,在补气的同时注意养护阴分,防止病情进展,气损及阴或湿热伤阴,充分体现了邹师"有病治病,未病防变"的"治未病"思想。太子参作用平和,也体现了邹师用药和缓的特点。若乏力、气短、神疲等气虚征象较明显,而湿热不著者,则选用补气之力较强的党参。白术益气健脾,燥湿利水;薏苡仁、茯苓甘淡渗湿,健脾利水,三者既可扶正,又能祛邪。川断味苦辛,性微温;桑寄生味苦甘,性平,均为平补肾气之品,若患者腰酸较甚,加入杜仲等补肾强腰。湿热之邪贯穿慢性肾炎病程始终,是其病变发展的基本病理因素。"祛邪可以匡正","邪去则正安"。所以治疗上,在补气健脾益肾的同时注意清热利湿。根据邪正双方的标本缓急,决定祛邪与扶正的主次。"湿热之邪宜清宜利",苦能除湿,寒凉清热,性味苦寒的清热利湿药物,可祛除湿热之邪,抑制肾脏的免疫炎症反应,促进肾脏病变的修复。临证首需辨别湿热所在,结合脏腑病位遣方用药。慢性肾炎的患者常卫表不固,易于感受外邪。二诊时患者外感风邪,与湿热搏结,肺失宣肃,咽喉不利,此时遵照"急则治其标"的治则,先拟清热疏风解毒利咽之法,以银翘散合玄麦甘桔汤之意,用金银花、连翘、黄芩等清热解毒,并以玄参、射干等清利咽喉。祛除外邪,是稳定肾炎病情的重要环节,也是维护肾气的重要方面。三诊时外邪已去,再兼顾扶正固本,但湿热留恋,故清热利湿仍需贯穿始终。

### 病案二

朱某,女,38 岁。

初诊:2009 年 1 月 23 日。

主诉:发现尿异常 2 个月。

病史:幼时有"肾炎"史。2 个月前体检发现尿蛋白隐血,至南京军区总医院查尿 RBC 415 万 /ml,多形型,尿蛋白定量 1.48g/24h,肾功能正常,B 超双肾正常,服雷公藤多苷片 20mg、每日 3 次治疗。刻下:纳可,二便调,夜寐安,无肢肿,无肉眼血尿,无高血压。苔薄黄,脉细。

诊断:慢性肾炎,证属脾肾气虚兼湿热。

治法:健脾补肾,益气清利。

处方:

| | | |
|---|---|---|
| 太子参 20g | 生黄芪 20g | 生苡仁 20g |
| 茯苓 20g | 怀山药 20g | 川断 15g |
| 桑寄生 15g | 制狗脊 15g | 白茅根 30g |
| 仙鹤草 30g | 荠菜花 20g | 生槐花 15g |
| 女贞子 20g | 墨旱莲 20g | 水牛角片 15g |
| 蛇舌草 20g | 生甘草 5g | 参三七粉<sup>包</sup>6g |

二诊:2009 年 3 月 4 日。

诊疗情况:复查尿 MDI:RBC 170 万个 /ml,尿蛋白 0.758g/24h。夜间盗汗,口干,纳寐安,夜尿 1 次,大便调,脉细,苔薄黄,舌质红,舌边有齿痕。

诊断:气阴两虚、湿热内蕴证。

处方:

| | | |
|---|---|---|
| 太子参 20g | 生黄芪 20g | 生地 10g |
| 山萸肉 10g | 南北沙参各 20g | 川石斛 20g |
| 生苡仁 20g | 茯苓 20g | 白茅根 20g |

| 仙鹤草 30g | 荠菜花 20g | 生槐花 20g |
| 女贞子 20g | 墨旱莲 20g | 水牛角片<sup>包</sup>20g |
| 蛇舌草 20g | 生甘草 5g | 川断 15g |
| 参三七粉<sup>包</sup>6g | | |

三诊:2009年3月25日。

诊疗情况:复查尿RBC 1万/ml,尿蛋白0.82g/24h,盗汗止,无夜尿,腰酸乏力,大便调,纳尚可,舌边有齿印,舌体偏胖,苔薄黄,脉细。

脾肾气虚,兼有湿热。治以益肾健脾,补气清利。

| 处方:川断 15g | 桑寄生 15g | 狗脊 15g |
| 杜仲 20g | 怀牛膝 10g | 太子参 20g |
| 生黄芪 30g | 生苡仁 20g | 茯苓皮 30g |
| 白茅根 30g | 仙鹤草 30g | 女贞子 20g |
| 墨旱莲 20g | 茜草 20g | 荠菜花 20g |
| 小槐花 20g | 南北沙参各 15g | 车前草 15g |
| 小红枣 10g | | |

按:慢性肾炎的病机演化规律一般是先伤于气,后损于阴,必然转归是气阴两虚或阴阳两虚。脾肾气虚往往在疾病的初中期多见,随着其病机演变,中后期可逐渐伤阴损阳,出现气阴两虚、阴虚、阳虚或阴阳两虚。湿热是慢性肾炎病变发展过程中的一个基本环节。湿热日久更伤气损阴。邹师在治疗上于补气的同时注意养护阴分,可防止病情进展,使损伤之阴分得以恢复,充分体现了邹师"有病治病、未病防变"的"治未病"思想。如本例患者二诊时,盗汗、口干等阴伤的症状明显,故以参芪地黄汤为主方加减,加入南北沙参、川石斛等养阴生津之品,阴液渐复;三诊时仍以益肾健脾补气清利法为主进治,方中以川断、寄生等补益肾气,太子参、生黄芪等补气健脾,仍辅以二至丸、南北沙参等顾护阴分,并以白茅根、仙鹤草、荠菜花、小槐花、茜草等清利凉血,全方补气兼以养阴,同时清热利湿,标本兼顾。

### 病案三

赵某,女,62岁。

初诊:2006年11月22日。

主诉:腰酸乏力8年余。

病史:近8年多来时感腰酸乏力,尿检以血尿为主,伴少量蛋白,肾功能正常,诊断为"慢性肾炎"。2000年造影检查发现右肾畸形。刻下:自觉乏力,腰部酸胀,右侧为甚,时感双下肢肿胀,怕冷,自汗,纳食可,夜寐欠安,夜尿1~2次,大便1~2日一行。舌苔薄黄,脉细。近4个月加用雷公藤多苷片,近期复查:尿红细胞30万/ml,多形型。

诊断:慢性肾炎,证属肾虚湿热。

治法:益肾健脾,清热利湿。

处方:

| | | |
|---|---|---|
| 川断150g | 桑寄生150g | 制狗脊150g |
| 厚杜仲200g | 怀牛膝150g | 仙灵脾150g |
| 仙茅150g | 肉苁蓉60g | 巴戟天120g |
| 菟丝子180g | 生熟地各80g | 桑椹子200g |
| 女贞子200g | 墨旱莲200g | 制黄精150g |
| 制首乌藤各200g | 青龙齿200g | 熟枣仁100g |
| 糯根须300g | 瘪桃干300g | 煅龙骨300g |
| 煅牡蛎300g | 浮小麦300g | 太子参300g |
| 生黄芪300g | 潞党参300g | 生苡仁200g |
| 茯苓300g | 怀山药300g | 芡实300g |
| 川石斛200g | 北沙参150g | 当归150g |
| 赤白芍各150g | 枸杞子200g | 制僵蚕120g |
| 全蝎30g | 蝉衣60g | 石韦150g |
| 白茅根300g | 仙鹤草300g | 大小蓟各200g |
| 水牛角片[包]120g | 生地榆150g | 槐花200g |
| 荠菜花200g | 白果120g | 丹参100g |
| 青风藤200g | 蒲公英200g | 白花蛇舌草200g |
| 枳壳100g | 佛手片120g | 车前子[包]30g |

以阿胶200g、鹿角胶150g、龟甲胶100g收膏,并入冬虫夏草20g、参三七粉30g,以及红枣150g、桂圆肉100g、冰糖500g、银耳150g、核桃仁150g、莲子200g等药食两用药一同入膏。按本院常规法煎制。

服法:每日早晚空腹各1汤匙,开水冲化后服用。

二诊:2007年11月22日。

诊疗情况:腰酸,易疲劳,纳可,夜寐安和,偶感胸闷、头晕,血压时有升高,舌苔薄黄,舌质红,脉细。

原方去首乌藤、青龙齿、熟枣仁,加入潼白蒺藜各100g、灵磁石300g、川芎100g、全瓜蒌150g、炙远志100g、荔枝草200g、谷麦芽各200g,收膏药同前。

三诊:2008年11月28日。

诊疗情况:腰部酸痛,易疲乏,口干欲饮,夜尿1~2次,纳可,寐安,舌苔根部薄黄,舌质红,脉细。查空腹及餐后血糖升高,糖化血红蛋白正常。

原方去青龙齿、熟枣仁,加入桑椹子200g、鬼箭羽200g、地骨皮200g、虎杖150g、天花粉100g、生石膏150g、南沙参150g、天麦冬各150g、百合200g、制军30g、积雪草200g、土茯苓200g,细料药入西洋参100g,辅料去冰糖,入木糖醇300g,药食两用药中去红枣、桂圆肉。

四诊:2009年1月28日。

诊疗情况:服膏滋后,精神好转,面色红润,胃纳好转,大便已成形,腰酸减轻,时感头晕头痛,口干欲饮,胸闷心慌,夜尿1次,纳可,寐安,舌苔根部薄黄,舌质红,脉细。复查肾功能肌酐、尿素氮、尿酸均正常。

原方加明天麻200g、双钩藤150g、夏枯草100g、地锦草200g、川芎100g、炙远志100g、全瓜蒌100g、降香(另包,后下)30g。收膏药同前。

按:邹师制定膏方处方,以辨证论治为基础,根据患者具体病情和体质类型,按照膏方特有的成方定规用药,充分体现了治病与调补相结合、因人制宜、全面调治的整体观思想。邹师认为"有是病,用是药",即强调辨病辨证用药。膏方并非单纯补剂,首先是"有病治病"。正如秦伯未先生所说"膏方非单纯进补,乃包含救偏却病之义"。邹师在辨证之时首辨脏腑,即疾病所在的主要病位。慢性肾脏病,病位多以肾为主,又涉及脾,以及心、肝、肺等脏器。老年病人除肾气虚弱外,还患有多种疾病,病情复杂,病位广泛,涉及脏腑较多,所以临证时应首先明确病位,分清主次。治疗时以病位所在主要脏器为主,还需兼顾其他相关之脏,体现整体辨证,全面调治。其次辨阴阳、气血。邹师认为人体疾病是因"阴平阳秘"的动态平衡发生了变化,临证治疗时强调调摄阴阳,使阴阳恢复相对平衡。"谨察阴阳所在而调之,以平为期。"辨证时或阴虚为主,或阳虚为主,或阴阳俱损,或阴虚阳亢,或阳虚阴盛,应详辨之。临证又有在气在血之别。在气者有气虚、气滞之分,在血者有血虚、血瘀之不同。"气为血帅、血为气母",气血运行通畅则百病不生,然"一有怫郁,诸病皆生"。慢性肾病患者,多久病入络,从血分求治。治疗上或益气养血,或益气活血,或养血活血,或行气化瘀,等等。总之,服用膏方的慢性病患者往往病机复杂,病位广泛,阴阳气血虚实错杂。治疗上需从整体入手,全面兼顾。该患者病位主要在肾,涉及脾、心、肝,辨证属肾虚湿热为主,治疗拟益肾清利为法,兼顾健脾、养心、平肝。邹师常守"男子重补肾、女子重气血",对女性患者着重调理气血。对老年患者尤其注重用药平稳、全面兼顾。

### 病案四

罗某,女,35岁。

初诊:2010年8月18日。

主诉:血尿反复发作3个月。

病史:今年5月患者因扁桃体发炎、发热后3天,出现肉眼血尿,5月21日查尿红细胞计数32万/ml,多形型,蛋白(+),隐血(++++)。7月21日复查:隐血(++),红细胞18万/ml。平时易咽喉发炎,尿检以镜下血尿为主。今查尿常规:隐血(+++),蛋白(++)。今诊:偶腰酸,尿中有少量泡沫,时感手心发热,寐差,易腹泻,耳鸣,咽红,苔薄黄,脉细。

诊断:慢性肾炎,证属湿热蕴结咽喉。

治法:清咽渗利。

处方:

| | | |
|---|---|---|
| 玄参 10g | 麦冬 15g | 桔梗 6g |
| 金银花 10g | 射干 10g | 牛蒡子 15g |
| 黄芩 10g | 太子参 20g | 生苡仁 30g |
| 茯苓 30g | 制蚕 15g | 蝉衣 6g |
| 石韦 20g | 地龙 10g | 茅根 30g |
| 仙鹤草 30g | 蒲公英 15g | 紫珠草 15g |
| 荠菜花 20g | 水牛角片[包]15g | 景天三七 15g |
| 小槐花 30g | 生甘草 5g | |

二诊:2010年9月1日。

诊疗情况:腰部酸胀,咽干口干,手心发热,尿中少量泡沫,药后大便成形,苔黄薄腻,脉细。

前方有效,踵武前置。上方去黄芩,加蒲公英 30g、紫花地丁 20g。

三诊:2010 年 9 月 15 日。

诊疗情况:今尿常规:隐血(++),蛋白(+),自觉诸症较前缓解,无咽痛,睡眠欠安,夜尿 1 次,苔黄,脉细,咽红。

上方去景天三七,加炒山栀 10g、怀山药 30g、首乌藤 30g。

四诊:2010 年 9 月 29 日。

诊疗情况:近来体力恢复,睡眠改善,但活动量增加后仍感腰部酸痛,咽部稍痛,苔根黄,脉细。

清咽益肾渗利法进治。

处方:

| | | |
|---|---|---|
| 玄参 10g | 麦冬 10g | 射干 10g |
| 牛蒡子 15g | 黄芩 10g | 金银花 10g |
| 川断 15g | 寄生 15g | 功劳叶 10g |
| 女贞子 20g | 枸杞子 20g | 墨旱莲 20g |
| 紫珠草 20g | 茅根 30g | 仙鹤草 30g |
| 侧柏叶 10g | 景天三七 15g | 小槐花 20g |
| 生苡仁 30g | 车前子<sup>包</sup>30g | 茯苓皮 30g |
| 太子参 20g | | |

五诊:2010 年 10 月 20 日。

诊疗情况:今查尿常规:隐血(+++),余(-)。上周感冒,鼻塞、流涕、咽痛,现感冒已愈,口干欲饮,夜尿 2 次,入睡前燥热,睡眠一般,苔黄,脉细。

上方去寄生、枸杞子,加茅芦根各 30g、川石斛 20g、首乌藤 30g、合欢皮 30g,太子参因缺药而改党参 20g。

六诊:2010 年 11 月 3 日。

诊疗情况:尿常规示隐血(++),红细胞 22 个 /μL。自觉尚可,睡眠改善,大便易溏泄,纳可,夜尿 2 次,苔黄,脉细,咽红。

处方:

| | | |
|---|---|---|
| 玄参 10g | 麦冬 15g | 射干 10g |
| 牛蒡子 15g | 黄芩 10g | 金银花 10g |
| 炒山栀 10g | 女贞子 20g | 墨旱莲 20g |
| 紫珠草 20g | 侧柏叶 10g | 小槐花 10g |
| 茅根 30g | 仙鹤草 30g | 水牛角片<sup>包</sup>15g |
| 太子参 20g | 生黄芪 30g | 生苡仁 30g |

| | | |
|---|---|---|
| 茯苓 30g | 怀山药 20g | 炒芡实 20g |
| 石榴皮 20g | 焦谷麦芽各 20g | |

七诊:2010 年 11 月 17 日。

诊疗情况:服上药后大便改善,劳累后感腰部酸胀,口唇干燥,苔薄黄,舌质红,舌边有齿印,脉细。上方加制僵蚕 10g、蝉衣 6g。

参三七粉　1g　每日 3 次。

八诊:2010 年 12 月 1 日。

诊疗情况:近日工作劳累,咽痛不适,口干、咽干无痰,活动后腰胀,纳可,寐安,夜尿 2 次,大便调。脉细,苔黄,舌边有齿痕。今日尿常规:隐血(+++),蛋白(+),红细胞 124 个 /μL,鳞状上皮细胞 50 个 /μL。

| | | |
|---|---|---|
| 处方:玄参 10g | 麦冬 15g | 桔梗 6g |
| 黄芩 10g | 射干 10g | 牛蒡子 15g |
| 金银花 10g | 制蚕 10g | 蝉衣 8g |
| 石韦 20g | 猫爪草 10g | 地龙 10g |
| 太子参 20g | 生黄芪 30g | 生苡仁 30g |
| 茯苓皮 30g | 茅根 30g | 仙鹤草 30g |
| 小蓟 20g | 小槐花 20g | 景天三七 15g |
| 水牛角片<sup>包</sup>15g | 车前子<sup>包</sup>30g | 生甘草 5g |

参三七粉　1g　每日 3 次。

九诊:2010 年 12 月 15 日。

诊疗情况:近日觉身困乏力,咽干咽痛,活动后腰胀,夜尿 2 次,苔黄腻,舌质红,脉细。今日尿常规:隐血(++),蛋白(-),红细胞 5 个 /μL,鳞状上皮细胞 7 个 /μL。

处方:上方去猫爪草、地龙,加凤尾草 20g。

参三七粉　1g　每日 3 次。

十诊:2010 年 12 月 29 日。

诊疗情况:药后困乏感、咽干咽痛等症减轻,纳可,大便调,苔黄腻,脉细。今日尿常规:隐血(++),红细胞 20 个 /μL。

原方去猫爪草、地龙,茯苓皮改茯苓,加椿根皮 20g、蜀羊泉 20g、小红枣 10g。

按:本病案是慢性肾炎的病例,中医属于"尿血"的范畴。本例病位主要在肾与咽。患者每于扁桃体炎、咽炎急性发作时,尿检指标波动,反映出肾炎的活动。西医学认为,慢性肾炎是一种免疫相关的疾病,呼吸道感染激发体液免疫反应,可能是肾炎诱发的原因之一。中医学早在《灵枢·经脉》中就指出:"足少阴之脉……其直者,从肾上贯肝膈,入肺中,循喉咙,挟舌本。"咽喉为肺卫之门户,外邪入侵,湿热毒邪壅结咽喉,可循足少阴之脉侵犯于肾。故邹师在治疗此类病例时,从咽论治,采用清咽益肾渗利之法。清利咽喉常用玄麦甘桔汤,风热初起,加入金银花、黄芩、射干、牛蒡子等疏风清热解毒之品,并遣制僵蚕、蝉衣等祛风通络的药物,有抑制免疫、降低尿蛋白的作用;久病阴虚,治以养阴清利、凉血止血,方选二至丸。方中还应用了白茅根、小蓟、槐花、荠菜花、紫珠草等清利凉血,治疗血尿的药物。本病案体现了邹师从咽论治慢性肾炎的特点。

### 病案五

王某,女,47岁。

初诊:2010年11月10日。

主诉:尿检异常5年余。

病史:2005年3月因尿检异常入住江苏省人民医院肾科,行肾穿刺活检,报告示:系膜增生性肾小球肾炎。治疗予百令胶囊、黄葵胶囊,及西拉普利(一平苏)降压等措施,当时查肾小球滤过率(GFR):左肾(LK)65ml/min,右肾(RK)57.3ml/min,尿检以红细胞尿为主。2010年10月复查GFR:LK 34.3ml/min,RK 29.9ml/min,总GFR 64.2ml/min。10月18日尿常规:隐血(+++),RBC 117.7个/μL。今诊:下肢乏力,久立后双踝酸胀,口干欲饮,手心灼热,小腹坠胀,月经延期20天未至,大便日行1次,腹痛即泻,舌质红,苔黄,脉细。

诊断:慢性肾炎,证属气阴两虚、兼有湿热。

治法:益气养阴,清热利湿。

处方:太子参30g　　　生黄芪30g　　　生地10g
　　　山萸肉10g　　　制首乌20g　　　炙黄精20g
　　　南北沙参各20g　天麦冬各20g　　川石斛20g
　　　生苡仁30g　　　茯苓30g　　　　川断10g
　　　寄生10g　　　　菟丝子15g　　　丹参20g

赤芍 15g　　　　　仙鹤草 30g　　　　　紫珠草 20g

水牛角片<sup>包</sup>15g　　　生甘草 5g

参三七粉　1g　每日 3 次。

二诊:2011 年 1 月 5 日。

诊疗情况:近日晨起仍觉手指肿胀,眼睑浮肿,面红口红,手心热,足心凉,口干,胃脘隐痛,嗳气,双膝酸痛,苔少,舌质红,脉细。

处方:太子参 20g　　　　生黄芪 30g　　　　生苡仁 30g

茯苓皮 30g　　　　怀山药 20g　　　　南北沙参各 20g

天麦冬各 20g　　　川石斛 20g　　　　制香附 10g

延胡索 10g　　　　谷麦芽各 20g　　　佛手 10g

川断 10g　　　　　寄生 10g　　　　　茅芦根各 20g

蒲公英 20g　　　　车前草 20g　　　　小红枣 10g

生甘草 5g

参三七粉　1g　每日 3 次。

三诊:2011 年 1 月 19 日。

诊疗情况:近日口腔溃疡、糜烂、牙龈肿痛,颜面潮红,口干唇红,晨起眼睑浮肿,夜半手指肿胀,手心热,双下肢冷,纳可,寐欠安,二便调,苔薄黄,舌质红,脉细。

原方加川连 1.5g、淡吴萸 1.5g、丹皮 10g、赤芍 10g,去茅芦根、蒲公英、寄生。

四诊:2011 年 2 月 16 日。

诊疗情况:晨起面红唇红,眼睑浮肿,午后双下肢肿胀,休息后缓解,手心热,足心冷,双膝关节酸冷,腹中肠鸣,嗳气频频,口苦,矢气多,大便日行 1 次,舌质红,舌边有齿痕,舌苔薄黄,脉细。

补气养阴,健脾理气,益肾渗利法进治。

处方:太子参 30g　　　　生黄芪 30g　　　　生苡仁 30g

茯苓皮 30g　　　　南北沙参各 20g　　　天麦冬各 20g

枳壳 10g　　　　　佛手 10g　　　　　制香附 10g

砂仁<sup>后下</sup>5g　　　　川断 10g　　　　　寄生 10g

枸杞子 20g　　　　女贞子 20g　　　　墨旱莲 20g

茅根 30g　　　　　仙鹤草 30g　　　　小红枣 10g

炙甘草 5g

五诊：2011 年 3 月 2 日。

诊疗情况：面部有发热感,双膝关节发冷,手足心热,足心凉,时有盗汗,时嗳气,腹中肠鸣,大便糊状,日行 1 次,舌红,苔黄,脉细。

上方加炒山药 20g、炒芡实 20g、石榴皮 15g、谷麦芽各 20g,去枳壳、砂仁、佛手。

逍遥丸　8 粒　每日 3 次。

六诊：2011 年 3 月 16 日。

诊疗情况：下肢发冷,时有肿胀,白天足心凉,手心热,嗳气,矢气较多,夜寐易醒,大便日行 2 次,呈糊状,舌质红,苔薄黄,脉细。3 月 14 日复查肾功能：肌酐清除率(CCr)92.9ml/min,尿常规：隐血(++),RBC 50 个 /μL。

| 处方：柴胡 1.5g | 黄芩 10g | 制香附 10g |
| 广郁金 10g | 丹皮参各 10g | 赤芍 10g |
| 南北沙参各 20g | 天麦冬各 20g | 枳壳 10g |
| 佛手 10g | 制首乌藤各 20g | 菟丝子 10g |
| 覆盆子 15g | 金樱子 15g | 谷麦芽各 20g |
| 茯苓神各 30g | 合欢皮 30g | 玫瑰花[后下]5g |
| 炙甘草 5g | 石榴皮 20g | |

七诊：2011 年 3 月 30 日。

诊疗情况：手心热,下肢冷,足心凉,嗳气频,矢气多,时呃逆,面唇泛红,大便呈糊状,日行 1 次,苔黄,脉细。3 月 24 日尿常规：隐血(++),RBC 9 个 /μL。

上方加炒山药 20g、炒扁豆 20g、炒芡实 20g,去柴胡、黄芩。

参三七粉　1g　每日 3 次。

八诊：2011 年 4 月 13 日。

诊疗情况：手心热,足心凉,嗳气,矢气多,大便日行 1 次,略口干,舌质红,苔薄黄,脉细。从气阴两虚辨治。

| 处方：太子参 20g | 生黄芪 20g | 生苡仁 30g |
| 茯苓 30g | 柴胡 1.5g | 制香附 10g |
| 生地 10g | 南北沙参各 20g | 天麦冬各 20g |
| 川石斛 10g | 丹皮参各 10g | 赤芍 15g |

| 菟丝子 15g | 金樱子 15g | 覆盆子 15g |
| 制首乌藤各 30g | 炒山药 20g | 炒芡实 20g |
| 炒扁豆 20g | 小红枣 10g | 炙甘草 5g |
| 广郁金 10g | | |

九诊:2011 年 4 月 27 日。

诊疗情况:口干已除,余症同前,大便日行一两次,呈糊状,舌质红,苔薄黄,脉细。

上方加石榴皮 20g、焦谷麦芽各 20g、炒白术 10g,去柴胡、天麦冬、制首乌藤。

十诊:2011 年 5 月 11 日。

诊疗情况:诸症缓解,大便日行 1 次,呈半糊状,余无明显不适,苔薄黄,脉细。5 月 6 日尿常规:隐血(++),RBC 10 个 /μL。上方继进。

十一诊:2011 年 5 月 25 日。

诊疗情况:自觉眼睑肿胀,晨起手指发胀,倦怠乏力,药后脘胀、嗳气,大便质稀,日行两三次,脉细,苔薄黄,舌质黯红。昨日尿常规:隐血(++),RBC 10 个 /μL。健脾理气助运为主。

| 处方:炒党参 20g | 生黄芪 20g | 炒白术 10g |
| 炒山药 20g | 炒芡实 20g | 炒扁豆 20g |
| 石榴皮 15g | 枳壳 10g | 佛手 10g |
| 谷麦芽各 20g | 焦楂曲各 20g | 茯苓皮 50g |
| 川断 10g | 寄生 10g | 枸杞子 20g |
| 女贞子 20g | 墨旱莲 20g | 北沙参 20g |
| 小红枣 10g | 炙甘草 5g | |

按:本案为慢性肾炎的病例。患者表现为镜下血尿,肾功能减退,辨证属于气阴两虚,湿热内蕴,病位主要在肾、脾,还涉及于肝。治疗以补气养阴、健脾益肾、清热利湿为治法。全方标本兼顾,补气健脾助运,滋阴益肾扶阳,为治本之治;清热利湿,凉血止血,理气解郁等均为治标之法。邹师在遣方用药之时,注意健运脾胃,补益后天之本,选用参苓白术散为主方加减,补气健脾、理气和胃,调理后天以养先天。时时顾及患者阴虚的一面,补气养阴选用参芪地黄汤合沙参麦冬汤之意,补气而不伤阴,养阴而不滋腻碍胃。调气解郁选用理气而不伤阴之品,如玫瑰花、合欢皮等,疏肝理气

之柴胡亦小其制,处处注意顾护阴分。全方补益与疏泄兼施,使气机条达,气血流畅,阴阳得以平衡。经治疗,患者肾小球滤过率提高,尿检红细胞维持在正常范围,诸症改善。

### 病案六

尹某,男,45岁。

初诊:2014年12月31日。

主诉:双下肢水肿间作1年余。

病史:患者1年多前无明显诱因出现双下肢水肿,尿中泡沫增多,当时至医院检查尿常规:pro(+),24小时尿蛋白定量0.3g,尿RBC $7×10^4$/ml,多形型,肾功能正常。双下肢水肿反复。2014年12月复查24小时尿蛋白定量3.72g,尿RBC $47×10^4$/ml,多形型,服中药煎剂治疗。昨日复查24小时尿蛋白定量1.71g;肝功能:AST/ALT:22/25,ALB40.7g/L;肾功能:BUN 4.14mmol/L,SCr68.1μmol/L,$Ca^{2+}$2.11mmol/L,$CO_2$CP455.8mmol/L;尿常规:pro(+),RBC28个/μL,BLD(++)。血压正常,测BP:125/97mmHg。近日感冒后,咳嗽,痰黄,腰酸胀,下肢轻中度可凹性水肿,眼睑胀,咽红,口干,纳可,夜寐安,夜尿1~2次,大便日行4~5次,质不成形。苔黄,脉细。

诊断:慢性肾炎,证属脾肾气虚,湿热内蕴,外感于邪,肺失宣肃。

治法:从肺论治,先拟止咳化痰,益肾清利法。

处方:(1)

| | | |
|---|---|---|
| 南北沙参各15g | 杏仁3g | 紫菀10g |
| 款冬10g | 金荞麦30g | 鱼腥草15g |
| 防风6g | 金银花10g | 太子参15g |
| 生黄芪30g | 炒白术10g | 生苡米30g |
| 茯苓皮50g | 制僵蚕15g | 蝉衣6g |
| 牛蒡子15g | 全蝎3g | 水蛭3g |
| 黄蜀葵花20g | 石韦20g | 浙贝母15g |
| 茅芦根各20g | 水牛角片<sup>包</sup>15g | 生甘草5g |
| 炒芡实20g | | 7剂 |

(2)健肾片 4片 每日3次。

(3)参三七粉 1g 每日3次。

二诊:2015年1月7日。

诊疗情况:1月6日复查尿常规:pro(+++),RBC108个/μL,BLD(++),24小时尿蛋白2 532mg。乏力缓解,腰胀痛,下肢轻度可凹性水肿,咽痛不定,咳嗽时作,咽红,纳可,夜寐安,夜尿1次,大便日行4~5次,质稀色黑,感冒已愈,但感冒后尿蛋白增多。无腹痛,舌边红,苔黄,脉细。治从健脾益肾清咽渗利法。

处方:(1) 太子参 10g　　生黄芪 30g　　炒白术 10g

生薏米 30g　　茯苓 30g　　制僵蚕 15g

牛蒡子 15g　　蝉衣 6g　　全蝎 4g

地龙 10g　　水蛭 4g　　地鳖虫 4g

川断 15g　　寄生 15g　　制狗脊 15g

肉苁蓉 15g　　红景天 15g　　茅芦根各 15g

仙鹤草 30g　　青风藤 20g　　石韦 20g

黄蜀葵花 20g　　萹蓄 20g　　水牛角片<sup>包</sup>15g

小槐花 15g　　荠菜花 20g　　女贞子 20g

旱莲草 20g　　生甘草 6g　　黑穞衣 20g

枸杞子 20g　　车前子<sup>包</sup>30g　　　　14剂

(2) 成药同上。

三诊:2015年1月21日。

诊疗情况:复查尿常规 pro(+++),RBC97个/μL,BLD(++),WBC14个/μL,腰骶部不适,乏力不显,纳可,晨起口干,咽痛不显,咽红,药后腹泻,日行4~6次,夜寐安,夜尿1次,排尿乏力。24小时尿蛋白3 763.2mg,肾功能:BUN2.67mmol/L,SCr59μmol/L,$K^+$4.19mmol/L,$Ca^{2+}$2.05mmol/L,$CO_2CP$ 455.8mmol/L,UA410.9mmol/L,$P^{3+}$1.03mmol/L。

处方:(1) 1月7日原方,14剂。

(2) 健肾片　4片　每日3次。

(3) 参三七粉　1g　每日3次。

四诊:2015年2月4日。

诊疗情况:蛋白尿,血压正常。尿常规:pro(+++),RBC131个/μL,BLD(+++),24小时尿蛋白4 484.7mg。近日感冒,不发热,咳嗽,咯吐黄痰,咽痛,咽红,下肢轻度水肿,腰胀,精神可,纳可,夜寐安,夜尿1~2次,大便质稀,日行5~6次。苔黄,脉细。患者复又感冒、咳嗽,加上肠炎便稀,日行5~6次,尿蛋白增而不降。予疏风宣肺,止咳化痰,清咽健脾渗利方进治。

处方:(1) 银翘各 10g  荆防各 10g  板蓝根 10g

南沙参 15g  杏仁 10g  紫菀 10g

佩兰 10g  金荞麦 30g  鱼腥草 15g

枇杷叶 12g  前胡 10g  制僵蚕 15g

牛蒡子 15g  蝉衣 4g  炒黄芩 10g

浙贝杵 15g  茯苓 30g  芦根 30g

全蝎 3g  石韦 20g  地龙 10g

太子参 15g  生薏米 30g  茯苓 30g

猫须草 20g  生甘草 5g  7 剂

(2) 健肾片  4 片  每日 3 次。

(3) 参三七粉  1g  每日 3 次。

五诊:2015 年 2 月 11 日。

诊疗情况:感冒渐愈,仍轻咳,24 小时尿蛋白定量 2 256.8mg,尿常规:pro(+++),RBC88 个 /μL,BLD(+++),血常规:Hb147g/L,WBC7.79×10⁹/L,PLT 238×10⁹/L,肝肾功能正常:ALT/AST21/15,ALB 35.1g/L,BUN/SCr 3.33/52.8,$Ca^{2+}$ 2.07μmol/L,UA422.2mmol/L,TC/TG 6.76/5.46,BP105/75mmHg。腰部胀痛不适,乏力不显,轻咳,无咽痛,咽红,纳可,夜寐安,夜尿 1 次,大便偏稀,日行 5~6 次,下肢足踝部紧绷感。

处方:(1) 上方去荆芥、防风、板蓝根、连翘、前胡,加生黄芪 30g,玄参 10g,射干 10g,川断 15g,寄生 15g,青风藤 20g,14 剂。

(2) 健肾片  4 片  每日 3 次。

(3) 参三七粉  1g  每日 3 次。

六诊:2015 年 3 月 4 日。

诊疗情况:尿常规:pro(++),RBC80 个 /μL,BLD(+++)。BP 100~109/71~76mmHg,24 小时尿蛋白定量 2 847.6mg,双下肢水肿不显,腰酸痛,精神好,纳可,夜寐安,夜尿 1 次,大便日行 5~6 次,质稀,咽红,无咽痛,晨起口苦,血压正常,脉细,苔黄,不抽烟。健脾清肠,益肾清利法。

处方:(1) 生黄芪 30g  防风 6g  炒白术 10g

生薏米 30g  茯苓皮 50g  制僵蚕 15g

牛蒡子 15g  蝉衣 8g  全蝎 3g

| 黄蜀葵花 30g | 石韦 20g | 猫须草 20g |
|---|---|---|
| 猫爪草 10g | 川断 15g | 寄生 15g |
| 女贞子<sup>包</sup>20g | 旱莲草 20g | 茅根 30g |
| 仙鹤草 30g | 荠菜花 20g | 水牛角片<sup>包</sup>15g |
| 车前子<sup>包</sup>30g | 炒芡实 20g | 炒山药 20g |
| 石榴皮 15g | 小红枣 10g | 生甘草 6g  7 剂 |

（2）成药同上

（3）清咽滴丸  3 粒  含服  每日 3 次

七诊：2015 年 3 月 18 日。

诊疗情况：3 月 17 日复查尿常规：pro(+++)，RBC111 个 /μL，BLD(+++)，WBC13 个 /μL，肾功能正常，BUN3.74μmol/L，SCr53.9μmol/L，$K^+$ 3.7mmol/L，$Cl^-$93mmol/L，$CO_2CP$23.5mmol/L，UA457.7mmol/L。24h 尿蛋白定量 3 637.4mg，BP：110/80mmHg。大便稀，色深，日行 5~6 次，双下肢浮肿，双腰酸胀交替，咽红，纳可，夜寐安，夜尿 1 次，目胀疲劳，下肢肿，苔黄，脉细。

| 处方：（1）炒党参 20g | 生黄芪 30g | 炒白术 10g |
|---|---|---|
| 炒苡米 30g | 茯苓皮 50g | 炒山药 20g |
| 炒芡实 20g | 焦谷麦芽各 20g | 焦楂曲各 20g |
| 石榴皮 15g | 制僵蚕 20g | 牛蒡子 15g |
| 蝉衣 6g | 全蝎 3g | 地龙 10g |
| 黄蜀葵花 20g | 石韦 20g | 川断 15g |
| 寄生 15g | 青风藤 20g | 茅根 30g |
| 仙鹤草 30g | 萹蓄 20g | 车前子<sup>包</sup>30g |

14 剂

（2）健肾片  4 片  每日 3 次。

（3）参三七粉  1g  每日 3 次。

（4）建议肾穿刺活检（患者未接受）。

八诊：2015 年 4 月 1 日。

诊疗情况：复查 24 小时尿蛋白定量 3 317.4mg，尿常规：pro(++)，RBC24 个 /μL，BLD(+++)，下肢水肿，午后明显，腰痛时作，乏力不适，咽红，纳可，夜寐安，夜尿 1 次，大便日行 5~6 次，不成形，下肢按之凹陷，苔薄黄，脉细。BP100/70mmHg（未服降压药）。

处方:(1)上方全蝎改 5g,加水蛭 4g、川断 20g、稆豆衣 20g、生甘草 6g,14 剂。

(2)成药同上。

(3)雷公藤多苷片　20mg　每日 3 次。

九诊:2015 年 4 月 15 日。

诊疗情况:复查 24 小时尿蛋白定量 3 423mg,尿常规:pro(+++),RBC 28 个/μL,BLD(+++),肝肾功能:AST/ALT:25/16,ALB 30.8g/L,AKP 87U/L,γ-GT 61U/L,BUN4.15μmol/L,SCr60.4μmol/L,$Ca^{2+}$9.89mmol/L,UA442.6mmol/L,TC/TG 6.86/8.54。2 月 10 日肝功能:γ-GT 31U/L。BP:96/69mmHg,双下肢中度可凹性水肿,腰骶胀,纳可,夜寐安,夜尿 1 次,大便日行 4~5 次,质稀,色黑,停药后色转黄。舌质红,苔薄黄,脉细。

处方:(1)

| | | |
|---|---|---|
| 生黄芪 50g | 太子参 20g | 生薏米 30g |
| 茯苓皮 50g | 猪苓 20g | 制僵蚕 10g |
| 牛蒡子 10g | 蝉衣 6g | 玄参 10g |
| 射干 10g | 全蝎 3g | 地龙 10g |
| 水蛭 4g | 黄蜀葵花 20g | 石韦 10g |
| 车前子<sup>包</sup>30g | 泽泻 20g | 丹参 20g |
| 川芎 10g | 红花 10g | 小红枣 10g |
| 生甘草 6g | 黑稆衣 20g | 垂盆草 30g |

14 剂

(2)健肾片　4 片　每日 3 次。

(3)参三七粉　1g　每日 3 次。

(4)雷公藤多苷片　10mg　每日 3 次。

十诊:2015 年 4 月 29 日。

诊疗情况:4 月 28 日复查 24 小时尿蛋白定量 1.92g,尿常规:pro(+),RBC13 个/μL,BLD(+),双下肢中度可凹性水肿,腰酸,弯腰后腰痛,精神好,登楼则下肢乏力,纳可,夜寐安,夜尿 1 次,大便日行 4~5 次,色黑,不成形,目胀,苔薄黄,脉细。

处方:(1)上方加泽兰泻<sup>各</sup>15g、当归 20g、白芍 15g、枸杞子 25g,去玄参、射干,14 剂。

(2)成药同上。

十一诊:2015 年 5 月 14 日。

诊疗情况:5 月 13 日复查 24 小时尿蛋白定量 1 740.8mg,尿常规:蛋白(-)。今诊,腰骶酸楚,下肢浮肿,踝关节处明显。纳可,大便日行 4~5 次,不成形,苔黄,脉细,咽红,有慢性肠炎。补气清利,兼以治咽。

处方:(1) 生黄芪 50g　　　太子参 20g　　　炒白术 10g

　　　生薏米 30g　　　茯苓皮 50g　　　猪苓 20g

　　　制僵蚕 20g　　　牛蒡子 15g　　　蝉衣 6g

　　　全蝎 4g　　　　黄蜀葵花 20g　　石韦 20g

　　　地龙 10g　　　　水蛭 4g　　　　丹参 20g

　　　川芎 10g　　　　炒山药 20g　　　炒芡实 20g

　　　石榴皮 15g　　　马齿苋 20g　　　制狗脊 20g

　　　川断 15g　　　　寄生 15g　　　　黑稆衣 30g

　　　生甘草 5g　　　　小红枣 10g　　　车前子<sup>包</sup>30g

　　　　　　　　　　　　　　　　　　　　　　　　14 剂

(2) 成药同上。

十二诊:2015 年 5 月 28 日。

诊疗情况:24 小时尿蛋白定量 1 272.0mg,有所下降,但尿常规蛋白(++),BP90/60mmHg,脉细,苔黄。

处方:(1) 上方加制苍术 10g、佩兰 10g、仙灵脾 15g、焦谷麦芽各 20g,14 剂。

(2) 成药同前。

(3) 查双肾 B 超。

十三诊:2015 年 6 月 11 日。

诊疗情况:患者便稀,不成形,日行 5~6 次。有慢性肠炎,肠息肉(已手术摘除),6 月 10 日查 24 小时尿蛋白定量 847.8mg,血生化:总蛋白 57.0g/L,白蛋白 29.1g/L,球蛋白 27.9g/L,UA435.7mmol/L,TC6.99mmol/L,TG4.78mmol/L,4 月 14 日查 TC:8.86mmol/L,TG:8.54mmol/L,总蛋白 53.4g/L,白蛋白 30.8g/L。自觉无不适,行走已有力,有眼疲劳症,苔薄黄,脉细。

处方:(1) 5 月 14 日方加当归 20g、赤白芍各 10g、枸杞子 25g,14 剂。

(2) 成药同上。

十四诊:2015 年 6 月 25 日。

诊疗情况:6月24日查24小时尿蛋白定量3 112.2mg,尿常规:蛋白(+)。工作忙碌,开车时间比前多些,腰痛已不明显,舌质红,苔薄黄,脉细。劳累亦能增加蛋白尿。

处方:(1)上方加焦白芍15g、枸杞子20g,14剂。

(2)保肾甲丸　5g　每日3次。

(3)火把花根片　2片　每日3次。

(4)雷公藤多苷片　10mg　每日3次。

十五诊:2015年7月9日。

诊疗情况:24小时尿蛋白定量1 590.3mg,尿常规:蛋白(+),尿隐血(+++),尿红细胞12个/μL。今诊,有时腰胀,下肢浮肿减轻,踝关节处仍肿。纳寐安,有肠炎,大便仍稀。苔薄黄,脉细。益肾健脾,补气清利法。

处方:(1)

| | | |
|---|---|---|
| 川断15g | 寄生15g | 菟丝子15g |
| 覆盆子15g | 金樱子10g | 五味子6g |
| 乌药6g | 生黄芪50g | 炒白术10g |
| 炒苡米30g | 茯苓皮50g | 猪苓20g |
| 制僵蚕20g | 牛蒡子15g | 蝉衣6g |
| 全蝎3g | 地龙10g | 水蛭4g |
| 丹参20g | 川芎10g | 炒山药20g |
| 炒芡实20g | 石榴皮15g | 车前子<sup>包</sup>30g |
| 黑穞衣30g | 生甘草5g | 小红枣10g |

14剂

(2)成药同上。

十六诊:2015年7月23日。

诊疗情况:7月22日查24小时尿蛋白定量317.1mg,尿常规:蛋白(+),尿隐血(+++),尿红细胞7个/μL。今出现白蛋白27.4g/L,TC:0.87mmol/L,TG:5.95mmol/L,自觉腰部不胀,浮肿向退,踝关节仍肿,疲劳不著,面色好转,大便偏稀,大便有时已不黑,寐尚好(有午睡一小时)。苔黄,脉细。

处方:(1)7月9日原方生黄芪改为60g,加焦谷麦芽各20g、马齿苋20g、当归20g、黄蜀葵花20g,14剂。

(2)成药同前。

十七诊:2015年8月6日。

诊疗情况:24 小时尿蛋白定量 1 173.8mg,尿常规:蛋白(+)。自觉下肢肿胀,纳寐佳,精神好,大便不成形,日行 5~6 次(有慢性肠炎),苔薄黄,脉细。

处方:(1)炒党参 20g　　生黄芪 50g　　炒白术 10g
　　　　炒苡米 30g　　茯苓皮 50g　　炒山药 20g
　　　　炒芡实 20g　　石榴皮 15g　　谷麦芽各 20g
　　　　焦楂曲各 20g　　猪苓 20g　　制僵蚕 20g
　　　　牛蒡子 15g　　蝉衣 6g　　全蝎 3g
　　　　地龙 10g　　水蛭 4g　　黄蜀葵花 20g
　　　　石韦 20g　　丹参 20g　　川芎 10g
　　　　六月雪 20g　　马齿苋 20g　　凤尾草 20g
　　　　车前子<sup>包</sup>30g　　泽兰泻各 20g　　茅芦根各 20g
　　　　白芍 20g　　炒当归 20g　　枸杞子 25g
　　　　黑穞衣 30g　　生甘草 6g　　　　　　14 剂

　　(2)成药同上。

十八诊:2015 年 8 月 20 日。

诊疗情况:24 小时尿蛋白定量 1 573.2mg,尿常规:蛋白(++),苔薄黄,脉细,自觉尚可,精神好。

处方:(1)上方加板蓝根 15g、茵陈 15g、小红枣 15g,14 剂。

　　(2)成药同前。

十九诊:2015 年 9 月 24 日。

诊疗情况:9 月 23 日复查尿常规:蛋白(++),尿蛋白定量 2 016.3mg/24h。今诊腰酸,下肢迈步乏力,足背及踝关节略肿,双下肢不肿,纳可,血压正常(120/70mmHg),大便日行 4~5 次,每次量不多,质稀,自诉有肠炎、肠息肉摘除术史。苔黄,脉细。

处方:上方去浙贝母,加马齿苋 20g、仙鹤草 30g,14 剂。

　　　成药同上。

二十诊:2015 年 10 月 8 日。

诊疗情况:10 月 7 日查尿蛋白定量 664.2mg/24h,尿常规:蛋白(+),隐血(+++),血白蛋白 38.7g/L,肾功能正常。诉腰胀,小溲仍有泡沫,纳可,便稀,舌质红,苔薄黄,脉细。治从原意出入。

处方:生黄芪 50g　　　太子参 30g　　　炒白术 10g

生苡米 30g　　　茯苓皮 50g　　　猪苓 15g

玉米须 30g　　　制僵蚕 20g　　　牛蒡子 15g

蝉衣 6g　　　　全蝎 4g　　　　地龙 10g

水蛭 4g　　　　炒当归 15g　　　赤白芍<sup>各</sup>10g

枸杞子 20g　　　川断 15g　　　　寄生 15g

女贞子 20g　　　旱莲草 20g　　　炒芡实 20g

炒山药 20g　　　石榴皮 20g　　　马齿苋 20g

焦谷麦芽各 20g　焦楂曲各 20g　　车前子<sup>包</sup>30g

小红枣 10g　　　生甘草 6g　　　淡干姜 5g

川石斛 20g　　　　　　　　　　　　　　　　14 剂

成药同上。

二十一诊:2015 年 10 月 22 日。

诊疗情况:10 月 21 日查尿常规:蛋白(+),尿红细胞 41 个 /μL,尿蛋白定量 460mg/24h。浮肿不著,足踝亦不肿,自觉无不适,大便质稀,日行 3~4 次,苔根黄,脉细。

处方:原方去马齿苋,加白茅根 15g、黄蜀葵花 20g,14 剂。

参苓白术丸　5g　每日 3 次。

按:本案为慢性肾炎的病例,临床表现以水肿、蛋白尿为主,中医辨证属脾肾气虚,湿热内蕴,治疗以标本兼顾为治则,益肾健脾,补气清利为大法。方中以生黄芪、太子参补气健脾益肾,为君药;炒白术、生薏仁、茯苓皮、猪苓、玉米须等健脾渗湿、利水消肿,石韦、黄蜀葵花清热利湿、通淋解毒,制僵蚕、蝉衣、牛蒡子、全蝎、地龙、水蛭等祛风通络活血,俱为臣药;参入川断、寄生、枸杞子、女贞子、当归、赤白芍等补益肾气、维护肾元、活血和络、养肝柔肝,或根据病情加入怀山药、炒芡实、焦楂曲、焦谷麦芽等健脾助运,或加马齿苋、石榴皮等清肠止泻,为佐药;车前子清热通利,引药下行入肾,黑穞衣、小红枣、生甘草等解毒和中、调和诸药,为使药。此外还运用小剂量火把花根片、雷公藤多苷片等祛风除湿解毒通络且具有免疫抑制的中药。病程中,患者病情常因外感、咳嗽、腹泻、饮食不慎等而出现反复,邹师非常注重祛除外邪,稳定病情。如出现上焦肺咽的症状,邹师急则治标,从肺论治,或清咽渗利,或清肺化痰;饮食不慎,邹师常叮嘱患者饮食控制,配合饮食疗法。对于肾病水肿,邹师喜用淡渗利水法,方选五苓散,选用的皆为性味平和的药物,但采用轻药重投的方法,如茯苓皮用至 50 克,并配合益肾健脾扶正的药物,取得持久的消肿效果,且不伤正气。经十个月的治疗,患者 24 小时尿蛋白定量从 3.72g(感冒后最高 4 484.7mg/24h)降至 0.46g,获效明显。

(易　岚)

# 第三节 肾病综合征

 病案一

张某,男,60岁。

初诊:2010年6月30日。

主诉:全身浮肿半年余。

病史:半年多前无明显诱因出现双下肢浮肿,渐及全身,至当地医院检查,B超示:双肾实质回声增强,肾囊肿,肝大,胆囊壁水肿,腹水;血生化:白蛋白(ALB)14.8g/L,SCr 85μmol/L,胆固醇(CHO)7.74mmol/L,尿蛋白5.2g/24h,乙肝两对半示"小三阳"。刻下:全身浮肿,双下肢按之重度凹陷,不易恢复,腹部胀大,有腹水,纳可,尿少,大便日行2次,夜能平卧,无胸闷气喘,舌苔黄,舌质红,脉细。

诊断:肾病综合征,证属气阴两虚、水气不运。

治法:补气养阴,淡渗利水。

处方:生黄芪50g　　太子参40g　　生地10g

南北沙参各20g　　川石斛20g　　生苡仁30g

茯苓皮50g　　川断15g　　槲寄生15g

杜仲15g　　制僵蚕15g　　蝉衣8g

牛蒡子15g　　石韦20g　　怀牛膝15g

桃仁10g　　红花10g　　大腹皮15g

陈皮10g　　茅芦根各30g　　车前子<sup>包</sup>30g

泽兰泻各20g

二诊:2010年7月7日。

诊疗情况:全身浮肿减轻,腹部明显缩小,体重由原来的90kg降为70kg,蛋白尿由(+++)减为(++),舌质红,苔黄,脉细。

从肝脾肾气阴两虚辨治。

处方:生黄芪 50g　　太子参 40g　　生地 10g
　　　山萸肉 10g　　女贞子 20g　　川石斛 20g
　　　生苡仁 30g　　茯苓皮 50g　　猪苓 40g
　　　川断 15g　　　杜仲 20g　　　怀牛膝 15g
　　　茅芦根各 30g　制僵蚕 15g　　蝉衣 8g
　　　牛蒡子 15g　　石韦 20g　　　丹参 20g
　　　桃仁 10g　　　红花 10g　　　陈皮 10g
　　　大腹皮 15g　　桑白皮 15g　　车前子[包]40g
　　　泽兰泻各 20g

三诊:2010 年 7 月 14 日。

诊疗情况:肿势明显减退,体重又降至 65kg,腹围缩小,但觉药后脘胀,苔薄黄,舌质红,脉细。

上方去生地、山萸肉、女贞子,加枳壳 10g、佛手片 10g、当归 20g、赤白芍各 10g、枸杞子 30g。加用雷公藤多苷片 10mg,每日 3 次。

四诊:2010 年 7 月 21 日。

诊疗情况:体重减至 62~62.5kg,脘胀缓解,下肢水肿减退,唯足踝部水肿,大便不成形,日行 1 次,纳可,舌质红,苔薄黄,脉细。24 小时尿蛋白定量 7.78g,血 ALB 14.6g/L。

二诊方去山萸肉、生地、女贞子,加荷叶 10g、当归 20g、赤白芍各 10g、枸杞子 30g。

五诊:2010 年 8 月 4 日。

诊疗情况:体重维持在 62kg,仅足踝部微肿,复查 24 小时尿蛋白定量 2.4g。原方药继进。带药回广西继续治疗。

按:本案为老年性肾病综合征的病例,病位在脾肝肾,辨证属于气阴两虚、水气不运,治拟补气养阴、淡渗利水,方选参芪地黄汤、五苓散合五皮饮加减。方中重用黄芪、太子参,分别用至 50g、40g,取其补气健脾利水之意。重用猪苓及茯苓皮,分别用至 40g、50g,轻药重投,淡渗利湿。同时配伍生地、南北沙参、川断、寄生、杜仲等益肾养阴之品。治疗 1 个月余,肿势渐退,而正气不伤,获效明显,且作用持久,由此健脾益肾淡渗法治疗肾病水肿的作用可见一斑。肿退后继以降低尿蛋白,调整脏腑气血阴阳。

### 病案二

张某,女,22岁。

一诊:2002年3月21日。

主诉:双下肢浮肿1年。

病史:1年前因双下肢浮肿,就诊于当地,当时查尿常规:蛋白(+++),诊为慢性肾炎,予中西药治疗(具体不详),疗效不显,1周前至南京某医院就诊,查尿常规:蛋白(+++),尿蛋白定量(UTP)4.6g/24h,白蛋白24.6g/L,球蛋白25.9g/L,尿素氮4.5mmol/L,肌酐65μmol/L,尿酸234μmol/L,诊为"肾病综合征"。刻下:咽痛,鼻塞,下肢浮肿,按之凹陷,小便泡沫多,胃纳尚可,大便日行1~2次,质软不成形,苔薄黄,脉细。

诊断:肾病综合征,证属湿热蕴结上焦。

治法:清热利湿,疏风利咽。

处方:
| | | |
|---|---|---|
| 金银花 10g | 连翘 10g | 太子参 20g |
| 生黄芪 30g | 制苍术 10g | 生苡仁 20g |
| 茯苓皮 40g | 玄参 10g | 制僵蚕 15g |
| 全蝎 3g | 蝉衣 6g | 石韦 15g |
| 猫爪草 10g | 车前子<sup>包</sup>30g | 法半夏 6g |
| 陈皮 10g | | |

二诊:2002年4月4日。

诊疗情况:仍感咽略痛,胃纳可,大便日行1次,自觉小便泡沫较前减少,双下肢仍浮肿,苔薄黄,脉细。查尿常规:蛋白(++),UTP 2.2g。

治守上法。上方去连翘、制苍术、法半夏、陈皮,加射干10g、蚤休10g、炒白术10g、辣蓼15g。

三诊:2002年5月10日。

诊疗情况:面肢浮肿不显,无咽痛,纳可,便调,小便泡沫明显减少,苔薄白,脉细。查尿常规:蛋白(+),UTP 0.9g/24h。

治拟健脾补肾,清利湿热为主。

处方:
| | | |
|---|---|---|
| 炒党参 15g | 生黄芪 15g | 炒白术 10g |
| 炒苡仁 20g | 茯苓 20g | 炒山药 20g |
| 炒芡实 10g | 辣蓼 15g | 枸杞 15g |
| 石韦 10g | 生槐花 10g | 制僵蚕 12g |

全蝎 3g　　　　　　　蝉衣 6g

四诊：2002 年 6 月 22 日。

诊疗情况：双下肢不肿，咽略红，纳可，大便日行 1 次，苔薄黄，脉细。查尿常规：蛋白(+)。

治拟健脾益肾，清咽渗利法。

处方：太子参 20g　　　生黄芪 20g　　　炒白术 10g
　　　生苡仁 20g　　　川断 15g　　　　桑寄生 15g
　　　枸杞子 20g　　　玄参 10g　　　　金银花 10g
　　　辣蓼 15g　　　　生甘草 5g　　　　青风藤 20g
　　　蛇舌草 30　　　　小红枣 10g

按：中医对肾病综合征的辨证常以本虚标实，正虚邪实相结合的方法进行辨证分型，但由于肾病综合征病程较长，可见到并发症及因西药的参与，常使临床症状的表现不太典型，正虚可出现肺脾肝肾多脏腑虚损，及气血阴阳不足的多种症状，因此，中医辨证应根据病人不同的病理阶段，结合肾病综合征的基本病机及临床表现的标本缓急来进行辨证分型，本着先表后里，先急后缓的治疗原则指导临床辨证。在正虚脏腑中以脾肾为主，病理性质以气阴不足为主，病理因素以湿痰为主。同时，肾病综合征的辨证不是一劳永逸，一个证型贯穿整个病程，而是随着治疗效果的出现，而改变临床证型，开始以水肿为中心的辨证分型，可以转变为以蛋白尿为中心的辨证分型，也可出现以西药副反应临床表现为中心的辨证分型。肾病综合征的辨证着眼于当时的治疗中心病证，即以阶段性的治疗目的作为中医辨证分型的中心。

本案患者为年轻女性，临床诊为"肾病综合征"，由于存在低蛋白血症，机体抵抗力低下，外邪极易侵袭，患者就诊时，以实证为主，急则治标，以清利湿热为主，待湿热证缓解后，即从扶正祛邪入手，健脾益肾，清利湿热。患者以上焦湿热为主，方中金银花、连翘、蝉衣、僵蚕为清热疏风，解上焦之热结；苍术、苡仁、车前子、石韦、茯苓皮淡渗利水消肿；太子参、生黄芪益气养阴；陈皮、半夏健脾和胃。二诊中辣蓼具有祛风利湿、散瘀止痛、解毒消肿的作用，用于治疗蛋白尿常有良好疗效。全蝎、猫爪草祛风解毒与全方配伍具有降低蛋白尿的作用。对于顽固性蛋白尿临床上常结合辨证投用一些疏风通络的虫类药，其治疗效果明显提高。

（曾安平）

# 第四节　IgA 肾病

 病案一

徐某,女,45 岁。

初诊:2008 年 9 月 24 日。

主诉:肢肿反复发作 10 年。

病史:近 10 年来反复发作肢体浮肿,半年前发现下肢浮肿较甚,休息后不能缓解,难以消退,至江苏省人民医院就诊,查尿 PRO(+++),于 2008 年 5 月 19 日在省人民医院行肾穿刺活检术,光镜病理示 IgA 肾病(系膜增生型肾小球肾炎)。于 7 月 14 日开始予泼尼松 40mg/d,7 月 31 日起加量为 50mg/d,尿常规 PRO(−)~(++),RBC(++)~(+++),9 月 23 日查血生化:甘油三酯(TG)3.29mmol/L,总胆固醇(TCHO)8.51mmol/L,高密度脂蛋白胆固醇(HDL-C)2.12mmol/L,低密度脂蛋白胆固醇(LDL-C)4.83mmol/L,载脂蛋白 A1(Apo-A1)2.79g/L,载脂蛋白 -β(Apo-β)1.49g/L。有"高血压"病史 15 年。刻诊:疲乏无力,头胀,咽痛不适,纳可,寐安,夜尿 1 次,大便日行 1 次,尚成形,舌苔薄黄,舌质红,脉细。查体:咽部充血。现服用强的松 50mg/d,雷公藤多苷片 20mg、3 次 / 天,金水宝 4 片、3 次 / 天,氯沙坦(科素亚)50mg、3 次 / 天。联苯双酯等药物。

诊断:IgA 肾病(系膜增生型),证属脾肺肾气虚、湿热结咽。

治法:清咽益气渗利。

处方:

| | | |
|---|---|---|
| 玄参 10g | 射干 10g | 麦冬 15g |
| 金银花 10g | 黄芩 10g | 制蚕 10g |
| 蝉衣 10g | 石韦 20g | 猫爪草 10g |
| 地龙 10g | 丹参 15g | 槐花 10g |
| 太子参 20g | 生黄芪 30g | 生苡仁 20g |
| 茯苓皮 40g | 白茅根 30g | 仙鹤草 30g |

大小蓟各 20g　　　荠菜花 20g　　　车前草 20g

生草 6g

二诊:2008 年 10 月 22 日。

诊疗情况:头部不适,夜寐欠安,不易入睡,纳尚可,口津较多,动则心慌,汗出,夜尿 1 次,大便日行 2 次,不成形,下肢微浮肿,苔黄,舌质红,舌边有齿痕,脉略弦。查体:咽部充血。今尿常规:RBC(+),PRO(+),RBC 33.2 个 /μL,WBC 38.3 个 /μL。现服用泼尼松 35mg、1 次 / 天,雷公藤多苷片 10mg、2 次 / 天。

上方去丹参、生甘草,加荷叶 15g、丹参 15g、糯根须 30g。

三诊:2008 年 11 月 12 日。

诊疗情况:汗多好转,受凉或劳累后咽部不适,夜寐差,仍感口腔津液略多,偶感心慌,夜尿 1~2 次,大便日行 1 次,苔薄黄,舌质红,舌边有齿痕,脉细略数。复查尿:RBC(+),RBC 41.3 个 /μL,WBC 30.8 个 /μL。现服泼尼松 25mg,1 次 / 天。

处方:太子参 20g　　　生黄芪 20g　　　生苡仁 30g

茯苓 30g　　　丹参 20g　　　川芎 10g

炙远志 10g　　　麦冬 15g　　　五味子 6g

玄参 10g　　　射干 10g　　　金银花 10g

牛蒡子 10g　　　制僵蚕 10g　　　蝉衣 6g

白茅根 30g　　　生甘草 5g

四诊:2008 年 11 月 26 日。

诊疗情况:查血生化:肝肾功能正常。大便日行 1 次,不成形,口津多,动则汗出,睡眠不安,纳可,仍有心慌,夜尿 1~2 次,耳鸣夜间明显,有白带。舌质淡,苔黄,舌边有齿印,脉细。

上方去金银花、射干,生黄芪改 30g,加全瓜蒌 15g、薤白头 10g、灵磁石 30g、荠菜花 20g、椿根皮 20g、蜀羊泉 15g。

五诊:2008 年 12 月 17 日。

诊疗情况:尿检:蛋白(++),RBC 93 个 /μL,WBC 121 个 /μL。咽痛无咳嗽,大便日行 1 次不成形,睡眠差,汗出多,心慌,夜尿仍旧,膝关节乏力,有白带,舌质红,苔黄,脉细数。

清咽益气渗利法进治。

处方:玄参 10g　　麦冬 15g　　桔梗 6g
　　　射干 10g　　黄芩 10g　　金银花 10g
　　　制蚕 10g　　蝉衣 10g　　太子参 20g
　　　生黄芪 30g　　生苡仁 20g　　茯苓皮 40g
　　　猪苓 30g　　石韦 20g　　猫爪草 10g
　　　地龙 10g　　车前子<sup>包</sup>20g　　白茅根 30g
　　　仙鹤草 30g　　蒲公英 20g　　紫花地丁 20g
　　　椿根皮 20g　　蜀羊泉 15g

六诊:2009 年 1 月 14 日。

诊疗情况:尿检:蛋白(±),RBC 59.4 个/μL,WBC 31.7 个/μL。血生化:肝肾功能正常。耳鸣明显,大便日 1 次质稀,纳一般,睡眠欠安,咽痛、多汗及心慌均有减轻,夜尿 3 次。苔薄黄,舌边齿痕,脉细。

处方:金银花 10g　　连翘 10g　　板蓝根 10g
　　　贯众 10g　　牛蒡子 10g　　玄参 10g
　　　射干 10g　　黄芩 10g　　制蚕 10g
　　　蝉衣 10g　　白茅根 30g　　仙鹤草 30g
　　　荠菜花 20g　　槐花 15g　　茜草 20g
　　　蛇舌草 20g　　车前子<sup>包</sup>20g　　水牛角片<sup>包</sup>15g
　　　生甘草 5g

按:此案 IgA 肾病,辨证属气虚湿热证,是临床肾小球疾病中最常见的证候类型。在脾肾气虚的基础上,常易外感风邪,又可变生出水、湿、浊、瘀等种种病理产物,成为肾炎发作的诱因或使病情加重、恶化。湿热是慢性肾炎病变发展过程中的一个重要病理环节。脾肾气虚,气不布津,湿邪内滞。水湿内蕴、久郁化热,湿热交蒸、蕴结不解。湿性重浊黏滞,热性炎热燔灼,湿与热交结,往往迁延日久,缠绵难愈。故湿热之邪常贯穿肾炎病程的始终。湿热壅结上焦,肺失宣肃,咽喉不利,可见乳蛾肿大,咽痛咽红。选用金银花、连翘、炒子芩、板蓝根、贯众等清热解毒,常合玄参、桔梗、射干等清利咽喉。

### 病案二

戈某,男,43 岁。

初诊:2010 年 11 月 17 日。

主诉:乏力体倦 2 年余。

病史:2 年多前无明显诱因而感乏力体倦。2008 年经检查诊断为"IgA 肾病、慢性肾功能不全、高血压"。2009 年 9 月 27 日在南京军区总院行肾穿刺活检,报告示:肾小球球性硬化(6/9),余系膜区节段性增生,系膜基质灶性节段增生、硬化,基底膜节段性增厚,灶性小管萎缩,小动脉壁增厚,免疫荧光:IgA(+++),IgM(+++),C3(+++)。曾予泼尼松、吗替麦考酚酯胶囊等治疗,效果不佳,目前服中药治疗。今年 9 月 16 日血生化:Urea5.95mmol/L,Cr128.8μmol/L,UA457.8μmol/L。昨日查尿常规:隐血(+),蛋白(++)。今诊:乏力,精神不舒,咽红,舌质红,舌边有齿印,苔薄黄,脉细。

诊断:IgA 肾病,证属肾虚湿浊证。

治法:健脾益肾、清咽渗利、泄浊法。

处方:

| | | |
|---|---|---|
| 太子参 15g | 生黄芪 30g | 炒白术 10g |
| 生薏米 30g | 茯苓 30g | 生地 10g |
| 山萸肉 10g | 玄参 10g | 射干 10g |
| 牛蒡子 15g | 制蚕 15g | 蝉衣 6g |
| 石苇 20g | 土茯苓 20g | 积雪草 20g |
| 六月雪 20g | 制军 5g | 生牡蛎 40g |
| 车前子<sup>包</sup>30g | 泽兰泻各 20g | 炒山药 20g |
| 炒芡实 20g | | |

二诊:2010 年 12 月 1 日。

诊疗情况:自觉无特殊,大便有时偏稀,苔黄,脉细。上方加炒扁豆 20g,制军改 8g。

三诊:2010 年 12 月 15 日。

诊疗情况:大便转稀,日行 3~6 次,无腹痛,脉细,苔黄,舌质红,舌边有齿印。今测 BP165/95mmHg。今日尿常规:BLD2+,pro2+,RBC19 个/μL。

处方:

| | | |
|---|---|---|
| 川断 10g | 寄生 10g | 杜仲 20g |
| 怀牛膝 10g | 双钩藤 20g | 明天麻 15g |
| 太子参 20g | 生黄芪 30g | 生薏米 30g |
| 茯苓 30g | 制蚕 15g | 全蝎 5g |
| 蝉衣 8g | 牛蒡子 15g | 射干 10g |
| 石苇 20g | 地龙 10g | 白茅根 30g |

| | | |
|---|---|---|
| 丹参 20g | 川芎 15g | 赤芍 15g |
| 车前子 30g<sup>包</sup> | 青风藤 15g | |

参三七粉 1g 每日 3 次

四诊:2010 年 12 月 29 日。

诊疗情况:近 1 周来咳嗽,咯白痰,大便不成形,日行一至四次,脉细,苔黄,舌质红,边有齿印。今日复查尿常规:BLD2+,pro2+,RBC17 个 /μL,WBC1 个 /μL。

| 处方:太子参 20g | 生黄芪 50g | 炒白术 10g |
|---|---|---|
| 生地 10g | 山萸肉 10g | 南北沙参<sup>各</sup>10g |
| 川石斛 20g | 川断 15g | 寄生 15g |
| 生薏仁 30g | 茯苓 30g | 蝉衣 6g |
| 制僵蚕 15g | 石韦 20g | 牛蒡子 15g |
| 丹参 20g | 川芎 10g | 厚杜仲 20g |
| 怀牛膝 10g | 青风藤 20g | 车前子<sup>包</sup>30g |
| 白茅根 30g | | |

五诊:2011 年 1 月 12 日。

诊疗情况:咽干,咳嗽,大便转调,小溲调,舌苔薄黄,脉细。1 月 11 日查尿常规:BLD2+,pro2+,RBC13 个 /μL;血常规:WBC4.9×10$^9$/L,RBC3.91×10$^{12}$/L,PLT54×10$^9$/L,N71.3%;血生化:ALT75U/L,AST64U/L,BUN7.07mmol/L,Scr107.7μmol/L,UA496.5μmol/L,K6.16mmol/L。

| 处方:川断 15g | 寄生 15g | 杜仲 20g |
|---|---|---|
| 怀牛膝 6g | 太子参 20g | 生黄芪 30g |
| 生薏米 30g | 茯苓皮 50g | 制蚕 15g |
| 蝉衣 8g | 牛蒡子 15g | 地龙 10g |
| 石苇 20g | 垂盆草 30g | 田基黄 30g |
| 鸡骨草 30g | 五味子 6g | 车前子 30g<sup>包</sup> |
| 泽兰泻各 20g | 枸杞子 20g | 制军 5g |

六诊:2011 年 1 月 26 日。

诊疗情况:自觉尚可,脉细,苔黄,舌质红。今日尿常规:BLD2+,pro2+,RBC30 个 /μL。补气养阴。

| 处方:太子参 20g | 生黄芪 30g | 生地 10g |
|---|---|---|

| | | |
|---|---|---|
| 南北沙参各 15g | 川石斛 15g | 制首乌 10g |
| 菟丝子 10g | 制僵蚕 15g | 蝉衣 8g |
| 牛蒡子 15g | 地龙 10g | 石苇 20g |
| 土茯苓 20g | 积雪草 20g | 六月雪 20g |
| 枸杞子 20g | 女贞子 20g | 制军 5g |
| 生牡蛎 40g | 炒山药 20g | 炒芡实 20g |
| 蛇舌草 20g | 茯苓皮 50g | 生薏米 30g |
| 车前子<sup>包</sup>30g | 小红枣 15g | 生甘草 5g |

七诊:2011 年 3 月 16 日。

诊疗情况:寐差,大便日行三至四次,质成形,脉略弦,苔薄黄,舌质红。今日查尿常规:pro+,余(-)。益气养阴,健脾益肾。

| | | |
|---|---|---|
| 处方:太子参 15g | 生黄芪 35g | 生地 10g |
| 山萸肉 10g | 生薏米 30g | 茯苓 30g |
| 炒山药 20g | 川断 15g | 桑寄生 15g |
| 杜仲 20g | 南北沙参各 20g | 枸杞子 20g |
| 玄参 10g | 麦冬 15g | 射干 10g |
| 银花 10g | 制蚕 15g | 蝉衣 6g |
| 石苇 20g | 土茯苓 20g | 积雪草 20g |
| 六月雪 20g | 制军 5g | 生牡蛎 40g |
| 炒芡实 20g | 车前子<sup>包</sup>30g | 泽兰泻各 20g |
| 生甘草 5g | | |

八诊:2011 年 3 月 30 日。

诊疗情况:自觉尚可,纳可,大便时溏,日行三四次,夜尿三四次,苔黄,舌质红,脉细。尿常规:BLD+,pro2+,RBC23 个 /μL。2010 年 12 月 29 日方去山萸肉、怀牛膝,加制军 3g、地龙 10g、炒山药 20g、首乌藤 30g。

九诊:2011 年 4 月 20 日。

诊疗情况:纳可,寐差,醒后难以入睡,大便日行三四次,夜尿三四次,苔黄,舌质红,舌边齿印,脉细。昨日检查尿常规:BLD+,pro2+;血常规:PLT88 × 10⁹/L;血生化:BUN7.34mmol/L,Scr93.2μmol/L,UA543.9μmol/L,K5.44mmol/L,肝功能正常。

| | | |
|---|---|---|
| 处方:太子参 15g | 生黄芪 35g | 生地 10g |

| 山萸肉 10g | 南北沙参各 20g | 天麦冬各 20g |
|---|---|---|
| 制蚕 15g | 蝉衣 6g | 石苇 20g |
| 牛蒡子 15g | 玉米须 30g | 草薢 20g |
| 当归 20g | 赤白芍各 20g | 枸杞子 30g |
| 茯苓皮 50g | 猪苓 30g | 车前子<sup>包</sup> 30g |
| 五味子 6g | 荷叶 15g | 菟丝子 10g |
| 制首乌 20g | | |

十诊:2011 年 5 月 4 日。

诊疗情况:双下肢不肿,尿量正常,夜尿一至二次,大便不成形,日行三四次,肛门胀痛(有痔疮),纳可,寐安,苔黄,舌质红,舌边有齿印,脉细。

| 处方:炒党参 20g | 生黄芪 35g | 炒白术 10g |
|---|---|---|
| 生薏米 30g | 茯苓皮 50g | 炒山药 20g |
| 炒芡实 20g | 石榴皮 15g | 制僵蚕 15g |
| 蝉衣 8g | 石韦 20g | 牛蒡子 15g |
| 枸杞子 30g | 猪苓 30g | 白芍 15g |
| 车前子<sup>包</sup> 30g | 菟丝子 10g | 荷叶 15g |
| 玉米须 30g | 炒扁豆 20g | 马齿苋 20g |
| 积雪草 20g | 土茯苓 20g | |

十一诊:2011 年 5 月 18 日。

诊疗情况:双下肢不肿,夜尿一至三次,大便成形,日行三次,纳可,寐安,苔黄薄腻,舌质红,舌边有齿印,脉细。市中医院肠镜检查示:肛管静脉压高,直肠迟缓反射异常,混合痔,直肠内脱垂。上方加炒苍术 10g、藿佩各 10g、制首乌 20g、白花蛇舌草 15g,去猪苓,白芍改焦白芍 15g。

十二诊:2011 年 6 月 1 日。

尿诊疗情况:泡沫减少,自觉无不适,脉细,苔黄,舌质红。尿常规:pro2+,RBC18 个 /μL。上方加制军 3g、生牡蛎 40g,去猪苓,白芍改为焦白芍 15g,生黄芪改为 50g。

按:本例病案为 IgA 肾病、慢性肾功能不全。患者的肾脏病理显示有 6/9 球性硬化,发病时即出现肾功能不全,预后相对较差。从患者既往治疗经过来看,西药治疗效果不明显,且不良反应较大,故属于难治性肾脏病。邹老治疗本病抓住脾肾气阴两虚之本,兼有湿热、浊毒之标,以健脾益肾、补气养阴、渗湿泄浊为治法,以保护肾功能、控制蛋白尿为目标。方中太子参、生黄芪、生地、山萸肉等补气养阴,川断、寄生、制首乌、菟丝子等补益肾元,炒白术、薏苡仁、山药、茯苓等健脾渗湿,制僵蚕、蝉衣、地龙等祛风通络,积雪草、土茯苓、六月雪等泄浊解毒,制军、生牡蛎通腑泄浊,车前子、泽兰泻等渗湿利水,通过畅利二便使邪有去处。全方药证合拍,治疗半年余,患者蛋白尿控制在 +~++,血压稳定,血肌酐下降并稳定在正常范围。

### 病案三

李某,男,28 岁。

初诊:2013 年 8 月 25 日。

主诉:尿检异常 1 年余。

病史:2013 年 5 月 7 日在南京军区总院行肾穿刺活检,报告示:光镜下 10 个肾小球,6 个球性废弃,2 个节段硬化,诊断为 IgA 肾病。给予雷公藤多苷片 20mg 每日 3 次治疗已 3 个月。8 月 16 日查谷丙转氨酶 95.3IU/L,肌酐 1.63mg/dl(144μmol/L),尿酸 578μmol/L,尿常规:红细胞 $1 \times 10^4$/ml。刻下:尿中泡沫多,夜尿 1~2 次,纳寐可,无浮肿,咽红,舌边红,苔黄,脉细。血压正常。

诊断:IgA 肾病,证属肾虚湿瘀证。

治法:益肾利咽、化湿和络、兼以泄浊。

处方:

| | | |
|---|---|---|
| 川断 10g | 制狗脊 10g | 生地 10g |
| 山萸肉 10g | 玄参 10g | 射干 10g |
| 黄芩 10g | 牛蒡子 15g | 制僵蚕 10g |
| 蝉衣 6g | 丹参 15g | 川芎 10g |
| 桃仁 10g | 红花 10g | 土茯苓 20g |
| 积雪草 20g | 制军 10g | 生牡蛎<sup>先煎</sup>40g |
| 车前子<sup>包</sup>30g | 垂盆草 30g | 鸡骨草 30g |
| 田基黄 30g | 枸杞子 20g | 制香附 10g |
| 太子参 30g | 生黄芪 50g | |
| 保肾片 4 片 每日 3 次。 | | |

二诊:2013 年 9 月 8 日。

诊疗情况:今诊觉腰酸、胸闷,无肝区不适,大便日行 1~2 次,成形。苔黄腻,脉细。

处方:上方去玄参、黄芩,入制苍白术各 10g、南北沙参各 20g、白芍15g,制军改 15g,7 剂。

三诊:2013 年 9 月 15 日。

诊疗情况:9 月 8 日血生化:尿素 2.97mmol/L,肌酐 106μmol/L,尿酸437μmol/L,ALB41g/L,余肝功能、血脂正常。今尿常规:隐血(++),pro(+++),RBC36U/L。刻下:胸闷不畅,纳可,寐佳,夜尿 2~3 次,大便不成形,尿沫多,双下肢不肿,苔黄,脉细。雷公藤多苷片已停用 1 个月。

处方:上方去生地、山萸肉、鸡骨草、制香附,加南北沙参各 20g、炒白术6g、茅根 30g,14 剂。并予雷公藤多苷片 20mg,每日 3 次口服。

四诊:2013 年 9 月 29 日。

诊疗情况:今日尿常规:pro(++),RBC63 个 /μL,刻下:无胸闷不适,大便日行 2~3 次,不成形,舌质红,苔薄黄,脉细。仍宗肾虚湿瘀证辨治,益肾、渗湿、和络方进治。

处方:

| | | |
|---|---|---|
| 川断 10g | 寄生 15g | 杜仲 20g |
| 怀牛膝 15g | 太子参 30g | 生黄芪 30g |
| 生薏米 30g | 茯苓 30g | 炒白术 10g |
| 制蚕 15g | 蝉衣 8g | 牛蒡子 15g |
| 地龙 10g | 玄参 10g | 射干 10g |
| 丹参 15g | 川芎 10g | 茅芦根各 20g |
| 仙鹤草 15g | 车前子<sup>包</sup> 30g | |

五诊:2013 年 10 月 13 日。

诊疗情况:10 月 12 日尿常规:隐血(++),pro(++),血生化:尿素3.98mmol/L,肌酐 86.4μmol/L,尿酸 469.1μmo/L。诸症尚平,腰背酸胀,大便日行 1~2 次,尿沫多,苔中黄,脉细。

处方:上方加制军 6g、生牡蛎 40g,14 剂。继予雷公藤多苷片 20mg,每日 3 次口服。

六诊:2013 年 10 月 27 日。

诊疗情况:今尿常规:隐血(++),pro(+++),RBC29 个 /μL。腰背部稍酸胀,夜寐多梦易醒,夜尿 2~3 次,大便日行 1~2 次,苔黄,脉细。

处方:

| | | |
|---|---|---|
| 太子参 30g | 生黄芪 30g | 生薏米 30g |

| | | |
|---|---|---|
| 茯苓 30g | 制蚕 15g | 蝉衣 8g |
| 全蝎 3g | 地龙 10g | 石韦 20g |
| 牛蒡子 15g | 射干 10g | 川断 10g |
| 寄生 10g | 女贞子 20g | 枸杞子 20g |
| 当归 20g | 丹参 20g | 桃红各 10g |
| 制军 6g | 生牡蛎 40g | 炒山药 20g |

七诊:2013 年 11 月 10 日。

诊疗情况:昨日尿常规:隐血(+),pro(++),RBC25 个 /μL,24 小时尿蛋白 1.878g,右胁肋部胀满不适,口苦,夜寐梦多,尿沫多,大便日行一次,咽部不适感好转,咽红,苔薄黄腻,脉细。

| | | |
|---|---|---|
| 处方:太子参 30g | 生黄芪 50g | 炒白术 10g |
| 法半夏 6g | 陈皮 10g | 玄参 10g |
| 射干 10g | 牛蒡子 15g | 制蚕 15g |
| 蝉衣 8g | 石苇 20g | 地龙 10g |
| 丹参 20g | 川芎 10g | 茅根 30g |
| 仙鹤草 30g | 紫珠草 20g | 黄芩 10g |
| 车前子<sup>包</sup>30g | 女贞子 20g | 旱莲草 20g |
| 生草 5g | | |

八诊:2013 年 11 月 24 日。

诊疗情况:11 月 22 日查 24 小时蛋白定量 1.75g,血生化:AST/ALT 33/12,SCr70.4μmol/L,UA456.2μmol/L,血 HB126g/L。自觉口苦,纳可,双下肢不肿,大便日行一次成形,舌质红,苔薄黄,脉细。

处方:上方去法半夏、陈皮,加生苡仁 30g、茯苓皮 30g、猫爪草 10g。雷公藤多苷片加为 30mg 每日 3 次。

九诊:2013 年 12 月 8 日。

诊疗情况:今尿常规:隐血(+),pro(++)。近日感冒,咽部痒痛,尿沫较多,夜尿 1~2 次,夜寐差,无双下肢浮肿,咽红。苔黄,脉细。

| | | |
|---|---|---|
| 处方:玄参 10g | 麦冬 15g | 射干 10g |
| 牛蒡子 15g | 制蚕 10g | 蝉衣 6g |
| 石韦 20g | 太子参 15g | 生黄芪 30g |
| 生苡仁 30g | 茯苓 30g | 地龙 10g |

| 茅芦根各 30g | 枸杞子 20g | 当归 15g |
| 白芍 15g | 车前子<sup>包</sup>30g | 川芎 10g |
| 泽兰泻各 15g | | |

十诊：2013 年 12 月 29 日。

诊疗情况：12 月 27 日尿常规：(−)，24 小时尿蛋白定量 1.04g，查肝肾功能示血尿酸 458.4μmol/L，查血常规示 WBC3.56×10⁹/L。晨起觉后背困重，纳可，寐安，二便调，苔根薄黄，脉细，咽红。

处方：

| 太子参 20g | 生黄芪 50g | 生地黄 10g |
| 山萸肉 10g | 玄参 10g | 麦冬 15g |
| 南北沙参各 20g | 制蚕 15g | 射干 10g |
| 黄芩 10g | 全蝎 3g | 蝉衣 6g |
| 牛蒡子 15g | 石韦 20g | 地龙 10g |
| 丹参 20g | 赤芍 15g | 川芎 10g |
| 茅芦根各 20g | 车前子<sup>包</sup>30g | 泽兰泻各 20g |
| 小红枣 10g | 生甘草 5g | |

雷公藤多苷片减为 20mg　每日 3 次。

按：本案为 IgA 肾病，病理类型以肾小球硬化为主，初诊时即伴有肾功能损害，辨证属于肾虚湿瘀证，治疗以益肾清利和络为主，兼以化湿泄浊。对于肾小球疾病，病理类型以硬化为主者，邹老认为微观辨证与湿瘀阻络的病理相一致，故治疗应注意活血和络及渗湿泄浊，以保护肾功能和降低尿蛋白为目的。方中予川断、狗脊、生地、山萸肉、太子参、生黄芪等补益肾气，玄参、射干、黄芩、牛蒡子等清热利咽，制僵蚕、蝉衣祛风通络，丹参、川芎、桃仁、红花活血和络，积雪草、土茯苓、六月雪等化湿泄浊，制军、生牡蛎通腑泄浊，车前子淡渗利湿，垂盆草、鸡骨草、田基黄等清热解毒利湿护肝。经治疗患者肾功能改善，血肌酐下降，在此基础上尿蛋白亦逐渐下降。

（周恩超　易　岚）

# 第五节　膜性肾病

孙某,男,21 岁。

初诊:2011 年 3 月 9 日。

主诉:肢肿间作 3 年余。

病史:患者 2008 年 2 月感冒后出现肢体浮肿,主要以下肢浮肿为主,经检查提示为"肾病综合征",行肾穿刺活检诊断为"原发性膜性肾病",给予足量激素并先后采用雷公藤多苷片、吗替麦考酚酯、他克莫司胶囊(普乐可复)多种免疫抑制治疗,尿检始终未缓解,尿蛋白定量 6.87~17.08g/d,肝肾功能正常,血压正常。2010 年 2 月重复肾活检提示:肾小球膜性病变,血管袢皱缩,广泛链条样改变,小管间质慢性化病变明显加重,广泛纤维化。鉴于既往免疫抑制治疗无效,小管间质慢性病变明显加重,遂停止免疫抑制治疗。刻诊:患者面色晦暗,形体消瘦,双下肢轻度浮肿,按之凹陷,时有腰酸乏力,尿中泡沫多,纳谷一般,寐安,夜尿 1 次,大便日行 1 次,易烂。服用厄贝沙坦150mg、每日 1 次,近期查 24 小时尿蛋白定量 8.48g。尿常规:蛋白(+++),红细胞 58 个 /μL,隐血(++)。

诊断:膜性肾病,证属脾肾气虚、风气湿瘀。

治法:益肾健脾,祛风通络,淡渗利水。

处方:

| | | |
|---|---|---|
| 川断 15g | 桑寄生 15g | 杜仲 20g |
| 太子参 30g | 生黄芪 40g | 炒白术 10g |
| 生苡仁 30g | 茯苓皮 50g | 猪苓 30g |
| 石韦 20g | 僵蚕 15g | 全蝎 3g |
| 蝉衣 8g | 牛蒡子 15g | 地龙 10g |
| 猫爪草 10g | 蛇舌草 20g | 丹参 20g |
| 川芎 10g | 红花 10g | 车前子 35g |
| 泽兰泻各 25g | 小红枣 10g | 生甘草 5g |

佛手 10g　　　　　　　防风 5g

二诊：2011 年 3 月 23 日。

诊疗情况：尿常规：蛋白（+++），红细胞 20 个 /μL，隐血（+）。昨起感冒流清涕，大便质稀，日行数次，咽红，下肢浮肿，纳可，尿量可，舌边齿痕，苔薄黄，脉细。

处方：金银花 10g　　　　连翘 10g　　　　　荆芥 10g
　　　防风 6g　　　　　　板蓝根 15g　　　　南北沙参各 15g
　　　杏仁 10g　　　　　　炒子芩 10g　　　　紫菀 10g
　　　款冬 10g　　　　　　金荞麦 30g　　　　鱼腥草 15g
　　　枇杷叶 15g　　　　　浙贝母 10g　　　　辛夷 10g
　　　白芷 10g　　　　　　香附 10g　　　　　生苡仁 30g
　　　茯苓 30g　　　　　　茅芦根各 30g　　　僵蚕 10g
　　　蝉衣 6g　　　　　　　牛蒡子 15g　　　　石韦 20g
　　　车前子<sup>包</sup>30g　　　生甘草 5g

服 5 剂后，另以 3 月 9 日方改为生黄芪 50g，加山药 20g、芡实 20g、石榴皮 15g，继服。

三诊：2011 年 4 月 6 日。

诊疗情况：尿常规：PRO（+++），BLD（+），WBC 17 个 /μL。双下肢仍浮肿，大便时溏薄，2 日前再次感冒，仍有流涕，胃纳一般，苔黄，脉细。

处方：生黄芪 40g　　　　太子参 15g　　　　炒白术 10g
　　　生苡仁 30g　　　　　茯苓皮 50g　　　　猪苓 15g
　　　辛夷 10g　　　　　　白芷 10g　　　　　制香附 10g
　　　杭菊花 5g　　　　　　川断 10g　　　　　寄生 10g
　　　怀山药 20g　　　　　制僵蚕 10g　　　　蝉衣 6g
　　　牛蒡子 15g　　　　　石韦 20g　　　　　地龙 10g
　　　全蝎 3g　　　　　　　小红枣 10g　　　　生甘草 5g
　　　车前子<sup>包</sup>30g　　　泽兰泻各 20g

四诊：2011 年 4 月 20 日。

诊疗情况：尿常规：PRO（+++），RBC 13 个 /μL，WBC 13 个 /μL。双下肢仍浮肿，大便时溏薄，苔薄黄，脉细。

4月6日方黄芪改为45g,加芡实20g、炒扁豆20g、猫爪草10g,去辛夷、白芷、香附、菊花。

此后多次复诊,患者未诉明显不适,无腹胀,饮食二便基本正常,其后邹师逐步将生芪加量至50~65g,以加强补气力量,间入桃仁、水蛭以加强破血祛瘀;入山慈菇、龙葵、蛇舌草加强清热解毒利湿,入当归、赤白芍、女贞子、墨旱莲以养肝和络。期间患者多次感冒,腹泻,方药遂调整为治感冒剂及治腹泻剂,兼顾肾脏,待表证一去,腹泻停止,又转为原法治疗。

至2011年7月,患者精神状态渐好转,面色转华,水肿消退,纳谷渐增,感冒腹泻次数明显减少,唯尿中泡沫多,复查24小时尿蛋白定量10.05g。嘱其减少体育锻炼,多休息,节制饮食,延长煎药时间须达1~1.5小时,方可煎透,药效尽出。2012年7月25日,尿蛋白降至3.33g,摆脱了肾病综合征。其后尿蛋白渐降,稳定在2.3~2.7g,2013年4月3日,复查24小时蛋白定量2.16g。

按:原发性膜性肾病最终大约有40%的患者进入终末期肾病。其中大量尿蛋白及其持续时间是发展至肾衰竭的高危因素,本例膜性肾病Ⅲ期超大量蛋白尿,选用激素、免疫抑制剂罔效,加之肾小管纤维化病变严重,可于短期内发展至肾衰竭。

膜性肾病属于"水肿"范畴,涉及肺脾肾三脏,以及风湿(寒/热)瘀病理因素。《诸病源候论》认为:"风水病者,由脾肾气虚弱所为也。肾劳则虚……风气内入,还客于肾,脾虚又不能制于水,故水散于皮肤。"《景岳全书·肿胀》云:"凡水肿等证,乃肺脾肾三脏相干之病,盖水为至阴,故其本在肾;水化于气,故其标在肺;水惟畏土,故其制在脾。"《金匮要略》开创性地提出了"水分"与"血分"互相转化,是久病致瘀,瘀血致病的重要理论依据。邹师认为,对于膜性肾病Ⅲ期的患者来说,脾肾不足,肾气虚惫,风寒/热湿瘀胶柱于肾是其发病关键的病理环节。治疗上须健脾益肾,大补肾元,健运脾胃,搜风剔络,活血利水,兼有咽喉肿痛则须兼以清肺利咽。邹师抓住该病人脾肾亏虚,风气湿瘀的基本病机,以健脾益肾,清咽渗利,祛风通络法为主进治,守法守方历时2年,使得正气渐充,邪气渐去,尿蛋白渐降,逐步获效,其后仍坚持治疗,所谓"效不更方",终使患者摆脱了肾病综合征,尿蛋白降至2g左右,血浆白蛋白上升,肾功能稳定,基本恢复了正常的生活。邹师深扣其肾虚风湿瘀阻基本病机,采用大补脾肾,清咽渗利,祛风通络法进治,辨证精当,用药准确,并能够长期坚持不懈,终获良效,这为我们治疗难治性肾病提供了重要的临床思路和经验。

(仲　昱)

# 第六节 糖尿病肾病

邹某,男,70岁。

初诊:2008年9月5日。

主诉:尿沫增多1年余。

病史:2007年开始出现尿沫增多,查尿常规:PRO(++++),血生化示葡萄糖(GLU)9.91mmol/L,肾功能正常。有"糖尿病"病史13年。刻下:下肢水肿不明显,纳眠可,24小时尿量4 500ml,夜尿2~3次,大便日1~2次,成形。苔黄厚腻,脉细。

诊断:糖尿病肾病,证属气阴两虚湿瘀。

治法:益气养阴,益肾化湿和络。

处方:太子参20g  生黄芪20g  南沙参10g

   北沙参10g  丹参20g   赤芍15g

   鬼箭羽20g  地骨皮20g  虎杖15g

   青风藤20g  制僵蚕15g  全蝎3g

   蝉衣6g   川断10g   厚杜仲20g

   怀牛膝15g  佩兰10g   车前子<sup>包</sup>20g

二诊:2008年9月19日。

诊疗情况:下肢水肿不显,腰部偶酸不适,夜尿3次,大便日2次,成形,纳眠可,苔黄腻,脉细略弦。24小时尿蛋白1.02g/24h,SCr 105.9μmol/L,BUN 7.9mmol/L,GLU 7.89mmol/L。

证属肾虚湿浊;治当益肾泄浊,活血和络。

处方:川断15g   桑寄生15g  狗脊15g

   女贞子20g  山萸肉10g  厚杜仲20g

   怀牛膝15g  丹参20g   川芎10g

   积雪草30g  土茯苓30g  制军10g

| 制僵蚕 12g | 全蝎 3g | 蝉衣 6g |
| 鬼箭羽 20g | 地骨皮 20g | 虎杖 15g |

三诊:2008 年 10 月 29 日。

诊疗情况:尿频,夜尿 3~4 次,左膝关节疼痛,下肢轻度浮肿,纳眠可,大便 2 次。测血压:154/70mmHg。尿 PRO(++),GLU(+)。舌质红,苔黄,脉弦。

治法:通脉益气,淡渗利水。

| 处方:青风藤 20g | 鸡血藤 20g | 太子参 30g |
| 生黄芪 30g | 制黄精 20g | 生苡仁 20g |
| 茯苓皮 40g | 猪苓 30g | 制僵蚕 15g |
| 蝉衣 6g | 石韦 20g | 车前子<sup>包</sup>30g |
| 泽兰泻各 15g | 茅芦根各 20g | 怀牛膝 10g |
| 制军 10g | 土茯苓 30g | 积雪草 30g |

四诊:2008 年 11 月 6 日。

诊疗情况:血糖控制可,约 5.9~6.1mmol/L,午后尿频,夜尿 2~3 次,泡沫减少,下肢轻度浮肿,大便日 2 次,成形,纳眠可,舌质红,苔黄,脉细弦。24 小时尿蛋白 0.3g。

上方加牛蒡子 10g。怀牛膝 15g。

按:本案属于中医学"消渴肾病"范畴。消渴日久,阴虚燥热演化为气阴两虚,湿热瘀阻。邹师处方常以益气养阴治其本,活血和络、化湿利水治其标。尿中大量蛋白尿,故方中加入制僵蚕、蝉衣以祛风解毒消蛋白尿。活血习用丹参、赤芍、鬼箭羽之属。利水以车前子、茯苓皮、猪苓、泽泻等淡渗利水之品,轻药重投,防其更伤阴液也。

(周恩超)

# 第七节　尿酸性肾病

**病案一**

徐某,女,47 岁。

初诊:2004 年 3 月 25 日。

主诉:足趾关节酸痛 20 余日。

病史:患者 2004 年 3 月初出现行走后足趾关节酸痛而在本院检查,血生化结果示:尿素氮 11.7mmol/L,肌酐 85μmol/L,尿酸 528μmol/L,谷丙转氨酶 47U/L,尿常规蛋白(±),B 超双肾无明显异常,双下肢无水肿,纳寐尚好,舌淡红苔薄黄,脉细。

诊断:尿酸性肾病,证属肾气不足、湿热阻络。

治法:益气清利。

处方:

| | | |
|---|---|---|
| 太子参 20g | 生黄芪 20g | 生薏苡仁 20g |
| 茯苓皮 20g | 川断 15g | 桑寄生 15g |
| 青风藤 15g | 鸡血藤 15g | 玉米须 30g |
| 土茯苓 15g | 丝瓜络 15g | 车前子<sup>包</sup>30g |
| 赤芍 15g | 枸杞子 15g | 垂盆草 20g |
| 制军 10g | 茅芦根各 20g | |

二诊:2004 年 4 月 21 日。

诊疗情况:患者足趾关节疼痛缓解,复查血生化尿酸 420μmol/L,谷丙转氨酶 23U/L。

前方治疗有效,治宗原意,原方去垂盆草,加怀牛膝 15g 以长期调理。

按:患者除行走后足趾关节疼痛外,临床表现不十分明显,治疗拟补肾气利湿热为主,方中太子参、生黄芪、川断、桑寄生、枸杞子补益肾气;生薏苡仁、茯苓皮、车前子清利湿热使邪有去路;青风藤、鸡血藤祛风通络止痛;玉米须、丝瓜络、土茯苓、茅芦根利湿泄浊以降尿酸;垂盆草降谷丙转氨酶;

赤芍、制军活血泄浊以通利血脉关节,全方配伍完整全面,用药平和且切中病机,故取效明显,复诊时去垂盆草加怀牛膝以巩固疗效并适于长期调理。

### 病案二

王某,男,35 岁。

初诊:2003 年 3 月 20 日。

主诉:左踝关节疼痛 1 周。

病史:患者 1 周前觉左踝关节疼痛,查血生化为:尿素氮 9.02mmol/L,肌酐 219.4μmol/L,尿酸 730μmol/L,尿常规蛋白(±),B 超双肾:左肾 8.6cm×4.1cm×3.4cm,右肾 8.4cm×4.2cm×3.3cm。今诊:腰酸明显,夜寐差,大便干结,夜尿量多,舌淡红,苔薄白,脉细。

诊断:尿酸性肾病,证属肾虚湿瘀阻络。

治法:益肾清利佐以活血通络。

处方:

| | | |
|---|---|---|
| 太子参 20g | 生黄芪 20g | 川断 15g |
| 桑寄生 15g | 生薏苡仁 20g | 茯苓皮 40g |
| 玉米须 30g | 丝瓜络 30g | 土茯苓 30g |
| 全瓜蒌 15g | 首乌 20g | 菟丝子 10g |
| 丹参 20g | 川芎 10g | 茅芦根各 15g |
| 车前子<sup>包</sup> 30g | 泽泻 15g | |

另:如意金黄散 30g 醋调左踝关节外敷。

二诊:2003 年 4 月 7 日。

诊疗情况:血生化:尿素氮 9.78mmol/L,肌酐 233.3μmol/L,尿酸 450μmol/L,药后腰酸好转,左内踝关节仍觉疼痛,夜眠差,夜尿 3 次,量多,大便干结,舌质红,苔黄,脉细。治法仍守原意。

处方:

| | | |
|---|---|---|
| 太子参 20g | 生黄芪 20g | 川断 10g |
| 桑寄生 15g | 生薏苡仁 20g | 茯苓皮 40g |
| 玉米须 30g | 丝瓜络 30g | 土茯苓 30g |
| 制军 10g | 制首乌 20g | 菟丝子 10g |
| 丹参 20g | 川芎 10g | 茅芦根各 15g |
| 车前子<sup>包</sup> 30g | 泽泻 15g | 生牡蛎 40g |

三诊:2003 年 7 月 15 日。

诊疗情况:血生化:尿素氮9.15mmol/L,肌酐157μmol/L,尿酸590μmol/L,左踝关节疼痛和腰酸已缓解,仍有寐差,夜尿2~3次,大便日行1次,尿常规检查已正常,舌质红,苔薄黄,脉细略弦。

治疗以补气清利巩固善后。

处方:太子参20g　　　生黄芪20g　　　炒白术10g
　　　生薏苡仁20g　　　茯苓皮40g　　　玉米须30g
　　　丝瓜络20g　　　土茯苓15g　　　车前子[包]30g
　　　泽兰泻各20g　　　怀牛膝10g　　　赤芍15g
　　　丹参15g　　　六月雪15g　　　首乌20g
　　　川芎10g　　　枸杞子15g　　　制军18g
　　　首乌藤20g　　　酸枣仁12g

按:患者初诊时血尿酸增高,肾功能为氮质血症期,B超双肾已缩小,有关节疼痛及腰酸,故辨证为肾虚湿瘀阻络,处方中太子参、生黄芪、桑寄生、川断补益肾气;生薏苡仁、茯苓皮、玉米须、丝瓜络淡渗利湿,车前子、泽泻、土茯苓、茅芦根清利湿热,使邪从小便而解;全瓜蒌、首乌通腑泄浊,使邪从大便而解;丹参、川芎活血通络,菟丝子温肾固摄作为佐药。二诊时血生化检查尿酸已降,但血肌酐仍高,并仍有大便干结,故仍守原法,加用制军、生牡蛎以通腑软坚泄浊,以增强祛邪作用。三诊时患者症状、体征及理化检查俱已明显改善,治疗宜考虑长期维持,以平补脾肾,使中焦健运,湿浊病邪产生减少;肾气得充,病理损害进展延缓,故加用白术、牛膝、枸杞子。病程日久,气病及血,故加用泽兰、赤芍、六月雪以活血化瘀,使病邪不易胶结成毒;首乌藤、酸枣仁以养心安神,对症治疗。综观整个病程的治疗,皆以益肾清利为大法,虚实兼顾,标本同治,治虚以平补,祛邪以平泻,并以截源疏流法巩固善后,将辨证论治与辨病治疗进行了有机的结合。

（朱晓雷）

# 第八节 狼疮性肾炎

孙某,女,32岁。

初诊:2006年4月12日。

主诉:面部红斑、尿沫增多3个月。

病史:患者3个月前因面部红斑、尿沫增多至外院检查,确诊为"系统性红斑狼疮",并行肾穿刺活检为Ⅳ型狼疮性肾炎,目前用泼尼松35mg/d。

刻下:面部红斑隐现,纳差,下肢乏力,大便日行1~2次,质软,苔薄白,脉细。血生化:总蛋白70.4g/L,白蛋白33.70g/L,球蛋白36.68g/L。尿常规:蛋白(++),隐血(+++),24小时尿蛋白定量0.57g。

诊断:狼疮性肾炎(Ⅳ型),证属脾肾气阴两虚兼热毒。

治法:益气养阴,清热解毒为主。

处方:

| | | |
|---|---|---|
| 生黄芪30g | 太子参20g | 炒白术20g |
| 生苡仁20g | 茯苓皮30g | 制僵蚕10g |
| 全蝎3g | 蝉衣6g | 石韦15g |
| 蛇舌草20g | 蛇莓20g | 玉米须30g |
| 车前子<sup>包</sup>30g | 炒山药20g | 炒芡实20g |
| 焦谷麦芽各20g | 焦楂曲各15g | |

二诊:2006年5月9日。

诊疗情况:有时膝、踝关节疼痛,鼻衄,胃纳尚可,大便偏干,苔薄黄,脉细,24小时尿蛋白定量0.2g。

证属热毒瘀结,治拟活血清热为主。

处方:

| | | |
|---|---|---|
| 青风藤20g | 鸡血藤20g | 川断15g |
| 宣木瓜10g | 太子参20g | 生黄芪30g |
| 生苡仁20g | 茯苓20g | 制僵蚕15g |
| 全蝎3g | 蝉衣6g | 制苍术12g |

| | | |
|---|---|---|
| 蛇舌草 15g | 蛇莓 15g | 车前子<sup>包</sup>30g |
| 制军 6g | 白茅根 30g | |

三诊：2006 年 6 月 8 日。

诊疗情况：腹部隐痛，大便日行 1~2 次，质软，苔淡黄，脉细。尿常规：蛋白（-），隐血（++）。

证属气虚湿热，治拟健脾益肾，清利湿热为主。

处方：
| | | |
|---|---|---|
| 生黄芪 50g | 炒白术 10g | 生苡仁 20g |
| 茯苓 20g | 枳壳 10g | 青陈皮各 10g |
| 佛手 10g | 蛇舌草 30g | 蛇莓 15g |
| 制僵蚕 10g | 白茅根 30g | 仙鹤草 20g |
| 景天三七 15g | 茜草 15g | 台乌药 6g |
| 荠菜花 20g | 瞿麦 20g | 萹蓄 20g |

四诊：2006 年 7 月 9 日。

诊疗情况：自觉怕热，余无不适感，苔薄黄，脉细。尿常规（-）。血生化：总蛋白 76.6g/L，白蛋白 41.5g/L，球蛋白 35.1g/L。

证属气阴不足，湿热内蕴；治拟益气养阴，清利湿热。

处方：
| | | |
|---|---|---|
| 太子参 20g | 生黄芪 30g | 炒白术 10g |
| 生苡仁 20g | 茯苓 20g | 制僵蚕 10g |
| 全蝎 3g | 蝉衣 6g | 石韦 15g |
| 猫爪草 10g | 茅、芦根各 20g | 车前子<sup>包</sup>30g |
| 陈皮 10g | 谷麦芽各 20g | 白花蛇舌草 20g |
| 蛇莓 20g | | |

按：狼疮性肾炎中医辨证以肝肾阴虚为主，兼有气虚，气虚使机体抗御外邪能力下降，病变难以缓解，气虚无力运血，使血气不畅，导致血瘀，因此治疗过程中常配以活血化瘀。患者初诊时纳差便软，下肢乏力为脾肾气虚；面部红斑为阴虚血热；治疗拟益气养阴，清热解毒。方中黄芪、太子参益气养阴，配炒白术、炒山药、炒芡实以健脾助运；配生苡仁、茯苓皮、玉米须、车前子以淡渗利水；制僵蚕、全蝎、蝉衣祛风通络以消蛋白尿；焦谷麦芽、焦楂曲助胃纳而防虫类药损伤胃气；石韦清热利湿减轻蛋白尿；白花蛇舌草、蛇莓清热凉血解毒；蛇莓为蔷薇科植物蛇莓的全草，甘苦、寒，有毒，有清热凉血、消肿解毒作用，外用内服皆可，常用于治疗热病、惊痫、咽喉肿痛、痈肿

及蛇虫咬伤和烫火伤。邹师经验常用之与白花蛇舌草相配伍治疗系统性红斑狼疮,取效良好。全方虚实兼顾,攻补兼施。

二诊时出现关节疼痛,鼻衄,便干,尿蛋白已正常。方中增青风藤、鸡血藤、川断、木瓜、制苍术祛风湿以通痹,制军通便,白茅根凉血止血以对症治疗。三诊时腹部隐痛,尿隐血为主要临床表现,方中配用枳壳、青陈皮、佛手、台乌药理气止痛;仙鹤草、景天三七、茜草、荠菜花、瞿麦、萹蓄清热利湿,凉血止血。四诊时患者已无明显不适,尿常规、血浆白蛋白已恢复正常,故治疗以益气养阴,清利湿热大法巩固善后。本案治疗过程中,在凉血解毒、活血利湿的同时,始终重视顾护脾胃运化功能,故治疗方案得以顺利坚持,临床症状及生化指标恢复正常。

(周迎晨)

朱某,女,71 岁。

初诊:2005 年 6 月 10 日。

主诉:口眼干涩 13 年,腹胀肢肿 10 日。

病史:患者 1992 年因口眼干涩,尿检蛋白阳性而被确诊为"干燥综合征",2000 年出现血糖升高,尿蛋白定性为(++++),行肾活检确诊为"肾小球系膜轻度增生性病变""2 型糖尿病",服用"雷公藤多苷片"治疗,尿蛋白定性降至(++),同时使用精蛋白锌重组人胰岛素混合注射液(优泌林)以控制血糖。近 10 日出现上腹部胀满疼痛,尿量减少,双下肢水肿明显,有肝硬化腹水,在外院服用过硫糖铝、多潘立酮、阿米洛利等对症处理,效果不显。今诊:腹胀,下肢浮肿,胃纳少进,大便通畅,隔日一行,手心觉热,无自汗盗汗,尿量少,每日为 400ml,血生化示尿素氮、血肌酐尚正常,舌质红,苔薄白,脉细。

诊断:干燥综合征肾损害,证属气阴两虚,水湿内留。

治法:益气养阴,利水消肿。

处方:

| | | |
|---|---|---|
| 太子参 20g | 生黄芪 15g | 生薏苡仁 20g |
| 茯苓皮 50g | 当归 15g | 白芍 15g |
| 枸杞子 20g | 川石斛 15g | 北沙参 15g |
| 枳壳 10g | 佛手 10g | 车前子[包] 30g |
| 泽泻 15g | 萹蓄 15g | 大腹皮 15g |
| 茅根 15g | 芦根 15g | 制军 6g |
| 焦谷芽 20g | | |

联苯双酯 8 粒 每日 3 次。

二诊:2005 年 6 月 17 日。

诊疗情况:患者腹胀减轻,下肢仍肿,胃纳尚可,大便日行 1 次,尿量

500~600ml/24h,舌质红,苔薄白,脉细。

治宗原意,前方加陈皮 10g,制军改为 10g,川石斛改为 20g,生黄芪改为 25g。

三诊:2005 年 6 月 24 日。

诊疗情况:患者晚间下肢水肿,腹胀不适,面色晦滞,苔黄,脉细。

水病及血,治疗以养阴通络、活血利水为主。

| 处方:当归 15g | 白芍 15g | 枸杞子 20g |
|---|---|---|
| 川石斛 20g | 麦冬 10g | 太子参 20g |
| 生黄芪 20g | 女贞子 10g | 枳壳 10g |
| 大腹皮 15g | 生薏苡仁 30g | 茯苓皮 40g |
| 车前子<sup>包</sup>30g | 泽兰泻各 15g | 茅芦根各 20g |
| 制僵蚕 15g | 垂盆草 20g | 全蝎 3g |
| 蝉衣 6g | | |

四诊:2005 年 7 月 6 日。

诊疗情况:近日 B 超示:肝硬化,腹部有气、水。前日下午发热,体温最高达 38.4℃,自服板蓝根颗粒后,体温下降。今诊:疲倦乏力,畏寒,舌质红,苔薄白,脉细,下肢仍水肿。

本病未愈,复感外邪,标本同病,自服板蓝根后外感之余邪未清。今治以标本同治,祛风利水为主。

| 处方:金银花 10g | 连翘 10g | 荆芥 5g |
|---|---|---|
| 防风 3g | 生薏苡仁 20g | 茯苓皮 30g |
| 枸杞子 10g | 广郁金 10g | 大腹皮 10g |
| 车前子<sup>包</sup>30g | 枳壳 10g | 茅芦根各 30g |
| 泽兰泻各 5g | 板蓝根 10g | 萹蓄 15g |
| 垂盆草 15g | | |

五诊:2005 年 7 月 13 日。

诊疗情况:患者服前方后,体温已退,下肢浮肿减轻,24 小时尿量 600ml 以上,苔薄黄,脉细弦。

| 处方:当归 15g | 白芍 15g | 枸杞子 20g |
|---|---|---|
| 川石斛 20g | 麦冬 10g | 太子参 20g |
| 生黄芪 30g | 女贞子 10g | 枳壳 10g |

| 大腹皮 15g | 生薏苡仁 30g | 茯苓皮 40g |
| 车前子<sup>包</sup>30g | 泽兰泻各 15g | 茅芦根各 30g |
| 制僵蚕 15g | 垂盆草 20g | 全蝎 3g |
| 蝉衣 6g | 萹蓄 20g | |

六诊:2005 年 7 月 27 日。

诊疗情况:尿常规:白细胞(++),亚硝酸盐(+),今诊夜尿 4 次,尿量每次 200ml 左右,比白天量多,大便日行 1 次,质正常,舌苔淡黄而薄,脉细。

治疗加用清热解毒。

| 处方:当归 15g | 白芍 15g | 枸杞子 20g |
| 太子参 20g | 生黄芪 20g | 炒白术 10g |
| 生薏苡仁 20g | 茯苓皮 40g | 瞿麦 20g |
| 萹蓄 20g | 蒲公英 15g | 荔枝草 15g |
| 紫花地丁 15g | 菟丝子 15g | 何首乌 15g |
| 垂盆草 20g | 茅根 30g | 芦根 30g |
| 车前子<sup>包</sup>30g | | |

七诊:2005 年 8 月 19 日。

诊疗情况:患者自述已无明显不适感,尿常规检查正常,双下肢水肿已退,寐差,夜尿仍多,舌边齿痕明显,苔薄白,脉细。

| 处方:当归 15g | 白芍 15g | 枸杞子 20g |
| 太子参 20g | 生黄芪 20g | 炒白术 10g |
| 生薏苡仁 20g | 茯苓皮 40g | 瞿麦 20g |
| 萹蓄 20g | 蒲公英 15g | 紫花地丁 15g |
| 菟丝子 15g | 何首乌 15g | 垂盆草 20g |
| 茅根 15g | 芦根 15g | 车前子<sup>包</sup>30g |
| 川断 15g | 谷麦芽各 20g | |

八诊:2005 年 8 月 31 日。

诊疗情况:患者自觉症状较前好转,体力渐增,但有夜尿 3~4 次,寐差,舌苔薄黄,脉细弦,查肝、肾功能皆正常。

| 处方:当归 15g | 白芍 15g | 枸杞子 20g |
| 太子参 20g | 生黄芪 30g | 炒白术 10g |
| 生薏苡仁 20g | 茯苓皮 40g | 瞿麦 20g |

| | | |
|---|---|---|
| 萹蓄 20g | 蒲公英 15g | 荔枝草 15g |
| 紫花地丁 15g | 菟丝子 15g | 何首乌 15g |
| 垂盆草 20g | 茅芦根各 15g | 车前子<sup>包</sup>30g |
| 覆盆子 15g | 熟枣仁 15g | |

九诊:2005 年 10 月 14 日。

诊疗情况:今诊无明显不适,苔薄白,脉细,溲黄,夜尿 1 次。

治疗以补肾清利法进治。

| | | |
|---|---|---|
| 处方:川断 15g | 桑寄生 10g | 枸杞子 20g |
| 太子参 20g | 生黄芪 20g | 炒白术 0g |
| 生薏苡仁 20g | 茯苓 20g | 萹蓄 20g |
| 瞿麦 20g | 蒲公英 15g | 荔枝草 15g |
| 菟丝子 15g | 何首乌 20g | 垂盆草 15g |
| 覆盆子 15g | 白芍 15g | |

十诊:2005 年 12 月 7 日。

诊疗情况:患者腰部疼痛,耳鸣时作,觉头晕,舌质淡红,舌边有齿痕,苔薄黄,脉细。

前方去荔枝草、覆盆子,加川芎、丹参。

| | | |
|---|---|---|
| 处方:川断 15g | 桑寄生 10g | 枸杞子 20g |
| 太子参 20g | 生黄芪 20g | 炒白术 10g |
| 生薏苡仁 20g | 茯苓 20g | 瞿麦 20g |
| 萹蓄 20g | 蒲公英 15g | 菟丝子 15g |
| 何首乌 20g | 垂盆草 15g | 白芍 15g |
| 川芎 12g | 丹参 15g | |

十一诊:2006 年 1 月 25 日。

诊疗情况:自觉口干、咽干,溲黄,舌质偏红,舌边有齿痕,苔薄白,脉细。

治疗加重养阴之品。

| | | |
|---|---|---|
| 处方:川断 15g | 桑寄生 10g | 枸杞子 20g |
| 太子参 20g | 生黄芪 20g | 生薏苡仁 20g |
| 茯苓 20g | 瞿麦 20g | 萹蓄 20g |
| 蒲公英 15g | 荔枝草 15g | 何首乌 20g |
| 垂盆草 15g | 白芍 15g | 川石斛 20g |

南沙参 10g      北沙参 10g      天花粉 15g

十二诊:2006 年 3 月 2 日。

诊疗情况:目前腹水已消,查肝、肾功能及尿常规皆正常。今诊自觉腰背酸痛,疲劳乏力,尿量减少,舌质红,苔薄黄,脉细弦。

病属肝肾气阴两虚。

处方:
| | | |
|---|---|---|
| 太子参 20g | 生黄芪 20g | 生地 10g |
| 枸杞子 20g | 川石斛 20g | 山茱萸 10g |
| 当归 15g | 赤芍 15g | 丹参 15g |
| 川芎 10g | 茅根 20g | 芦根 20g |
| 车前子(包) 30g | 枳壳 10g | 佛手 10g |
| 制军 3g | 制僵蚕 10g | 蝉衣 6g |

按:干燥综合征为气血津液之病,本病阴津亏虚为基本病机,初起常以肺胃阴虚为主,后见肝肾阴虚,病变日久,则可致阴伤及阳,津伤及气。本病患者以水肿为主症,治疗应以健脾利水消肿为法,但因本病为阴津亏虚之干燥综合征,并且临床症见舌质红,手心热等阴虚之象,故治疗中应重视补益肝、肾、胃之阴而遵治病求本之意。处方中太子参益气养阴;黄芪、薏苡仁、茯苓皮皆有补气利水之功;当归、白芍、枸杞子补益肝肾之阴;川石斛、北沙参、枳壳、佛手养胃阴而理气机,使补而不滞;车前子、泽泻、萹蓄、大腹皮、茅根、芦根以利水消肿,增加尿量;制军以活血泄浊,增加水邪去路;焦谷芽以增胃纳而固后天。患者长期服用雷公藤,加之干燥综合征可引起肝损害,故加用联苯双酯以保肝降酶。患者辨证为肝肾气阴两虚,湿热瘀血阻络,经长期治疗后病情已平稳,今处方以太子参、生黄芪、生地、枸杞子、石斛、山茱萸、当归调补肝肾气阴,以赤芍、丹参、川芎、制军、蝉衣活血通络,以茅根、芦根、车前子清利湿热,以枳壳、佛手调畅气机,全方攻补兼施,标本兼顾,利于患者长期调治。

干燥综合征是免疫系统疾病,并发症及侵害的脏器较多,临床表现也变化多端,但总的病机仍为免疫功能异常,中医治疗应重视扶正,常以益气制燥法提高机体的免疫功能,同时在治疗中也要顾及阴津亏虚所致唇干、咽干、目干等症状,故常应气阴双补,用药平和,缓缓图治,益气祛邪不伤阴液,养阴制燥不腻不润。本病例抓住气阴两虚,湿瘀内阻,本虚标实的基本病机,辨证列方,除在四诊、六诊时,有外感表证及尿路感染的标证而治疗采用表里双解、标本兼顾的治则外,坚持以益气养阴,清热利湿,活血通络为治疗大法,既体现辨证论治的中医治疗原则,又能紧扣病机,故取得了较好的临床疗效。

（李华伟）

# 第十节　过敏性紫癜性肾炎

冷某,男,42岁。

初诊:2012年7月18日。

主诉:双下肢皮疹伴乏力2个月。

病史:患者2个月来无明显诱因出现双下肢皮疹,对称,色鲜红,高出皮面,无瘙痒,下肢乏力,查尿常规:PRO(++),BLD(++),诊为"紫癜性肾炎"。刻下:腰酸痛,乏力,双下肢乏力明显,双下肢散在红色点状皮疹,无瘙痒,纳可,寐安,夜尿1~2次,大便日行4~5次,色黄质软。脉细,苔黄。血压正常。尿常规:PRO(++),肾功能:BUN 7.64mmol/L,SCr 91.4μmol/L。

诊断:过敏性紫癜性肾炎,证属肾气不足、热灼营阴。

治法:补气益肾,清营渗利。

处方:

| | | |
|---|---|---|
| 太子参 15g | 生黄芪 20g | 制黄精 15g |
| 川断 15g | 寄生 15g | 生苡仁 30g |
| 茯苓皮 30g | 制僵蚕 10g | 蝉衣 6g |
| 牛蒡子 10g | 石韦 20g | 怀山药 20g |
| 炒芡实 20g | 谷麦芽各 20g | 玉米须 30g |
| 丹皮 15g | 赤芍 15g | 车前子<sup>包</sup>15g |
| 水牛角片 15g | 生甘草 5g | |

二诊:2012年8月29日。

诊疗情况:复查尿常规:PRO(±),RBC 43个/μL,BLD(++)。双下肢皮疹已消退,腰痛,足跟痛,注意力不集中,纳可,寐安,夜尿1~2次,大便次数增多,色黄质软,咽喉异物感,咽红,两侧扁桃体不肿大,脉细,苔薄黄。

原方去黄精、丹皮、赤芍,加玄参10g、麦冬15g、射干10g。

按:过敏性紫癜性肾炎是指过敏性紫癜引起的肾脏损害,目前病因尚不能明确,主要考虑与感染和变态反应有关。临床表现有皮肤紫癜、关节肿痛、腹痛、便血,还有肾脏损害,表现为血尿和蛋白尿,甚至肾功能减退。该患者主要表现为皮损和肾炎,而关节肿痛及腹痛便血未累及。

过敏性紫癜性肾炎属中医发斑、肌衄、尿血、水肿、虚劳的范畴。邹师认为,紫癜性肾炎主要由于先天禀赋不足,复感外邪而发病。肺脾肾亏虚,气阴不足,营血之中已有伏火,复受风热、蕴热灼津,瘀血内阻,血不循常道则外溢于肌肤,发为紫癜;风热毒邪搏结咽喉,循经下扰肾关,肾络受阻,肾主水,气化开阖失司,湿阻气滞,络脉瘀涩,关门失利,发为血尿,蛋白尿。治疗上,立补气益肾、清营渗利为大法,药以太子参、生黄芪、制黄精、川断、寄生、生苡仁、茯苓、怀山药、炒芡实、谷麦芽健脾益肾,以复正气;制僵蚕、蝉衣、牛蒡子、石韦、玄参、麦冬、射干清利咽喉,制僵蚕、蝉衣搜风剔络,活血息风;丹皮、赤芍、水牛角片凉血散瘀,清营中伏火。全方共奏气阴双补,祛除风湿热瘀之功,通过调节机体免疫,控制肾脏免疫炎症反应,以达到减少血尿,蛋白尿的目的。患者在二诊之时,紫癜即已消退,蛋白尿明显减少,获效明显。

(仲 昱)

# 第十一节 乙肝相关性肾炎

王某,男,18岁。

初诊:2000年6月22日。

主诉:右上腹胀满伴恶心乏力1个月。

病史:1个月前感右上腹胀满伴恶心乏力,在当地医院查肝功能:AST 64U/L,ALT 87U/L;乙肝两对半:HBsAg(+),HBeAg(+),HBcAb(+);尿蛋白(++++);肾穿刺活检:膜性肾病,免疫荧光:肾小球毛细血管壁有HBsAg沉积。刻诊:右上腹痞满不适,乏力纳差,恶心欲吐,下肢浮肿,大便不通,舌质黯红,苔黄腻,脉弦细。

诊断:乙肝相关性肾炎,证属脾虚湿瘀。

治法:健脾除湿,清肝和络。

处方:

| | | |
|---|---|---|
| 制苍白术各10g | 生薏苡仁15g | 茯苓20g |
| 炒黄芩10g | 炒山栀10g | 垂盆草30g |
| 田基黄30g | 鸡骨草30g | 五味子5g |
| 制僵蚕10g | 猫爪草15g | 凤尾草20g |
| 白花蛇舌草30g | 车前子<sup>包</sup>30g | 泽兰泻各15g |
| 制大黄10g | | |

二诊:2000年7月6日。

诊疗情况:诸症缓解,尿常规:蛋白(+++)。舌质淡红,苔薄黄腻,脉细。上方继进。

三诊:2000年7月20日。

诊疗情况:面肢浮肿减退,舌质偏红,苔黄,脉弦。细复查肝功能:AST、ALT均正常,尿常规:蛋白(++)。

上方去五味子、田基黄,加太子参15g、生黄芪15g。

四诊:2000年11月22日。

诊疗情况:四肢乏力,双下肢浮肿反复,纳谷不馨,夜寐欠安,舌质黯红,苔薄黄腻,脉弦细。肝功能:正常;尿常规:蛋白(++)。

以补气健脾,养肝益肾,淡渗利湿,活血和络法进治。

处方:

| | | |
|---|---|---|
| 太子参 20g | 生黄芪 30g | 炒白术 10g |
| 生苡仁 20g | 茯苓皮 40g | 藿佩各 10g |
| 当归 15g | 赤白芍各 10g | 枸杞子 20g |
| 怀牛膝 15g | 川芎 10g | 红花 10g |
| 马鞭草 15g | 制僵蚕 10g | 青风藤 20g |
| 茅芦根各 30g | 车前子<sup>包</sup>30g | 广郁金 15g |
| 制香附 10g | 灵磁石 30g | |

火把花根片　3 片　每日 3 次。

五诊:2000 年 12 月 6 日。

诊疗情况:双下肢轻度浮肿,纳谷不馨,夜寐欠安,舌质淡红有紫气,苔薄黄,脉弦细。24 小时尿蛋白 0.84g/24h,肝功能正常。

原方去藿佩,加熟枣仁 15g、合欢花 10g。

六诊:2000 年 12 月 20 日。

诊疗情况:双下肢浮肿消退,活动后腰酸,纳可,夜寐改善,舌红,有紫气,苔薄黄,脉细弦。治守上法。

处方:

| | | |
|---|---|---|
| 川断 15g | 桑寄生 15g | 当归 15g |
| 赤白芍各 10g | 枸杞子 20g | 川芎 10g |
| 丹参 20g | 桃仁 10g | 红花 10g |
| 广郁金 15g | 制僵蚕 10g | 马鞭草 15g |
| 茯苓皮 40g | 泽兰泻各 15g | 茅芦根各 30g |
| 怀牛膝 15g | 焦谷麦芽各 20g | 炙甘草 5g |

按:乙肝相关性肾炎以肝肾病变为主,也兼及于脾。本病案辨证有正虚与邪实两方面,正虚以脾肾气虚为主,邪实主要是湿热毒邪,阻碍血行,络脉瘀阻。初期以脾虚湿热为主,方中苍术、白术、茯苓、薏苡仁健脾除湿;黄芩、山栀清肝经之热;垂盆草、田基黄、鸡骨草、凤尾草等清热解毒,降肝酶且抗乙肝病毒;五味子亦保肝降酶,猫爪草、白花蛇舌草清利解毒,既抗病毒亦降尿蛋白;制僵蚕祛风通络降尿蛋白;车前子、泽兰、泽泻淡渗利湿,引药入肾经;制大黄通腑解毒,全方标本兼顾,祛邪为主。后期热毒之邪渐

去,治疗以扶正为主,补气健脾、益肾养肝,久病入络,祛邪之中着重活血疏肝和络,故方中以太子参、生黄芪健脾补气,川断、桑寄生补益肝肾,当归、川芎、赤白芍、丹参、桃仁、红花等养血活血,枸杞子、郁金、香附柔肝疏肝,马鞭草活血利水,茅芦根清热利湿。方药扶正祛邪兼施,患者病情缓解,症状改善,以期长远之效。

（易 岚）

# 第十二节 良性小动脉性肾硬化症

张某,女,49岁。

初诊:1999年10月23日。

主诉:肢肿乏力10余年。

病史:10余年前开始出现下肢浮肿乏力,发现为"高血压",2个月前尿检有蛋白尿,肾功能正常范围,查24小时尿蛋白定量1 900mg/24h,南京鼓楼医院诊为"高血压肾损害",今诊:腰酸不适,下肢乏力,胃纳不香,下肢浮肿,按之凹陷,苔薄黄,舌质淡红,脉细,血压110/90mmHg。

诊断:良性小动脉性肾硬化症,证属肾气不足、水湿内停。

治法:补肾清利为主。

处方:川断15g   桑寄生15g   太子参20g

 生黄芪20g   炒白术10g   生苡仁20g

 茯苓皮40g   制僵蚕15g   全蝎3g

 蝉衣6g   石韦15g   车前子<sup>包</sup>30g

 泽兰泻各15g   茅芦根各20g   萹蓄20g

 谷麦芽各20g

二诊:1999年11月20日。

诊疗情况:尿常规:蛋白(+),鳞状上皮细胞8/LPF。胃纳可,夜寐差,脉细,苔薄黄。

治守上法。上方加猫爪草10g、蒲公英15g、青龙齿15g。

三诊:1999年12月15日。

诊疗情况:尿常规:白细胞(++),24小时尿蛋白定量0.17g。纳可,无明显尿频、尿急、尿痛,脉细,苔薄黄。

处方:瞿麦20g   萹蓄20g   蒲公英15g

 紫花地丁15g   太子参15g   川断15g

| 桑寄生 15g | 生苡仁 20g | 茯苓 20g |
| 茅根 30g | 制僵蚕 10g | 全蝎 3g |
| 蝉衣 5g | 石韦 15g | 车前草 15g |
| 泽泻 15g | | |

按：良性小动脉性肾硬化症以头晕、头痛、面红、口干等阴虚阳亢证候为主要表现，临床多以滋肾、益肾、潜阳、息风为主要治疗大法，佐以活血化瘀等；而以夜尿、多尿、尿中蛋白增多等精微物质下泄时，为肾气不固，失于封藏所致，临床多以益气养阴、补肾固摄、息风潜阳、活血化瘀为主要治疗大法。

本案患者初诊时临床症见腰酸，下肢乏力，胃纳不香，为脾肾气虚；下肢浮肿，按之凹陷，为水湿内停，治疗以益肾健脾，利水消肿为主，佐以活血通络。方中太子参、生黄芪配合川断、桑寄生、生苡仁、茯苓皮以健脾渗湿；茅芦根、车前子、泽泻、萹蓄、石韦以利水消肿；全蝎、制僵蚕、蝉衣、泽兰活血通络；谷麦芽以增胃纳。二诊时水肿已有减轻，但仍有尿蛋白，前方中加用猫爪草、蒲公英清热解毒消蛋白尿，青龙齿镇心安神以改善夜寐；三诊时尿检白细胞增加，湿热下注，治疗增加清热利湿之品，而减利尿消肿之药，方中瞿麦与萹蓄相配，蒲公英与紫花地丁相伍，具有清热解毒利湿之功效，全方标本兼治全面兼顾，体现中医辨证治疗的优势，特别是目前在西药降压、利尿的前提下，本病的中医治疗应立足长远，以改善症状、延缓肾损、去除增恶因素为主。

（周迎晨）

# 第十三节　慢性肾盂肾炎

钟某,女,55岁。

初诊:2013年9月25日。

主诉:腰酸痛间作1年。

病史:患者1年来反复腰酸痛,轻微尿频,频服抗生素,仍反复发作,于常州当地医院诊为"慢性肾盂肾炎"。刻下:腰背部酸软,蚁行感,尿频尿急尿痛不显,双肾区轻叩痛,纳可,寐安,夜尿0~1次,大便日行2次,不成形,口腔溃疡反复,舌尖红碎,苔黄,脉细。尿常规:WBC(+++),WBC 81个/μL,BLD(+)。

诊断:慢性肾盂肾炎,证属肾虚湿热。

治法:益肾清利。

处方:

| | | |
|---|---|---|
| 独活 6g | 寄生 10g | 川断 15g |
| 生地 10g | 生蒲黄 10g | 玄参 10g |
| 麦冬 10g | 蒲公英 30g | 紫花地丁 20g |
| 马齿苋 20g | 瞿麦 20g | 萹蓄 20g |
| 知母 10g | 黄柏 10g | 肉桂 3g |
| 川连 3g | 茅芦根各 20g | 车前草 20g |
| 荔枝草 20g | 生甘草 5g | |

二诊:2013年10月16日。

诊疗情况:复查尿常规:WBC(++),WBC7.8个/μL,BLD(+)。无腰痛,无尿频尿急尿痛,无夜尿,纳可,夜寐多梦,大便烂,日行3次,腰部蚁行感未作,苔薄黄,舌质红,脉细。

原方加白花蛇舌草20g、荔枝草20g。

三诊:2013年11月27日。

诊疗情况:尿常规:WBC(+++),WBC67个/μL。停药2周,无腰痛,无尿频尿急尿痛,无夜尿,口腔溃疡已愈,纳可,夜寐安,大便烂,日行 2 次,舌质红,苔少,脉细。

处方:知母 10g　　　黄柏 10g　　　肉桂 3g

　　　生地 10g　　　山萸肉 10g　　　南北沙参各 15g

　　　蒲公英 30g　　紫花地丁 30g　　瞿麦 20g

　　　萹蓄 20g　　　荔枝草 20g　　　鸭跖草 20g

　　　生苡仁 30g　　茯苓 30g　　　怀山药 20g

　　　茅芦根各 30g　车前子<sup>包</sup>30g　　川石斛 20g

　　　黄精 15g　　　女贞子 20g　　　墨旱莲 20g

　　　制军 5g

四诊:2013 年 12 月 11 日。

诊疗情况:尿常规(−)。诉无所苦,腰痛未作,无尿频尿急尿痛,无夜尿,口腔溃疡已愈,纳可,夜寐安,大便烂,日行 2 次,苔薄黄,舌质红,脉细。

原方加太子参 15g。

五诊:2014 年 1 月 8 日。

诊疗情况:尿常规(−)。诉无所苦,腰痛未作,精神振,纳寐可,口干,无尿频尿急尿痛,无夜尿,大便烂,日行 2 次,舌质红,苔少,脉细。

原方加太子参 15g、生黄芪 20g、制黄精 20g。

按:难治性尿路感染是临床的常见病,多发于围绝经期女性,反复发作,病程长,缠绵难愈,患者非常痛苦,不仅极大影响了生活质量,严重的肾盂肾炎还会引起肾功能不全,治疗颇为棘手。

此案例尿路感染反复 1 年不愈,遇劳则发,属于中医"劳淋"范畴。邹师认为:"诸淋者,由肾虚而膀胱热故也"(《诸病源候论》)。尤其是老年女性淋证反复发作的患者,肾虚尤为突出。该患者年过五旬,天癸已绝,肾气衰惫,是感受湿热之邪的内在因素,同时,"中气不足,溲便为之变"(《灵枢·口问》),脾胃虚弱,中焦气化不及州都,溲便亦为之病变。邹师认为脾肾亏虚,湿热留羁,是反复尿路感染的内在病因,而尿路感染反复发作,过用抗生素,或苦寒清利之品,均可进一步伤及脾肾之气,使得邪实难祛,病程缠绵。

故邹师立健脾益肾、清利湿热为大法治疗难治性尿路感染。具体来说,须从虚实、脏腑入手,标实要仔细辨明湿重于热,热重于湿,或湿热并重;本虚须辨清气虚,阴虚或阳虚之候;病位须分清在肺,在脾,在肾之不同,或可兼夹并存。

邹师喜用黄芪、党参大补脾胃之气,健运中焦,大剂生黄芪,长于补气利水祛湿之效,常伍以防风,可补而不滞,黄芪剂量常至30~50g,潞党参10~15g,有阴伤或湿热较重者换用太子参15~30g,清补脾气,兼能顾护阴液;茯苓、苡仁运脾化湿,常用至30~50g,以助补脾,并能淡渗利湿,使湿热邪有去路;大便溏薄,舌苔白腻,舌边齿痕者入制苍术10g、炒白术10g健脾燥湿,加强补气运脾之功;若中气下陷,少腹,小腹坠胀,甚至连及腰骶、会阴,则加柴胡1.5~6g、升麻10g等升提清气,即合补中益气汤之意。邹师通过大补脾胃,健运中焦,使得运化正常,肾精充沛,决渎通畅,元气得升,则膀胱气化开阖有权,小便得以自利。

补肾,邹师喜用青娥丸加减,药如川断、寄生、杜仲、菟丝子补肾气,制首乌、枸杞子、金樱子、覆盆子、怀山药填肾精;阴虚者,加知柏地黄丸,以及女贞子、墨旱莲、南北沙参、天麦冬、玄参等滋阴清热;阳虚者加仙灵脾、巴戟天、肉苁蓉温润之品温补肾阳,并予益智仁、乌药温肾化气,固精缩尿,鲜用附子、肉桂等辛热温燥药物。补肾与健脾配合,充养先天;脾气健,则生化有源,亦能将补肾药物充分运化,发挥最大作用。

邹师在健运中焦,补益肾元的同时,仍须配伍清热利湿解毒法,贯穿治疗的始终,热毒甚者,少予苦寒直折之品,药如知母、黄柏清泻下焦,少佐肉桂通关化气,并防止药物过寒遏制阳气。祛除湿热毒邪,主要选择甘寒淡渗药物,如五味消毒饮、八正散等,药如金银花、蒲公英、紫花地丁、萹蓄、瞿麦、车前草、白花蛇舌草、鸭跖草、石韦、草薢、土茯苓等,配合淡渗利湿、芳香化湿等法,如藿香、佩兰、苍白术、砂蔻仁、川朴花、法半夏、陈皮,以及茯苓、苡仁、车前子、泽泻、玉米须等。选方用药须注意处处顾护脾肾,不得过于苦寒燥烈,伤及脾肾之气。

以上数法并用,补泻兼施,难治性尿路感染病患脾肾得补,湿热得祛,反复1年的病情终获控制。

（仲　昱）

# 第十四节 药物性肾损害

周某,女,60岁。

初诊:2006年3月8日。

主诉:恶心呕吐20天

病史:自2006年1月起服用泰国东歌阿里制品,连服20天后,突发恶心呕吐,浑身不适,在广州急查肾功能血肌酐1 240μmol/L,行急诊血透5次,肌酐有所下降。于2006年2月20日住进江苏省中医院,当时血肌酐900μmol/L,继续血透4次,停止血透,半个月后查血肌酐721μmol/L,尿素氮21mmol/L,钾6.7mmol/L,$CO_2$-CP 15.1mmol/L,甘油三酯3.8mmol/L,贫血,B超示双肾囊肿。血压、血糖控制正常。患者有慢性肾功能不全病史,血肌酐维持在150μmol/L左右。于2006年3月8日来邹老处就诊,面色晦滞欠华,腰酸乏力下肢肤痒,苔黄厚腻,脉细。

诊断:药物性肾损害,证属肾虚浊瘀。

治法:益肾泄浊,和络解毒法。

处方:川断15g  山萸肉6g  鬼箭羽20g

   太子参20g  制苍白术各15g  藿佩各15g

   法半夏6g  陈皮10g  生苡仁20g

   茯苓20g  怀牛膝15g  丹参20g

   地肤子20g  白鲜皮15g  制军12g

   车前子<sup>包</sup>30g  六月雪20g  生牡蛎40g

二诊:2006年3月15日。

诊疗情况:患者诉服上药2剂后,查肾功能血肌酐724.5μmol/L,尿素氮25.1mmol/L。B超:左肾8.5cm×4.8cm×4.4cm,右肾9.1cm×4.6cm×4.2cm,轮廓不清,髓质境界不清,双肾囊肿。不口干,大便日行1~2次,质干,苔白腻,脉细。

仍宗原意出入,3月8日方去鬼箭羽、白鲜皮,加川芎10g,制军改为15g。

三诊:2006年3月24日。

诊疗情况:面色欠华,站起时头昏,皮肤瘙痒已减轻,易汗出,大便有时日行2次,苔黄腻,带黑色,脉细弱。查肾功能血肌酐712μmol/L,尿素氮24.8mmol/L。尿常规:隐血(+++),红细胞3个/μL。

仍宗肾虚浊瘀证治,加养阴敛汗之品。

处方:川断15g　　　　杞子20g　　　　　太子参20g

　　　生黄芪20g　　　 制苍白术各15g　　生苡仁20g

　　　茯苓皮40g　　　 制军15g　　　　　车前子<sup>包</sup>30g

　　　泽兰泻各15g　　 怀牛膝15g　　　　生牡蛎40g

　　　丹参20g　　　　 糯稻根30g　　　　碧桃干30g

　　　茅芦根各20g

四诊:2006年4月5日。

诊疗情况:自觉尚好,站起时头昏眼花,汗出已少,苔黄腻。查空腹血肌酐727.3μmol/L,尿素氮26.9mmol/L。尿常规:隐血(±),PRO(+)。血常规:Hb 76.10g/L,RBC 2.57×10$^{12}$/L。

3月24日方去糯稻根,加藿佩各15g、萹蓄20g。

五诊:2006年4月12日。

诊疗情况:有时有饥饿感,自觉胃有嘈杂感,纳谷尚可,夜寐可,大便日行2~3次,苔黄腻,脉细。复查血肌酐604.4μmol/L,尿素氮26.2mmol/L。

3月24日方加藿佩各15g。

六诊:2006年6月2日。

诊疗情况:2006年5月18日复查血肌酐523.8μmol/L,尿素氮25.4mmol/L,GLU 6.2mmol/L,CO$_2$-CP18.4mmol/L,总胆固醇4.87mmol/L,甘油三酯1.9mmol/L,谷丙转氨酶41U/L。面色欠华,但精神比前好转,已能步行,做少量家务事,但登楼则喘,下楼尚可,晨起时有痰,咯出则舒,白天无咯痰。夜尿2次,但尿量多,寐好,大便日行3~4次,苔白薄腻,脉细数。

处方:玄参10g　　　　冬瓜仁20g　　　　橘络6g

　　　金银花10g　　　 太子参20g　　　　生黄芪20g

　　　制苍白术各15g　 生苡仁20g　　　　茯苓皮30g

| 制军 15g | 车前子<sup>包</sup>30g | 玉米须 30g |
|---|---|---|
| 生牡蛎 40g | 藿佩各 10g | 菟丝子 10g |
| 谷麦芽各 20g | | |

七诊:2006 年 8 月 2 日。

诊疗情况:有时心慌,舌质淡、苔黄,脉细弱。查血肌酐 378.6μmol/L,尿素氮 14.5mmol/L。

6 月 2 日方去冬瓜仁、橘络、玄参、金银花,加丹参 20g、炙远志 10g、川芎 10g、鬼箭羽 20g、荷叶 20g。

八诊:2006 年 10 月 13 日。

诊疗情况:面色转红润,精神好,纳可,大便日行 1~2 次,尿频,夜尿 3~4 次,苔黄薄腻,脉细。查血肌酐 425.2μmol/L,尿素氮 13.6mmol/L。

| 处方:太子参 20g | 生黄芪 20g | 制苍白术各 12g |
|---|---|---|
| 生苡仁 20g | 茯苓 30g | 川断 15g |
| 枸杞子 20g | 法半夏 6g | 陈皮 10g |
| 鬼箭羽 20g | 地骨皮 15g | 瞿麦 20g |
| 萹蓄 20g | 蒲公英 15g | 芦根 30g |
| 制军 18g | 菟丝子 15g | |

九诊:2007 年 2 月 13 日。

诊疗情况:登 6 楼时气喘,下楼时无此感觉,苔黄腻,脉细。肾功能:尿素氮 14.5mmol/L,血肌酐 353.1μmol/L。

| 处方:生黄芪 30g | 太子参 20g | 制苍白术各 15g |
|---|---|---|
| 生苡仁 20g | 茯苓 20g | 川断 15g |
| 鬼箭羽 15g | 地骨皮 15g | 制军 18g |
| 生牡蛎 40g | 丹参 20g | 川芎 10g |
| 怀牛膝 15g | 红花 6g | 六月雪 20g |
| 车前子<sup>包</sup>30g | 虎杖 15g | |

十诊:2007 年 7 月 5 日。

诊疗情况:笑容满面,送邹师感谢锦旗一面。行走有力,能做买菜、烧饭、洗衣等家务。面色红润。右腹部隐痛,小便时夹泡沫,夜尿 2 次,大便 1 次 / 日。纳寐可,舌质偏红,苔薄黄,有齿痕,脉细。肾功能:血肌酐 150.2μmol/L,尿素氮 16.75mmol/L,尿酸 373.1μmol/L。血常规:RBC 4.13 ×

$10^{12}$/L,Hb 110g/L。

仍宗气虚湿浊证巩固,兼以养阴。

处方:
| | | |
|---|---|---|
| 太子参20g | 生黄芪20g | 炒白术10g |
| 生苡仁20g | 茯苓30g | 川断15g |
| 枸杞20g | 法半夏6g | 陈皮10g |
| 鬼箭羽20g | 地骨皮20g | 制军18g |
| 蒲公英20g | 积雪草20g | 土茯苓20g |
| 车前子<sup>包</sup>30g | 玉米须30g | 制首乌10g |
| 菟丝子10g | | |

按:邹师指出慢性肾功能不全为本虚标实之证,以肾虚为本,湿浊内蕴、瘀阻肾络为标。在病程中,往往由于外感湿热、肝阳上亢、饮食不节、药毒伤肾等而诱发使病情加重。

本案从肾虚浊瘀证论治,由于肾脏疾患病本在肾,肾虚为发病之本,因此益肾之法为治疗的根本之法,并根据阴阳虚衰的侧重而选择补肾气,温肾阳,滋肾阴,填肾精。培补肾气,以求增一份元阳,复一份真阴。治疗上泄浊解毒与补药并重,用补药必兼祛邪。药用川断、枸杞、山萸肉、制首乌、菟丝子,以平补肾元。化湿泄浊,药用制苍术、炒白术、藿香、佩兰、半夏、陈皮、薏苡、茯苓、牛膝、车前草,待厚腻舌苔化尽,则胃纳增加,湿浊症状改善,体内毒素也随之下降。渗利泄浊,药用生黄芪、白术、茯苓皮、生薏苡、玉米须、泽泻、车前子、六月雪、萹蓄、茅根、芦根,轻药重投,而不伤阴液。化瘀泄浊,药用生黄芪、红花、丹参、川芎、鬼箭羽、怀牛膝、益母草、泽兰、泽泻、生牡蛎、制军。解毒泄浊,药用地肤子、白鲜皮、六月雪、土茯苓、积雪草、金银花、蒲公英等。

本例为慢性肾功能不全基础上,由药物伤肾致肾小管、间质急性病变导致血肌酐骤然升高。继则致慢性肾衰竭病情加重。邹老运用益肾泄浊,活血和络治疗,而取得较好疗效,使患者病情稳定,而摆脱血液透析,明显改善了患者的生活质量。

(周迎晨)

徐某,男,60岁。

初诊日期:2004年2月19日。

主诉:尿液混浊2年。

病史:近2年出现小便浑浊如米泔水,人渐消瘦,尿乳糜试验阳性。患者有糖尿病病史4年,已使用胰岛素控制血糖。今诊:身倦乏力,腰酸隐痛,纳谷欠馨,进食油腻则小便浑浊如米泔水,口干喜饮,舌质红,苔薄黄腻,脉细。尿常规检查:蛋白(++)。

诊断:乳糜尿,证属脾肾气阴两虚、湿热下注。

治法:益气养阴、补益脾肾为主,兼清利湿热。

处方:

| | | |
|---|---|---|
| 川断15g | 怀牛膝10g | 生地10g |
| 枸杞子20g | 女贞子15g | 太子参20g |
| 炒白术10g | 鬼箭羽30g | 地骨皮20g |
| 生薏苡仁20g | 茯苓30g | 茅根15g |
| 芦根15g | 车前草15g | 制僵蚕15g |
| 全蝎3g | 蝉衣5g | 石韦15g |
| 丹参15g | 凤尾草15g | |

二诊:2004年2月26日。

诊疗情况:患者服药后腰酸明显减轻,纳谷渐增,小溲已清,进食素油后也未见尿液混浊。舌质红,苔薄黄,脉细略弱。药已中的,原方继进,以巩固疗效。

按:乳糜尿辨证虽有气虚、阴虚、湿热证之不同,但临床具体病案往往是相互兼夹为患,单一的证型不为常见,临床辨证不可拘泥。本案患者在糖尿病的基础上并发乳糜尿有2年之久,临床症见腰酸,纳差为脾肾气虚,口干舌红为阴虚,苔黄腻为湿热内蕴,故总体病机属脾肾气阴两虚,湿热内蕴而下注。处方中太子参、炒白术、生薏苡仁、茯苓补益脾气,川断、怀牛膝配太子参补益肾气,生地、枸杞子、女贞子、地骨皮、芦根养阴清热,与前药相配伍气阴双补。白茅根、车前草、石韦、凤尾草具有清热利湿之功。加用丹参、全蝎、蝉衣、制僵蚕活血通络,既可适用于糖尿病之久病入络,又可有助于淋巴动力学的改善。鬼箭羽具有破血通经功效,药理研究证实有降血糖、调脂作用。全方配伍,理法方药相合,临床作用全面,故取效较速。纵观本病案,充分体现了中医对于乳糜尿的治疗仍以辨证论治为法,特别是对于一些兼有其他并发病症的患者更是如此。

**(李华伟)**

# 第十六节 肾结石

洪某,女,43 岁。

初诊:2005 年 7 月 12 日。

主诉:腰痛 1 天。

病史:昨日起患者腰痛剧烈,呈阵发性加剧,小便不利,苔薄黄腻,舌质淡红,脉弦。B 超示:左肾近下极处见 4mm 光斑,后方伴浅声影,双肾大小正常,轮廓清晰。

诊断:肾结石,证属湿热蕴结。

治法:清热利湿通淋。

处方:大金钱草 30g     冬葵子 15g     海金沙<sup>包</sup>15g

川断 15g     宣木瓜 20g     太子参 20g

生薏苡仁 20g     茯苓皮 40g     桑寄生 15g

车前子<sup>包</sup>30g     泽兰泻各 15g     茅芦根各 20g

仙鹤草 30g     六一散<sup>包</sup>10g

二诊:2005 年 7 月 20 日。

诊疗情况:患者腰痛不显,小便无不适,舌质淡红,苔薄白,脉弦。查尿常规:隐血(+),B 超示结石已下移至左输尿管末端,伴输尿管扩张。

证属肾虚湿热,治拟补肾清利为主。

处方:川断 15g     桑寄生 15g     制狗脊 15g

姜竹茹 10g     法半夏 6g     陈皮 10g

石韦 15g     车前子<sup>包</sup>20g     大金钱草 30g

冬葵子 15g     海金沙<sup>包</sup>15g     白芍 15g

瞿麦 20g     萹蓄 20g     泽泻 15g

按:治疗肾结石,常需标本兼治,利水通淋的同时,加用狗脊、独活、桑寄生、川断、熟地、首乌、潼蒺藜等补肾之品。而通调气血可以加强祛石或化石作用,常配以桃仁、红花、当归等品。《中藏经》云"虚伤真气,邪热渐深,结聚成砂,又如水煮盐,火大水少,盐渐成石。"故石淋的病理以肾虚为本,湿热为标,立法用药均宜顾护肾气,标本兼顾。本案患者以腰痛、苔薄黄腻、脉弦为特点,治疗以清热利湿、排石通淋为法。方中金钱草、冬葵子、海金沙、六一散、车前子利湿排石通淋;川断、桑寄生、太子参补益肾气;生薏苡仁、茯苓皮、泽兰、泽泻、茅根、芦根淡渗利湿,增加尿量;木瓜利湿通痹治腰痛;仙鹤草凉血止血。全方以清热利湿为主,补益肾气为辅,是治疗肾结石的一般大法。

（李华伟）

# 第十七节　肾　结　核

喻某,男,68 岁。

初诊:2003 年 10 月 22 日。

主诉:尿频尿急反复 27 年。

病史:患者 1976 年因尿频尿急伴血尿,诊断为"肾结核"而行手术切除右肾,并接受抗结核治疗 3 年。2002 年 4 月出现尿频急涩痛,查尿常规:蛋白(++),隐血(++),白细胞(++),血肌酐在 160~250μmol/L,尿检发现有抗酸杆菌,已进行抗结核治疗。刻诊:腰酸腰痛,劳则加重,身倦乏力,时有盗汗,口干,尿频,舌质尖红,苔薄黄腻,脉细数。

诊断:肾结核,证属气阴两虚夹有湿热。

治法:益气养阴,清热利湿。

处方:太子参 20g　　生黄芪 30g　　炒白术 10g

　　　生苡仁 20g　　川断 10g　　　桑寄生 10g

　　　枸杞子 20g　　怀山药 15g　　怀牛膝 15g

　　　丹皮 12g　　　山茱萸 6g　　　泽泻 15g

　　　白茅根 15g　　车前草 20g

二诊:2003 年 11 月 15 日。

诊疗情况:患者腰痛较前减轻,仍有盗汗,尿频,舌质红,苔薄黄,脉细数。尿常规:蛋白(++),隐血(+),白细胞(++)。

治宗前法,加重清利湿热,辅以固涩止汗。

处方:太子参 20g　　生黄芪 30g　　生苡仁 20g

　　　川断 15g　　　桑寄生 15g　　枸杞子 20g

　　　怀山药 20g　　仙鹤草 20g　　瞿麦 15g

　　　萹蓄 15g　　　蒲公英 20g　　碧桃干 20g

　　　糯根须 20g　　凤尾草 20g　　土茯苓 20g

白茅根 30g

三诊:2003 年 12 月 10 日。

诊疗情况:药后尿频、盗汗减轻,饮食正常,手心觉热,舌质红,苔薄黄,脉细。尿常规:蛋白(+),隐血(±),白细胞(+)。

治疗加强养阴退虚热之品。原方加用丹皮 12g、生地 12g、山茱萸 12g。

四诊:2004 年 1 月 8 日。

诊疗情况:患者尿常规:蛋白(±),隐血(±),白细胞(±)。无尿频,盗汗缓解,劳累后仍觉腰酸,纳可,便调,血生化肝功能正常,血肌酐 146μmol/L。舌质黯红,苔薄白,脉细。

患者经治疗后,临床症状已明显缓解。治疗拟补脾肾气阴,以利患者长期服用。

处方:太子参 15g　　　生黄芪 20g　　　白术 12g
　　　陈皮 10g　　　　茯苓 15g　　　　生地 12g
　　　枸杞子 20g　　　山茱萸 12g　　　川断 15g
　　　桑寄生 15g　　　丹皮参各 12g　　赤芍 12g
　　　仙鹤草 15g　　　白茅根 20g　　　蒲公英 15g

按:对无咳嗽、咳痰、咳血典型肺痨表现,而以血尿等肾脏症状为主的肾结核,虽然古代中医无相对应的疾病名称,本应参照肺痨治疗,以"扶正杀虫"为原则,但是由于目前抗结核药的使用,使"杀虫"治法的临床地位明显下降,而"扶正"疗法在中西医结合治疗结核病中正发挥着特殊作用。在肾结核的治疗中,"保肾气"是中医治疗的重点和优势,本例患者右肾已切除,其左肾功能的保护已成为治疗成功与否的关键,在服用西药抗结核药的基础上,以益气养阴调补脾肾为主,配合清热利湿、固涩止汗、活血和络等法平补平泻。邹老选用药物不温不腻,不寒不燥,以甘平凉润为主,四诊后患者临床症状明显改善,肾功能也基本稳定,处以调补方剂长期服用以达到正气旺盛,邪不可干。

（朱晓雷）

薛某,男,75 岁。

初诊:1990 年 6 月 9 日。

主诉:头晕 10 余年,腰酸乏力 1 周。

病史:患者有高血压病史 10 余年,自服降压药控制血压在 120/80mmHg,近 1 周腰酸乏力明显。6 月 4 日在外院查血生化尿素氮 56mg/dL,肌酐 4.5mg/dL;血常规:红细胞 292 万 /mm$^3$,血红蛋白 8.5g/dl,白细胞 6 300/mm$^3$,中性 67%,淋巴 32%,单核 1%;尿常规未见明显异常。今诊:面色萎黄,身倦乏力,胃纳尚可,口干,腰膝酸软,夜尿每晚 2~3 次,大便日行 1 次,舌质紫,苔薄白,脉细。

诊断:肾性贫血,证属肾气虚衰。

治法:补益肾气,健脾助运,泄浊排毒。

处方:川断 15g　　　　桑寄生 10g　　　　太子参 20g

　　　生黄芪 30g　　　　炒白术 10g　　　　川石斛 10g

　　　麦冬 10g　　　　　六月雪 30g　　　　茯苓 10g

　　　紫丹参 15g　　　　蒲公英 15g　　　　枸杞子 15g

　　　怀山药 20g　　　　炙鸡金 6g　　　　车前子<sup>包</sup> 15g

包醛氧淀粉　1 包　每日 3 次。

二诊:1990 年 8 月 25 日。

诊疗情况:药后腰酸乏力稍减,但纳谷减少,面黄少华,舌质紫,苔薄白,脉细。8 月 11 日查血生化尿素氮 48.4mg/dL,肌酐 2.55mg/dL;血常规:红细胞 345 万 /mm$^3$,血红蛋白 10g/dl,白细胞 6 800/mm$^3$,中性 70%,淋巴 28%,单核 2%;尿常规无异常。治法同前。

处方:川断 15g　　　　桑寄生 10g　　　　党参 20g

　　　生黄芪 30g　　　　炒白术 10g　　　　川石斛 10g

| 麦冬 10g | 六月雪 30g | 茯苓 10g |
|---|---|---|
| 紫丹参 15g | 蒲公英 15g | 枸杞子 15g |
| 怀山药 20g | 炙鸡金 6g | 车前子[包] 15g |
| 谷麦芽各 20g | 红花 10g | |

按：肾性贫血即是指各种肾脏病发展到肾衰竭时出现的贫血。肾性贫血的发生机制为：红细胞减少，常见因素有红细胞生成素减少、红细胞生成素抑制因子作用、维生素及营养缺乏、微量元素失衡、红细胞丢失增加。极大多数肾性贫血病例有肾功能异常，且贫血与肾功能损害呈平行关系。患者多有较长的肾脏病史，且易被忽视，常被误诊为其他类型的贫血。肾性贫血目前西医治疗以使用促红细胞生成素为主，同时补充维生素 $B_{12}$、维生素 $B_6$、叶酸、铁剂等，透析患者还应补充左旋肉碱配合治疗。但由于部分患者的高钾血症、癫痫病史，血压控制不理想及未接受透析治疗而使促红细胞生成素的使用受到限制，中医药的治疗仍有一定的价值。

肾性贫血是因肾脏疾病引起的虚损性疾病，具有虚实夹杂，症情复杂的特点。临床上虽然认为肾性贫血以肾气衰败为主而致，治疗以补益肾精为大法，总的原则是"形不足者，温之以气；精不足者，补之以味"。但由于肾病日久，脏腑功能失常，三焦气机失司，浊毒瘀血内生，故存在着虚实夹杂的复杂症情，具体治疗时应根据虚实的侧重，或补虚泻实，或泻实补虚，达到脏腑功能协调，血液自生的目的。另外，脾为后天之本，脾虚则气血生化乏源，任何虚损疾病的治疗皆须以保持脾胃运化功能为第一要义。脾健而运化正常，则水谷精微得以化生气血。如褚澄在《褚氏遗书》中提出"补羸女，先养血壮脾；补弱男，则壮脾节色"，认为无论男女，属气属血，只要是羸弱之病，健壮脾气是重要的。张三锡《医学六要》明确指出："曰气、曰血、曰精、曰津液，一或不足，当先理脾胃。若脾胃不和，食少不能化生精血，纵加峻补，不能成功。"孙兆更指出"补肾不如补脾"的论点，"脾胃气壮，则能饮食。饮食既进，则益营卫，养精血，滋骨髓"。肾性贫血属于虚损性疾病，必须重视脾胃功能，不论辨属何证型，都要注意调理脾胃，在组方遣药时顾护胃气，使补而不滞。另外，气为血帅，血为气母。气血有相互资生的关系。加之肾性贫血是肾脏气化功能衰竭而致的贫血，肾气亏损存在于本病的始终，在治疗贫血的同时，除了上述的调理脾胃之气外，更应注意保护肾气，促进肾气化生精血之源以生阴血。但在补气时，应选用性味温润平和之品，慎用刚燥之味,谨防补气太过而成"气有余便是火",劫阴耗液,阴血受损,常用药物是补气药与补肾药相配伍。

但是,肾性贫血是肾功能受损时出现的病证,脏腑气化功能已衰,代谢功能减弱,湿浊内生而化毒,瘀血阻络而碍新,临床如一味扶正补虚,而不注意湿浊瘀血对机体的影响作用,则扶正恋邪而正虚不复。因此,治疗肾性贫血应扶正祛邪同时兼顾,或以扶正为主,或以祛邪为主,重点根据舌苔的厚腻程度,二便的排泄次数而决定治法的取舍,但祛邪药的选择应遵循慢性肾衰的治疗原则,禁用峻猛之剂,泄浊不用枳实、芒硝、甘遂、大戟攻下,而用大黄、牡蛎、生首乌泄中有补;通络不用三棱、莪术、水蛭、蜈蚣破血,而用红花、赤芍、鸡血藤和血养血,同时根据素体禀赋情况决定药量的大小,临床以保持大便每日1~2次,质软而成形为标准,判断攻下泄浊的药效强弱。

本案患者为老年男性,有高血压病史,近查发现肾功能损害,而尿检未见明显血尿、蛋白尿,临床诊断为高血压肾病,目前血压控制稳定,但血常规示为中度贫血,并伴见面色萎黄,临床证候中有乏力、腰膝酸软,故辨证为肾气虚衰,治法采用脾肾并调以助气血生化,泄浊排毒以祛邪生新。方中川断、桑寄生、杞子补益肾气;太子参、生黄芪、炒白术健脾益气;茯苓、山药、鸡内金健脾助运,两者相合以增气血生化之源;六月雪、蒲公英、车前子、包醛氧淀粉以利湿泄浊解毒;患者舌质紫,内有瘀血,故用丹参以活血养血;石斛、麦冬养阴生津。全方调补脾肾先后天以扶正,活血泄浊以祛邪,攻补兼施,虚实兼顾,药后效果明显,血红蛋白由8.5g/dl上升至10g/dl。二诊时加用谷麦芽、红花以增强活血养血之力及水谷精微生化之源。整个治疗过程中,不用滋腻之品,而以补气生血为主,此为肾性贫血兼见湿浊为患而与其他贫血证不同之特点所致,是肾性贫血治疗的一般规律。

(曾安平)

# 第十九节 慢性肾衰竭

 **病案一**

郭某,男,43岁。

初诊:2010年6月23日。

主诉:腰酸乏力7年余。

病史:2003年始自觉腰酸乏力,后检查发现肾功能不全,曾在南京军区总院就诊,后未坚持治疗。患者于1963年起患"慢性肾炎",有"高血压"病史。6月10日B超:LK 97mm×39mm×38mm,RK 94mm×39mm×37mm,双肾慢性肾损害改变;肾功能:尿素29.8mmol/L,肌酐862μmol/L,尿酸504μmol/L;血红蛋白107g/L,尿蛋白(++)。刻下:面色欠华,近感头晕,腰酸不适,苔薄黄,脉细弦。

诊断:慢性肾衰竭(尿毒症期),证属脾肾亏虚、肝肾不足、湿浊内潴。

治法:益肾健脾,和络泄浊。

处方:

| | | |
|---|---|---|
| 川断15g | 寄生15g | 杜仲20g |
| 怀牛膝15g | 制首乌20g | 菟丝子10g |
| 太子参30g | 生黄芪30g | 生苡仁30g |
| 茯苓皮50g | 炒白术10g | 谷麦芽各20g |
| 丹参20g | 赤芍15g | 川芎10g |
| 桃仁10g | 土茯苓20g | 积雪草20g |
| 六月雪20g | 制军15g | 生牡蛎40g |
| 昆布10g | 车前子<sup>包</sup>30g | 萹蓄20g |

保肾片4片,每日3次。

尿毒清1包,每日3次。

碳酸氢钠片3片,每日3次。

叶酸片 2 片,每日 3 次。

速立菲 1 片,每日 3 次。

二诊:2010 年 7 月 28 日。

诊疗情况:7 月 27 日查肾功能:尿素 21mmol/L,肌酐 907.6μmol/L,尿酸 553μmol/L,尿蛋白(++),血红蛋白 101g/L。刻下:时感头晕,胸闷不著,无明显腰酸,纳谷可,大便日行 2 次,夜尿 1 次,舌质淡红,苔薄白腻,脉弦细。

平肝潜阳、益肾泄浊方进治。

| 处方:双钩藤<sup>后下</sup>20g | 明天麻 10g | 杜仲 20g |

处方:双钩藤<sup>后下</sup>20g　　明天麻 10g　　杜仲 20g

怀牛膝 15g　　夏枯草 15g　　制首乌 20g

枸杞子 20g　　太子参 30g　　生黄芪 30g

生苡仁 30g　　茯苓 30g　　川断 15g

寄生 15g　　土茯苓 30g　　积雪草 20g

六月雪 20g　　萹蓄 20g　　制军 15g

昆布 10g　　车前子<sup>包</sup>30g　　生牡蛎 40g

菟丝子 10g

三诊:2010 年 9 月 1 日。

诊疗情况:复查肾功能:尿素 22.2mmol/L,肌酐 676.4μmol/L,尿酸 453.4μmol/L。自觉无明显不适,苔薄黄,脉细弦。测血压 140/90mmHg。

7 月 28 日方加丹参 20g,赤芍 15g、川芎 10g。余药同前。

四诊:2010 年 10 月 13 日。

诊疗情况:9 月 24 日复查肾功能:尿素 20.5mmol/L,肌酐 337μmol/L。10 天前感冒,昨日肾功能:尿素 21.94mmol/L,肌酐 554.9μmol/L,尿酸 434.3μmol/L。刻下:咳嗽咳痰,畏寒,腹胀便干,纳寐可,舌淡红,苔薄黄,脉细弦。

处方:南沙参 20g　　杏仁 10g　　紫菀 10g

款冬 10g　　金荞麦 30g　　鱼腥草 15g

冬瓜仁 20g　　橘络 10g　　佛手 10g

浙贝母<sup>杵</sup>15g　　生苡仁 30g　　川断 10g

寄生 10g　　土茯苓 20g　　草薢 20g

玉米须 30g　　制军 15g　　昆布 10g

车前子<sup>包</sup>30g　　六月雪 30g　　生牡蛎 40g

五诊:2010年11月17日。

诊疗情况:昨日复查血生化:尿素20.83mmol/L,肌酐584.2μmol/L,尿酸407.6μmol/L。畏寒感好转,手足时有汗出,药后恶心,血压基本控制,舌质红,苔薄黄,脉细。

7月28日方加茵陈15g、蒲黄15g、丹参20g、川芎10g、赤芍15g。余药同前。

六诊:2010年12月15日。

诊疗情况:昨复查肾功能:尿素18.58mmol/L,肌酐614.8μmol/L。口干咽干,时有咳嗽,畏寒,易感冒,大便日行三四次,舌黯红,苔黄,脉细。

7月28日方加炒白术10g、防风5g、炒山药20g、丹参20g、蒲黄<sup>包</sup>15g。

按:本病案为慢性肾炎、慢性肾衰竭尿毒症期,辨证属脾肾亏虚、肝肾不足、湿浊内潴,治以益肾健脾、平肝潜阳、渗湿泄浊。药证合拍,治疗有效,患者血肌酐从900μmol/L的水平降至500~600μmol/L,并且症状得以缓解,延缓了患者进入终末期透析的时间,是临床中医药保守治疗终末期肾衰竭的范例。

### 病案二

丁某,男,38岁。

初诊日期:2012年4月11日。

主诉:腰酸乏力1个月。

病史:患者1个月前无明显诱因出现腰酸乏力,未予重视,经休息后症状未缓解,近日腰酸乏力症状加重,大便偏溏,遂至本院门诊就诊。查:血压110/80mmHg;肾功能:尿素氮8.0mmol/L,肌酐363.7μmol/L,血钾5.07mmol/L;尿常规:尿蛋白(+);血常规:血红蛋白106g/L。

诊断:慢性肾衰竭,证属脾肾气虚、瘀浊内蕴。

治法:健脾补肾,和络泄浊。

处方:

| | | |
|---|---|---|
| 生黄芪 30g | 炒白术 10g | 生薏苡仁 30g |
| 茯苓 30g | 炒芡实 20g | 炒山药 20g |
| 续断 10g | 桑寄生 10g | 制狗脊 10g |
| 丹参 20g | 川芎 10g | 当归 20g |
| 赤芍 6g | 白芍 10g | 枸杞子 20g |

| | | |
|---|---|---|
| 积雪草 20g | 土茯苓 20g | 制大黄 15g |
| 生牡蛎 40g | 车前子<sup>包</sup>30g | |

二诊:2012 年 4 月 25 日。

诊疗情况:患者腰酸乏力减轻,头晕不明显,余无明显不适,小便正常,大便日行 1 次,便溏,舌红,舌体瘦小,苔薄,脉细略弦。

| | | |
|---|---|---|
| 处方:生黄芪 30g | 炒白术 10g | 生薏苡仁 30g |
| 茯苓 30g | 续断 10g | 桑寄生 10g |
| 制狗脊 10g | 丹参 20g | 当归 20g |
| 赤芍 6g | 白芍 10g | 枸杞子 20g |
| 积雪草 20g | 土茯苓 20g | 制大黄 20g |
| 生牡蛎 40g | 车前子<sup>包</sup>30g | 制僵蚕 10g |
| 蝉蜕 6g | 牛蒡子 15g | 石韦 20g |

三诊:2012 年 5 月 20 日。

诊疗情况:患者腰酸乏力症状消失,无明显不适,小便正常,大便日行 2 次、偏溏,舌淡红,苔薄黄,脉细。

| | | |
|---|---|---|
| 处方:生黄芪 30g | 炒白术 10g | 生薏苡仁 30g |
| 茯苓 30g | 炒芡实 20g | 炒山药 20g |
| 续断 10g | 桑寄生 10g | 制狗脊 10g |
| 丹参 20g | 川芎 10g | 当归 20g |
| 赤芍 6g | 白芍 10g | 枸杞子 20g |
| 积雪草 20g | 土茯苓 20g | 制大黄 20g |
| 生牡蛎 40g | 车前子<sup>包</sup>30g | 制僵蚕 10g |
| 蝉蜕 6g | 牛蒡子 15g | 石韦 20g |

按:本案的医治过程中,充分体现了邹教授准确辨证,依证候明治法,按治法定处方的治疗思路。①邹教授辨此患者为本虚标实证,即脾肾气虚、瘀浊内蕴,故总的治则定为扶正祛邪法。②本病例所应用的处方中,以生黄芪、炒白术、生薏苡仁、茯苓、炒芡实、炒山药补益脾气,以炒山药、续断、桑寄生、制狗脊补益肾气,以丹参、当归、川芎、赤芍、白芍、枸杞子活血养阴和络,以积雪草、土茯苓、制大黄、生牡蛎、车前子泄浊祛邪。全方体现了邹教授在应用泄浊药物同时常共用活血和络、养阴和络、通利二便等药物治疗的原则。③邹教授在治疗本案患者的处方中,大量应用对药,发挥相须

相持,协调起效的作用。④本案体现了邹教授在治疗慢性肾功能不全中惯用扶正必祛邪,补肾必健脾,并以和络泄浊之法贯穿始终的治疗原则。门诊治疗近2个月,除血肌酐明显下降,其他不适症状也得到了明显改善,并延缓了患者的病情进展,提高了其生活质量。

### 病案三

丁某,男,40岁。

初诊:2012年7月18日。

主诉:头晕乏力半年余。

病史:患者半年多前不明原因感头晕乏力,体检发现血压升高,后进一步检查发现肾功能:Scr391μmol/L,B超:双肾缩小。刻下:乏力腰酸,下肢微肿,纳谷可,夜尿1次,大便日行2次,夜寐安,脉细,苔薄黄,舌质淡红。查肾功能:BUN8.4mmol/L,SCr291.2μmol/L,UA641μmol/L;尿常规:BLD(+),PRO(+);血常规:Hb116g/L。

诊断:慢性肾衰竭,证属脾肾气虚,浊瘀内阻。

治法:补气健脾益肾,和络渗利泄浊。

处方:

| | | |
|---|---|---|
| 生黄芪30g | 炒白术10g | 生苡米30g |
| 茯苓皮30g | 炒山药20g | 川断10g |
| 寄生10g | 厚杜仲15g | 怀牛膝10g |
| 丹参15g | 川芎10g | 积雪草20g |
| 土茯苓20g | 制军20g | 生牡蛎40g |
| 昆布10g | 车前子30g<sup>包</sup> | |

保肾片4片,每日3次。

二诊:2012年8月1日。

诊疗情况:复查肾功能:BUN7.4mmol/L,SCr279.2μmol/L,UA588μmol/L;血常规:Hb120g/L;尿常规:PRO(++)。患者诉无明显不适,无腰部酸痛,纳谷可,精神可,大便日行1次,有时2日1次,不成形,无口干苦。舌质偏红,苔薄黄,脉细。

处方:上方制军改25g,加茵陈20g、萹蓄20g,茯苓皮改为50g。

成药同上。

三诊:2012年8月29日。

诊疗情况:复查肾功能:BUN 8.4mmol/L,Scr 271.7μmol/L,K⁺ 5.13mmol/L,Ca²⁺2.49mmol/L,CO₂CP23.4mmol/L;尿常规(−);血常规:Hb 123g/L,WBC4.51×10⁹/L,PLT 200×10⁹/L。患者诉无明显不适,大便日行 1 次,不成形,纳谷可,夜尿 1 次,无腰酸痛,无口干。脉细,苔黄。健脾补肾,和络泄浊法进治。

| 处方:生黄芪 30g | 制苍术 10g | 生苡米 30g |
|---|---|---|
| 茯苓皮 30g | 炒山药 20g | 炒芡实 20g |
| 川断 10g | 寄生 10g | 丹参 20g |
| 川芎 10g | 怀牛膝 10g | 制军 25g |
| 积雪草 20g | 土茯苓 20g | 六月雪 20g |
| 生牡蛎 40g | 昆布 10g | 车前子 30g    21 剂 |

成药同上。

四诊:2012 年 9 月 26 日。

诊疗情况:复查肾功能:BUN/SCr 8.7/260.1,K⁺4.39mmol/L,Ca²⁺2.43mmol/L,CO₂CP 25.1mmol/L;尿常规:PRO(+);血常规:Hb 114g/L,WBC4.27×10⁹/L,PLT192×10⁹/L。患者诉无明显不适,无腰酸痛,无乏力,大便日行 1 次,不成形,夜尿 1 次,纳谷好,夜寐安,无口干苦,鼻干燥,苔薄黄,脉细,治从前意。

处方:上方去苍术,加北沙参 15g。

成药同上。

五诊:2012 年 10 月 24 日。

诊疗情况:今日复查肾功能:BUN7.88.4mmol/L,Scr 271.7μmol/Lmmol/L,Scr250.5,K⁺4.81mmol/L,Na⁺ 144.4mmol/L,Cl⁻ 99.9mmol/L,Ca²⁺2.54mmol/L,CO₂CP 26.7mmol/L;尿常规:pro(+);血常规:Hb117g/L,WBC4.35×10⁹/L,N 54%。患者诉咽干,大便日行 1 次,不成形,夜尿 1 次,纳谷可,夜寐安,苔黄,舌质淡红,仍宗健脾补肾,和络泄浊法进治。

| 处方:生黄芪 30g | 炒白术 10g | 生苡米 30g |
|---|---|---|
| 茯苓 30g | 炒怀山药 15g | 炒芡实 20g |
| 川断 10g | 寄生 10g | 丹参 20g |
| 川芎 10g | 红花 10g | 积雪草 20g |
| 土茯苓 20g | 六月雪 20g | 制军 25g |

生牡蛎 40g　　　　　车前子 30g　　　　　昆布 10g

焦谷麦芽<sup>各</sup>20g　　　　　　　　　　　　　　　21 剂

成药:保肾片 4 片 每日 3 次,尿毒清 1 包 每日 3 次。

六诊:2012 年 11 月 21 日。

诊疗情况:今尿常规:PRO(+);肾功能:BUN/Scr 9.0/237.4,K<sup>+</sup> 4.74,Ca<sup>2+</sup>2.29,CO₂CP 24.5mmol/L;BP110/70mmHg。患者诉无明显不适,无腰酸痛,纳可,寐安,大便日行 1 次,不成形,为糊状,夜尿 1 次,面肢不肿。舌质淡红,苔黄,脉细,治从前意。

处方:上方去谷麦芽、昆布,加萹蓄 20g,制首乌 20g。

成药同上。

七诊:2012 年 12 月 19 日。

诊疗情况:BP110/70mmHg;今尿常规(-),肾功能 BUN/SCr10.2/263.5。患者诉无明显不适,大便日行 1 次,不成形,糊状便,无腹痛,夜尿 1 次,纳谷可,寐安,无腰酸乏力,舌质淡红,苔薄黄,脉细。

处方:2012 年 10 月 24 日方加制首乌 20g,萹蓄 20g,火麻仁 15g。

成药同上。

八诊:2013 年 1 月 16 日。

诊疗情况:患者无明显不适,复查肾功能:BUN 7.4mmol/L,SCr240.3μmol/L。治从前法。

九诊:2013 年 2 月 20 日。

诊疗情况:今复查尿常规:PRO(+),BLD(+),肾功能:BUN6.6mmol/L,SCr232.6μmol/L,K<sup>+</sup>5.04,Ca<sup>2+</sup>2.46,CO₂CP 27.8。血常规:Hb 120g/L,WBC3.83×10<sup>9</sup>/L,PLT228×10<sup>9</sup>/L。患者诉无明显不适,纳可,寐安,夜尿 1 次,大便日行 1~2 次,不成形,无腰酸痛,苔薄黄,脉细,治从前意出入。

处方:上方加茵陈 20g,炒芡实 20g。

成药同上。

十诊:2013 年 3 月 20 日。

诊疗情况:复查肾功能:BUN 7.2mmol/L,Scr225μmol/L,K4.64mmol/L,Na 145.2mmol/L,Ca 2.35mmol/L,CO₂CP 26mmol/L;尿常规:PRO(+);血常规:WBC3.39×10<sup>9</sup>/L,Hb 115g/L,PLT 188×10<sup>9</sup>/L,N 51%,L 41.3%。BP 123/82mmHg。患者诉无明显不适,纳可,无口干苦,易饥,大便日行 1 次,不成形,无腰痛,

夜尿 1 次,咽略红,脉细,苔厚黄,舌质红。

处方:原方加炒芡实 20g、炒山药 20g、萹蓄 20g。去火麻仁。

成药同上。

十一诊:2013 年 4 月 17 日。

诊疗情况:复查肾功能:BUN 7.4mmol/L,SCr 222μmol/L,K$^+$ 4.94mmol/L,Ca$^{2+}$ 2.45mmol/L,CO$_2$CP 30mmol/L;血常规:Hb 129g/L,PLT 141 × 10$^9$/L,WBC 3.56 × 10$^9$/L,N 50.3% L 41.3%;尿常规:PRO(+),BLD(+)。患者诉无明显不适,纳可,无口干苦,大便日行 1~2 次,不成形,糊状便,夜尿 1 次,无腰酸痛,咽红,舌质红,苔黄,脉细,仍宗健脾补肾,和络泄浊方进治。

| | | |
|---|---|---|
| 处方:太子参 10g | 生黄芪 30g | 白术 10g |
| 生苡米 30g | 茯苓 30g | 炒芡实 20g |
| 川断 15g | 寄生 15g | 厚杜仲 20g |
| 怀牛膝 10g | 丹参 20g | 川芎 10g |
| 积雪草 20g | 土茯苓 20g | 制军 25g |
| 生牡蛎 40g | 炒山药 20g | 车前子 30g |
| 昆布 15g | 萹蓄 20g | 21 剂 |

成药同前继服。

十二诊:2013 年 5 月 15 日。

诊疗情况:复查肾功能:BUN6.2mmol/L,SCr218.6μmol/L,K$^+$4.11mmol/L,Ca$^{2+}$ 2.31mmol/L,CO$_2$CP 22.2mmol/L;血常规:Hb118g/L;尿常规:PRO(+)。患者诉无饥饿感,食量未减,食多即脘胀,无口干苦,大便日行 1 次,偶有 2 次,量不多,无腰酸乏力,夜尿 1 次,BP120/80mmHg,苔中黄,脉细。

处方:上方加制僵蚕 10g、茵陈 20g、谷麦芽各 20g,去杜仲、怀牛膝,21 剂。

成药同 2013 年 1 月 16 日。

十三诊:2013 年 6 月 5 日。

诊疗情况:今复查肾功能:BUN5.9mmol/L,SCr227.2μmol/L,GLU5.01mmol/L,K$^+$4.23mmol/L,Ca$^{2+}$2.31mmol/L,CO$_2$CP 22.8mmol/L;血常规:Hb116g/L,PLT199 × 10$^9$/L,WBC 4.81 × 10$^9$/L。尿常规:PRO(+++),GLU(++)。患者诉晨起有痰,咽喉不适,皮肤干燥,时有腰酸,纳谷不馨,腹胀未作,夜尿 1 次,大便日行 2 次,不成形,苔薄黄,脉细,咽红。

处方:玄参 10g　　　麦冬 15g　　　射干 10g

　　　炒子芩 10g　　　浙贝母 15g　　　金银花 10g

　　　太子参 15g　　　生黄芪 30g　　　防风 6g

　　　炒白术 10g　　　生苡米 30g　　　茯苓 30g

　　　制僵蚕 15g　　　蝉衣 6g　　　　牛蒡子 15g

　　　石韦 20g　　　　地龙 10g　　　　谷麦芽各 20g

　　　川断 15g　　　　制军 25g　　　　生牡蛎 40g

　　　炒芡实 20g　　　　　　　　　　　　　　21 剂

成药:保肾片 4 片,每日 3 次,碳酸氢钠片 3 片,每日 3 次。

十四诊:2013 年 7 月 3 日。

诊疗情况:复查肾功能:BUN 7.4mmol/L,SCr243.8μmol/L,GLU5.1mmol/L, $K^+$3.88mmol/L,$Ca^{2+}$ 2.33mmol/L,$CO_2CP$ 22.6mmol/L;血常规:Hb122g/L PLT241 × 10⁹/L,WBC 5.29 × 10⁹/L。尿常规:PRO(−),BLD(++)。患者诉无明显不适,腰酸痛缓解,咽中不适缓解,皮肤干燥缓解,纳可,无腹胀,夜寐安,夜尿 1 次,大便日行 3 次,不成形,脉细,苔薄黄,咽不痛,无痰。以健脾补肾,和络泄浊法进治。

处方:太子参 20g　　　生黄芪 30g　　　炒白术 10g

　　　生苡米 30g　　　茯苓 30g　　　　炒山药 20g

　　　炒芡实 20g　　　炒扁豆 20g　　　川断 10g

　　　寄生 10g　　　　丹参 20g　　　　川芎 10g

　　　积雪草 20g　　　土茯苓 20g　　　制僵蚕 10g

　　　蝉衣 6g　　　　地龙 10g　　　　制军 20g

　　　生牡蛎 40g　　　车前子 30g

成药同上。

十五诊:2013 年 7 月 31 日。

诊疗情况:复查肾功能:BUN6.7mmol/L,SCr245.8μmol/L,GLU5.1mmol/L, $K^+$4.42mmol/L,$Ca^{2+}$2.34mmol/L,$CO_2CP$ 24mmol/L;血常规:Hb124g/L, PLT250 × 10⁹/L,WBC 5.44 × 10⁹/L;尿常规(−)。诉无明显不适,略感腰酸,纳谷不振,无口干苦,夜寐安,夜尿 1 次,大便不成形,日行 1~2 次,舌质红,苔黄,脉细。

处方:上方制军改 25g,去炒扁豆。

成药同 2013 年 6 月 5 日。

十六诊:2013 年 8 月 28 日。

诊疗情况:复查肾功能:BUN6.2mmol/L,SCr232μmol/L,GLU 4.9mmol/L,$K^+$4.84mmol/L,$Ca^{2+}$2.28mmol/L,$CO_2$CP 24.8mmol/L;血常规:Hb 129g/L;尿常规(-)。患者诉无口干苦,纳可,夜尿 1 次,大便日行 2 次,不成形,舌质红,苔薄白,脉细。

处方:2013 年 7 月 3 日方制军改 25g,加茅根 15g。

十七诊:2013 年 9 月 25 日。

诊疗情况:复查肾功能:BUN7.0mmol/L,SCr226.6μmol/L,治从前意。

十八诊:2013 年 10 月 23 日。

诊疗情况:患者皮肤干燥,无咽痛,无腰酸乏力,纳可,夜寐安,夜尿 1 次,大便日行 2 次,质糊状,不成形,BP:105/70mmHg,舌质偏红,苔中黄,脉细。复查肾功能:BUN7.9mmol/L,SCr231.7μmol/L,$K^+$4.74mmol/L,$Ca^{2+}$2.32mmol/L,$CO_2$CP 22.9mmol/L,UA583μmol/L,$P^{3+}$1.56mmol/L,血常规 Hb 116g/L,PLT307 × $10^9$/L,WBC6.48 × $10^{12}$/L。

处方:上方加生地 10g、制黄精 20g、百合 20g、茵陈 30g,去牛蒡子、川芎、蝉衣,21 剂。

成药同上。

十九诊:2013 年 11 月 20 日。

诊疗情况:前几天咽部不适,近尚好,舌质淡红,苔薄黄,脉细。

处方:2013 年 9 月 25 日原方加生地 10g、制黄精 20g、射干 20g,制军改 28g,去川芎、蝉衣。

成药同上。

二十诊:2013 年 12 月 18 日。

诊疗情况:复查肾功能:BUN8.4mmol/L,SCr237.4μmol/L,$K^+$4.88mmol/L,$Ca^{2+}$2.36mmol/L,$CO_2$CP 21.3mmol/L。血常规:Hb110g/L,余正常;尿常规:PRO(+),BLD(+)。诉无所苦,无腰酸乏力,纳可,夜寐安,夜尿 1 次,大便日行 2 次,不成形,舌质红,苔薄黄,脉细,仍守健脾补肾、和络泄浊法。

处方:生黄芪 30g　　太子参 10g　　炒白术 10g
　　　生薏仁 30g　　茯苓 30g　　　炒芡实 20g
　　　川断 15g　　　寄生 15g　　　制僵蚕 15g

| | | |
|---|---|---|
| 蝉衣 6g | 牛蒡子 15g | 石韦 20g |
| 丹参 20g | 川芎 10g | 土茯苓 20g |
| 积雪草 20g | 制军 28g | 生牡蛎 40g |
| 茵陈 30g | 生蒲黄 30g | 五灵脂 30g |
| 车前子[包] 30g | | 21 剂 |

成药:保肾片 4 片每日 3 次,尿毒清 1 包每日 3 次,碳酸氢钠片 3 片每日 3 次,叶酸 5mg 每日 3 次,琥珀酸亚铁 0.1g 每日 3 次。

二十一诊:2014 年 1 月 15 日。

诊疗情况:复查肾功能:BUN8.6mmol/L,SCr219.2μmol/L,$K^+$4.65mmol/L,$Ca^{2+}$2.35mmol/L,$CO_2CP$ 21.2mmol/L;血常规:Hb111g/L,PLT256×$10^9$/L,WBC6.37×$10^{12}$/L;尿常规:BLD(++)。患者入睡困难,无腰酸乏力,纳可,无口干苦,夜尿 1 次,大便日行 3~4 次,质稀,舌质红,苔薄淡黄少,脉细,仍宗前意。

处方:2013 年 12 月 18 日原方制军改为 20g,加萹蓄 20g、炒芡实 20g。

成药同上。

二十二诊:2014 年 2 月 12 日。

诊疗情况:患者诉无所苦,无腰酸乏力,纳可,夜寐安,夜尿 1 次,大便日行 2 次,偏烂,无口干苦,舌质红,苔薄黄,脉细。复查肾功能:BUN 7.9mmol/L,SCr210μmol/L,$K^+$4.92mmol/L,GLU4.9mmol/L,$Ca^{2+}$2.22mmol/L,$CO_2CP$ 26.9mmol/L;血常规 Hb114g/L,余阴性;尿常规:PRO(+),BLD(+)。

处方:2013 年 12 月 18 日方制军改 20g,加萹蓄 20g,山药 20g。

成药同上。

二十二诊:2014 年 2 月 12 日。

诊疗情况:患者诉无所苦,纳可,夜寐安,夜尿 1 次,大便日行 2 次,偏烂,脉细,苔薄黄,舌质红。复查肾功能:BUN7.9mmol/L,Scr210μmol/L;血常规:Hb114g/L;尿常规:pro+,bld+。仍从健脾补肾,和络泄浊法进治。

处方:

| | | |
|---|---|---|
| 太子参 20g | 生黄芪 30g | 生薏米 30g |
| 茯苓 30g | 炒白术 10g | 川断 15g |
| 寄生 15g | 制首乌 20g | 枸杞子 20g |
| 制僵蚕 15g | 蝉衣 6g | 牛蒡子 15g |

| 土茯苓 20g | 茵陈 30g | 生蒲黄[包]30g |
| 五灵脂 30g | 车前子[包]30g | 制军 28g |

成药同前。

按：本例慢性肾衰竭病案，病期属CKD4期，中医诊断为"肾劳"。病理性质属本虚标实，脾肾气虚为本，浊瘀内阻为标。总的治疗原则是扶正祛邪，以补气健脾益肾，和络渗利泄浊为法。邹老谓之肾劳乃慢性虚损性疾患，肾气不足，阴阳俱损，病期长久，"不可饮以至剂。"（《灵枢·终始》）不可以峻猛之剂戕伤肾气，以求速效，应"治之当缓"（《证治准绳·关格》）。邹老主张采用平补平泻的方法，缓缓图治。方中以生黄芪、太子参、炒白术、怀山药补气健脾，补益肾气；川断、寄生、杜仲、怀牛膝、制首乌、枸杞子等补益肾元，平补肾阴肾阳，以达增一分元阳，长一分真阴，使肾之阴阳达到低水平的平衡。邹老治疗慢性肾衰竭在扶正的同时不忘祛邪治标，提倡缓攻缓泻。方中生薏米、茯苓皮淡渗利水、渗湿泄浊；积雪草、土茯苓等化湿泄浊解毒；制大黄通腑泄浊解毒；昆布、生牡蛎等软坚散结，泄浊解毒；茵陈清热利湿，泄浊解毒；丹参、川芎活血和络泄浊；生蒲黄、五灵脂活血化瘀泄浊；车前子利水渗湿泄浊，并引药入肾经。邹老在平补肾气的同时缓攻缓泻，并将泄浊解毒，活血化瘀法贯穿病程始终，不用峻猛之药，以防伤及肾气。如大黄，邹老不用生军而用制军，去其峻下之性，而取通腑解毒、活血泄浊之用，逐渐增加剂量，使患者大便次数每日2~3次而无不适为宜。慢性肾衰竭的患者体虚易感，常因外感等因素而使肾衰病情加重，血肌酐波动，尿蛋白增加。如第十三诊时，患者感冒后咽喉不利，邹老治以清咽渗利，兼以益肾健脾，祛风泄浊之法，经治疗患者症状改善，尿蛋白减少，血肌酐趋于稳定，病情得到缓解。本病案患者为慢性肾衰竭，经平补平泻，缓缓图治，长期坚持，终获良效。患者肾功能血肌酐从就诊时291.2μmol/L的水平稳定下降至210μmol/L，症状得以缓解，延缓了患者进入终末期肾衰的时间，是邹老治疗慢性肾衰竭的范例。

（周恩超　易　岚）

# 第二十节　肾癌术后肾衰竭

 病案一

石某,男,73岁。

初诊:2008年7月2日。

主诉:尿频尿急1年余。

病史:近1年多来患者时感尿频尿急,2007年5月单位体检查出膀胱癌占位,6月5日在鼓楼医院行手术全膀胱切除加回肠代膀胱术。2007年10月19日在鼓楼医院查血生化:BUN 11.0mmol/L,SCr 172μmol/L,Na 133.4。B超:双肾轻度积水,左肾囊肿,有膀胱结石。2008年6月3日查尿常规:隐血(+),白细胞(++),白细胞计数48.7个/μL。有吸烟史50余年。1周前感冒发热,现感冒已愈,无明显不适,纳寐尚可,夜尿3次,舌苔黄,舌中少苔,脉细弦。

诊断:膀胱癌术后,证属肾虚湿热。

治法:益肾清利解毒法。

处方:

| | | |
|---|---|---|
| 川断 15g | 桑寄生 10g | 枸杞子 20g |
| 大金钱草 30g | 冬葵子 15g | 海金沙 15g |
| 太子参 20g | 生苡仁 30g | 茯苓皮 40g |
| 猪苓 30g | 车前子<sup>包</sup>30g | 泽兰泻各 15g |
| 蛇舌草 20g | 半枝莲 20g | 龙葵 15g |
| 积雪草 30g | 土茯苓 30g | 制军 10g |
| 生牡蛎 40g | 六一散<sup>包</sup>10g | |

保肾片 4 片　每日 3 次。

尿毒清 1 包　每日 3 次。

金水宝 4 片　每日 3 次。

二诊:2008年10月17日。

诊疗情况:2008 年 7 月 28 日入住鼓楼医院行尿道代膀胱结石取石术,术后恢复良好。9 月 19 日血生化:球蛋白 34.5g/L,SCr 194mmol/L。10 月 6 日复查 B 超:双肾轻度积水,左肾囊肿,膀胱结石;尿常规:白细胞(+++),隐血(+)。刻下:一般情况尚可,纳寐可,二便调,脉弦数,舌苔薄黄,舌质红。

从肾虚湿浊证辨治。

处方:

| | | |
|---|---|---|
| 川断 10g | 桑寄生 15g | 枸杞子 20g |
| 大金钱草 30g | 冬葵子 20g | 海金沙 15g |
| 太子参 15g | 生黄芪 20g | 生苡仁 20g |
| 茯苓皮 40g | 车前子<sup>包</sup>30g | 积雪草 30g |
| 土茯苓 30g | 制军 15g | 生牡蛎 40g |
| 蒲公英 30g | 紫花地丁 20g | 车前草 20g |

三诊:2008 年 12 月 3 日。

诊疗情况:无特殊不适,大便日一行,夜尿 2 次,纳寐安。脉细略弦,舌苔薄黄,舌质红。查尿常规:白细胞(+),隐血(+),PRO(−);血生化:BUN 8.0mmol/L,SCr 178μmol/L,LDL-C 3.52mmol/L。

10 月 17 日原方,制军改为 20g,加荷叶 20g、生山楂 10g。成药同前。

四诊:2009 年 3 月 4 日。

诊疗情况:因右输尿管狭窄,右肾积水入住省中医院,于 2009 年 2 月 18 日行左输尿管双 J 管置放加膀胱结石取石术。查尿常规:隐血(++),白细胞(+++),红细胞 16 个/μL,白细胞 569 个/μL。刻下:无特殊不适,舌苔淡黄,脉细略弦。

诊断:肾虚湿浊证。

治法:益肾化湿泄浊。

处方:

| | | |
|---|---|---|
| 川断 15g | 桑寄生 15g | 太子参 20g |
| 生黄芪 30g | 生苡仁 30g | 茯苓皮 40g |
| 玉米须 30g | 土茯苓 30g | 积雪草 30g |
| 车前子<sup>包</sup>30g | 茅芦根各 20g | 蒲公英 30g |
| 紫花地丁 20g | 制军 6g | 白花蛇舌草 20g |
| 半枝莲 20g | | |

保肾片 4 片　每日 3 次。

碳酸氢钠 3 片　每日 3 次。

三金片4片 每日3次。

金水宝6片 每日3次。

五诊:2009年8月5日。

诊疗情况:膀胱癌术后,慢性肾功能不全,左肾GFR 25.24ml/min,右肾GFR 10.3ml/min。今年2月行左输尿管双J管置放加膀胱结石取石术,4月在局下拔除左输尿管双J管拔除术,6月在鼓楼医院行右输尿管整形术,需留置3个月。术后尿常规:蛋白(+),隐血(++),白细胞(+++)。舌质红,苔薄黄,脉细。

治从益肾清利法。

| 处方:川断15g | 桑寄生15g | 杜仲20g |
|---|---|---|
| 怀牛膝10g | 太子参15g | 生黄芪30g |
| 生苡仁30g | 茯苓皮40g | 蒲公英30g |
| 紫花地丁30g | 知母10g | 黄柏10g |
| 茅芦根各20g | 车前草20g | 荔枝草30g |
| 白花蛇舌草30g | 半枝莲20g | 龙葵15g |
| 山慈菇5g | 凤尾草20g | |

六诊:2009年11月25日。

诊疗情况:自觉无特殊不适,夜尿1次,大便调,脉细弦,苔薄黄,舌质红。血生化:UA 483μmol/L,TG 2.87mmol/L,SCr 129μmol/L。

治从益肾清利法。

| 处方:川断15g | 桑寄生15g | 枸杞子20g |
|---|---|---|
| 制首乌20g | 菟丝子15g | 太子参20g |
| 生黄芪30g | 生苡仁30g | 茯苓皮30g |
| 蒲公英30g | 紫花地丁30g | 积雪草20g |
| 土茯苓30g | 六月雪20g | 制军10g |
| 白花蛇舌草30g | 半枝莲30g | 叶下珠15g |
| 蛇莓15g | | |

七诊:2009年12月23日。

诊疗情况:一般情况可,夜尿1次,大便日行1次,成形,不觉口干,苔薄黄,舌质红。血生化:球蛋白33.6g/L,UA 479μmol/L,TC 3.15mmol/L。

治以益肾清利。

处方：川断 15g　　　桑寄生 15g　　　枸杞子 20g

　　　制首乌 20g　　　菟丝子 15g　　　太子参 20g

　　　生黄芪 30g　　　生苡仁 30g　　　茯苓皮 30g

　　　蒲公英 30g　　　紫花地丁 30g　　　积雪草 20g

　　　土茯苓 30g　　　六月雪 20g　　　制军 10g

　　　白花蛇舌草 30g　　半枝莲 30g　　　玉米须 30g

　　　丝瓜络 15g　　　草薢 20g　　　干荷叶 20g　　14 剂

八诊：2010 年 1 月 27 日。

诊疗情况：复查血生化：球蛋白 33.1g/L，UA 428μmol/L，TG 3.53mmol/L，LDL-C 3.47mmol/L，BUN 5.8mmol/L，SCr 124μmol/L。刻下：纳寐安和，夜尿 1次，大便调，舌苔黄，脉细弦。

益肾健脾、泄浊解毒法进治。

处方：川断 15g　　　桑寄生 15g　　　制首乌 20g

　　　菟丝子 15g　　　太子参 20g　　　生黄芪 30g

　　　生苡仁 30g　　　茯苓 30g　　　猪苓 30g

　　　丹参 20g　　　赤芍 15g　　　积雪草 20g

　　　土茯苓 30g　　　制军 10g　　　生牡蛎 40g

　　　白花蛇舌草 20g　　蛇莓 15g　　　半枝莲 20g

　　　龙葵 15g　　　蒲公英 20g

按：本案为"膀胱癌术后肾衰竭"的病例。患者年老体虚，手术后肾气虚损，免疫力下降，湿热毒邪乘机浸淫，术后出现泌尿道结石，肾盂积液等情况，尿检异常，血尿素氮、肌酐升高，均为浊毒内蕴的病理征象。病情复杂，病理性质属本虚标实，脾肾亏虚为本，水湿、浊毒内蕴为标。治疗上治以标本兼顾，益肾健脾、渗湿利水、泄浊解毒。方中补益肾元选用川断、桑寄生、首乌、菟丝子等为君药，平补肾阴肾阳；补气健脾药为臣，如太子参、生黄芪、生苡仁、茯苓、小红枣、炙甘草等；和络泄浊解毒药为佐使，如丹参、赤芍、白花蛇舌草、蒲公英、紫花地丁、半枝莲、半边莲、龙葵、山慈菇、制军、积雪草等。全方攻补兼施，整体调治，效果甚佳。

 病案二

卞某，男，68 岁。

初诊:2010 年 1 月 13 日。

主诉:腰酸乏力 9 个月。

病史:9 个月前无明显诱因而腰酸乏力。2009 年 4 月单位体检地发现左肾占位,其余体检指标正常。当时腹部 CT:左肾占位,考虑为肾癌,腹部彩超:左肾上极可见约 5.1cm×4.9cm 大小低回声区。2009 年 5 月 4 日收住南京市鼓楼医院,5 月 20 日在全麻下行后腹腔镜根治左肾切除术,术后病理:左肾透明细胞癌。术后予舒尼替尼(索坦)靶向治疗,1 个疗程后予生物治疗。2009 年 8 月 5 日再次入院检查,血生化:ALT 61.3U/L,AST 41.7U/L,BUN 7.71mmol/L,SCr 136.4μmol/L,UA 524.8μmol/L;GFR 31.5ml/min。给予重组人白介素 2 及重组人干扰素 α1b 等抗肿瘤免疫治疗。11 月 24 日复查血生化:ALT 45.5U/L,AST 39.4U/L,BUN 7.6mmol/L,SCr 144μmol/L,UA 679μmol/L,TG 2.07mmol/L,LDH-C 3.36mmol/L。刻下:精神尚可,自觉乏力,夜尿 2~3 次,胃纳可,舌质淡红,苔黄,脉细弦。

诊断:左肾癌术后,证属肾虚浊毒。

治法:益肾泄浊解毒。

处方:

| | | |
|---|---|---|
| 川断 15g | 桑寄生 15g | 制狗脊 15g |
| 厚杜仲 20g | 怀牛膝 10g | 太子参 20g |
| 生黄芪 20g | 生苡仁 30g | 茯苓 30g |
| 积雪草 15g | 土茯苓 20g | 六月雪 20g |
| 制军 10g | 生牡蛎 40g | 丹参 20g |
| 赤芍 15g | 半枝莲 20g | 白花蛇舌草 30g |
| 车前子<sup>包</sup>30g | 炒芡实 20g | 谷麦芽各 20g |

保肾片 4 片　每日 3 次。

金水宝 4 粒　每日 3 次。

医嘱:①低盐、优质低蛋白饮食;②避劳累、防感冒;③心情舒畅、生活起居要有规律、防病要有信心。

二诊:2010 年 1 月 27 日。

诊疗情况:患者咳嗽咯痰时作,咯少量白痰,劳累后觉腰部不适,口干,纳尚可,夜尿 2~3 次,大便日行 1~2 次,质成形,寐尚安,舌边红,舌苔淡黄,脉细。

上方制军改为 12g,加龙葵 15g。成药同上。

三诊：2010 年 2 月 10 日。

诊疗情况：2 月 8 日复查血生化：ALT 24U/L，AST 27U/L，BUN 6.53mmol/L，SCr 133.6μmol/L，UA 439.1μmol/L，TG 0.96mmol/L，LDH-C 3.0mmol/L。血常规正常。患者偶有咳嗽，咯少量白痰，腰酸时作，纳可，夜寐安，夜尿 2~3 次，大便日行一两次、成形，脉细，舌苔黄薄腻。上方继进 14 剂。

四诊：2010 年 2 月 24 日。

诊疗情况：患者微咳，咯少量白痰，纳可，夜寐安，夜尿 1 次，大便日行 2 次、成形。舌脉同前。

| | | |
|---|---|---|
| 处方：南沙参 15g | 杏仁 15g | 紫菀 10g |
| 款冬花 10g | 金荞麦 30g | 鱼腥草 10g |
| 生苡仁 30g | 茯苓 30g | 芦根去节30g |
| 冬瓜仁 20g | 浙贝母杵20g | 法半夏 6g |
| 陈皮 10g | 川断 15g | 制军 15g |
| 生牡蛎 40g | 炒芡实 20g | 炒山药 20g |
| 谷麦芽各 20g | 积雪草 20g | 车前子包30g |
| 白花蛇舌草 30g | 半枝莲 30g | 小红枣 10g |

保肾片 4 片　每日 3 次。

五诊：2010 年 3 月 10 日。

诊疗情况：患者咳减，咯少许白痰，偶感左腰肋部疼痛，自诉面色较前发黯，大便日行 2 次、成形，纳可，夜尿 1~2 次，夜寐安，脉细，苔薄黄。今日查尿常规：阴性。

| | | |
|---|---|---|
| 处方：川断 15g | 桑寄生 15g | 厚杜仲 20g |
| 怀牛膝 15g | 制首乌 20g | 菟丝子 15g |
| 太子参 20g | 生黄芪 30g | 生苡仁 30g |
| 茯苓 30g | 积雪草 20g | 土茯苓 20g |
| 六月雪 20g | 制军 10g | 生牡蛎 40g |
| 车前子包30g | 白花蛇舌草 30g | 半枝莲 20g |
| 龙葵 20g | 山慈菇 5g | 小红枣 10g |
| 荷叶 15g | | |

保肾片 4 片　每日 3 次。

六诊：2010 年 3 月 24 日。

诊疗情况:诉偶咯少许白痰,纳寐尚可,夜尿一两次,大便日行 2 次、成形,舌质红,苔薄黄,脉细。3 月 22 日复查血生化:ALT 31U/L,AST 30U/L,BUN 9.87mmol/L,SCr 134.4μmol/L,UA 488.3μmol/L,TG 0.83mmol/L,LDH-C 2.91mmol/L。

上方加昆布 15g、炒芡实 20g。成药同前。

七诊:2010 年 4 月 7 日。

诊疗情况:4 月 6 日复查血生化:SCr 118.0μmol/L,BUN 6.37mmol/L,UA 453.1mmol/L,TG 3.01mmol/L,LDL-C 2.89mmol/L,AST 30U/L,ALT 34U/L,γ-GT 25U/L。患者仍咳,咯少许白痰,耳鸣,纳寐安,夜尿一两次,大便日行 3 次,质略稀。舌质红,苔根黄,脉细,咽红。18 岁时曾行扁桃体切除术,有咽炎性咳嗽史。

处方:

| | | |
|---|---|---|
| 玄参 15g | 麦冬 15g | 桔梗 6g |
| 射干 10g | 太子参 30g | 生黄芪 30g |
| 生苡仁 30g | 茯苓 30g | 川断 15g |
| 桑寄生 15g | 积雪草 20g | 土茯苓 30g |
| 六月雪 20g | 制军 10g | 生牡蛎 40g |
| 车前子<sup>包</sup>30g | 白花蛇舌草 30g | 半枝莲 30g |
| 半边莲 20g | 青风藤 15g | 鸡血藤 20g |
| 龙葵 15g | 山慈菇 5g | 荷叶 15g |

保肾片 4 片　每日 3 次。

百令胶囊 4 粒　每日 3 次。

八诊:2010 年 4 月 21 日。

诊疗情况:仍微咳,近 1 周受凉后感头部疼痛,耳鸣减轻,纳寐尚安,大便日行 1~2 次,质偏稀,夜尿 2 次,舌质红,苔根黄,咽红。

上方加川芎 10g、蔓荆子 10g。

九诊:2010 年 5 月 19 日。

诊疗情况:患者一般情况可,纳寐安,大便日行 1~2 次、质成行,髋部酸痛不适,欲咳无痰,苔黄,脉缓。

处方:

| | | |
|---|---|---|
| 川断 15g | 桑寄生 15g | 制狗脊 20g |
| 枸杞子 20g | 太子参 30g | 生黄芪 30g |
| 生苡仁 30g | 茯苓 30g | 怀山药 20g |

| | | |
|---|---|---|
| 积雪草 20g | 土茯苓 20g | 六月雪 20g |
| 半枝莲 30g | 龙葵 15g | 半边莲 20g |
| 白花蛇舌草 30g | 凤尾草 30g | 山慈菇 5g |
| 车前草 20g | 制军 10g | 生牡蛎 40g |
| 制首乌 20g | 制黄精 15g | |

百令胶囊 4 粒　每日 3 次。

碳酸氢钠片 2 片　每日 3 次。

十诊:2010 年 6 月 9 日。

诊疗情况:4 月 14 日体检:血肌酐 126.60μmol/L,尿素 5.94mmol/L,血尿酸 458μmol/L,甘油三酯 3.85mmol/L,混合痣,前列腺增生。下肢微肿,腰酸好转,夜尿 1 次,尿无泡沫,寐尚可,苔薄黄,脉细。

健脾益肾、泄浊解毒法进治。

| 处方:太子参 30g | 生黄芪 30g | 生苡仁 30g |
|---|---|---|
| 茯苓皮 40g | 炒山药 30g | 玉米须 30g |
| 萆薢 20g | 川断 10g | 寄生 10g |
| 杜仲 20g | 怀牛膝 10g | 积雪草 20g |
| 土茯苓 20g | 六月雪 20g | 制军 10g |
| 生牡蛎 40g | 半枝莲 30g | 半边莲 30g |
| 龙葵 15g | 白花蛇舌草 30g | 虎杖 15g |

十一诊:2010 年 7 月 14 日。

诊疗情况:近来觉腰部胁下游走性疼痛,尿次多,无尿痛,无泡沫尿,夜尿 3 次,尿色不黄,纳可,寐安,下肢不肿,苔黄,舌质红,脉细略弦。

上方加延胡索 10g、车前子[包]30g。

保肾片 4 片　每日 3 次。

百令胶囊 4 粒　每日 3 次。

碳酸氢钠片 2 片　每日 3 次。

罗盖全 1 粒　每日 3 次。

十二诊:2010 年 9 月 8 日。

诊疗情况:自觉右肩关节疼痛,活动受限,夜尿 2 次,大便日行 2 次、质成形,舌质红,苔根黄,脉缓。8 月 18 日查肾功能:血肌酐 107.8μmol/L,尿酸 459.5μmol/L,甘油三酯 2.89mmol/L,高密度脂蛋白 0.84mmol/L。

仍宗健脾益肾,泄浊解毒法。

处方:太子参 30g　　　生黄芪 30g　　　生苡仁 30g
　　　茯苓 30g　　　　怀山药 20g　　　玉米须 30g
　　　萆薢 20g　　　　川断 15g　　　　寄生 15g
　　　土茯苓 30g　　　积雪草 20g　　　六月雪 20g
　　　半枝莲 30g　　　山慈菇 5g　　　　龙葵 15g
　　　白花蛇舌草 30g　制军 10g　　　　生牡蛎 40g
　　　虎杖 15g　　　　车前子<sup>包</sup>30g

保肾片 4 片　每日 3 次。

百令胶囊 4 粒　每日 3 次。

碳酸氢钠片 4 片　每日 3 次。

罗盖全 1 粒　每日 1 次。

十三诊:2010 年 10 月 13 日。

诊疗情况:9 月 16 日在鼓楼医院查全身骨 SPECT:全身骨显像未见异常,尿常规、凝血功能、血沉、肝肾功能未见异常,血尿酸 486μmol/L。自 9 月 15 日起使用干扰素(隔日 1 次)、白介素(隔日 1 次),全身时有不适,大便日行两三次,不成形,夜尿一两次。苔黄薄腻,脉细。上方加小红枣 10g,14 剂。成药同上。

按:本病为"肾癌术后肾衰竭"的病案。患者辨证属于脾肾气虚,浊毒内蕴,治以益肾健脾、泄浊解毒之法。选用六君子汤合二半汤为主方。在辨证用药的基础上,邹师喜用白花蛇舌草、龙葵、半枝莲、半边莲、山慈菇等清热解毒之品。因山慈菇有毒,使用时需小其制,一般用 5~6g。对于此类病人在药物治疗的同时,邹师尤其重视患者饮食、起居、情志的调摄,为其树立信心,从而更有利于抗病治病。

### 病案三

任某,男,38 岁。

初诊:2010 年 10 月 20 日。

主诉:左肾肿瘤切除术后 4 个月。

病史:患者 2010 年 5 月体检发现左肾占位,6 月在南京军区总医院行左肾切除术,术后病理示:左肾嫌色细胞癌,予干扰素治疗。9 月查尿常规、血常规均正常,血生化:Urea4.5mmol/L,Cr135μmol/L,UA572μmol/L,ALB52.7g/L。B超:脂肪肝,胆囊息肉,脾、右肾未见异常。刻诊:精神可,稍感疲劳,食欲佳,二便调,舌质淡红,苔薄黄,脉细。

诊断:左肾嫌色细胞癌术后,慢性肾衰竭,证属脾肾气虚,湿浊内蕴。

治法:健脾益肾、泄浊解毒。

处方:

| | | |
|---|---|---|
| 炒党参 30g | 生黄芪 30g | 生薏米 30g |
| 茯苓 30g | 怀山药 20g | 焦谷麦芽各 20g |
| 制狗脊 20g | 川断 15g | 桑寄生 15g |
| 杜仲 20g | 怀牛膝 10g | 玉米须 30g |
| 萆薢 20g | 土茯苓 20g | 积雪草 20g |
| 六月雪 20g | 白花蛇舌草 30g | 半枝莲 30g |
| 龙葵 20g | 山慈菇 5g | 制首乌 20g |
| 菟丝子 10g | 干荷叶 10g | 小红枣 10g |
| 生甘草 5g | 制军 10g | 生牡蛎 40g<sup>先煎</sup> |

二诊:2010 年 10 月 27 日。

诊疗情况:偶感腰酸,纳可,二便调,舌边略有齿痕,苔薄黄,脉细。原方制军改 15g,加仙灵脾 10g。

三诊:2010 年 11 月 10 日。

诊疗情况:患者感冒鼻塞,流清涕,不咳嗽,无咽痛,纳可,小溲调,大便日行 2~3 次,不成形,稍感腰酸,绝怕冷,苔薄黄,脉细。治以益气解表,泄浊解毒法。

处方:

| | | |
|---|---|---|
| 太子参 30g | 生黄芪 30g | 炒白术 10g |
| 生薏米 30g | 茯苓 30g | 防风 5g |
| 辛夷花 10g | 香白芷 10g | 川断 15g |
| 桑寄生 15g | 狗脊 20g | 枸杞子 20g |
| 积雪草 20g | 土茯苓 20g | 制军 10g |
| 生牡蛎<sup>先煎</sup>40g | 车前子<sup>包</sup>30 | 蛇舌草 30g |
| 半枝莲 30g | 龙葵 15g | 山慈菇 5g |
| 制香附 10g | 小红枣 10g | 生甘草 5g |

四诊:2010 年 12 月 1 日。

诊疗情况:感冒已愈,上方去防风、辛夷花、香白芷,加萹蓄 20g,制军改

15g。2011年1月11日至南京军区总医院复检,查血生化示:Urea5.8mmol/L,Cr109μmol/L,UA458μmol/L。B超:脂肪肝,胆囊息肉,肝、脾、右肾及膀胱未见异常,前列腺增生伴钙化。胸片未见异常。

五诊:2011年1月26日。

诊疗情况:自觉尚可,二便调,苔黄厚腻,脉细。健脾益肾,化湿解毒法进治。

| 处方:太子参 30g | 生黄芪 30g | 制苍白术各 10g |
|---|---|---|
| 生苡仁 20g | 茯苓 30g | 川断 15g |
| 桑寄生 15g | 怀山药 20g | 枸杞子 20g |
| 女贞子 20g | 旱莲草 20g | 土茯苓 20g |
| 积雪草 20g | 蛇舌草 30g | 半枝连 30g |
| 半边莲 20g | 龙葵 20g | 山慈姑 5g |
| 制军 10g | 生牡蛎<sup>先煎</sup> 40g | 小红枣 15g |
| 车前草 20g | 生甘草 5g | |

2011年5月13日复查血常规:Hb145g/L;血生化:Urea5.4mmol/L,SCr89μmol/L,UA442μmol/L;B超:脂肪肝,胆囊息肉,其余未见异常。患者坚持定期至邹老门诊处予中药辨证治疗。2013年12月5日来诊,诉无不适,苔薄黄,脉细。治从前意以巩固。平时正常上班工作,定期复查肾功能均正常。

按:本案患者证属脾肾气阴两虚,湿浊毒邪内蕴,治以健脾益肾、补气养阴、化湿泄浊解毒之法。方选独活寄生汤合参芪地黄汤为主方,方中以川断、寄生、杜仲等补益肾气,生地、枸杞子、女贞子、旱莲草等补养肾阴,太子参、生黄芪、炒白术、茯苓等补气健脾益肾,苍术、生薏苡仁、陈皮、半夏、藿香、佩兰、山楂等化湿运脾,积雪草、土茯苓、六月雪、蛇舌草、半枝连、半边莲、龙葵等清热解毒泄浊。黄芪乃"补气诸药之最"(《本草求真》),擅"补诸虚不足"(《珍珠囊》),方中生黄芪用至35g,意在加强补气扶正之力,以助祛邪,使患者正气充盛,增强免疫力,恢复正常工作生活。全方扶正祛邪,攻补兼施。经治疗患者血肌酐下降,肾功能及症状改善,生活质量得到提高,治疗效果明显。

(易　岚)

# 第二十一节 肾囊肿

周某,女,43 岁。

初诊:2011 年 12 月 28 日。

主诉:腰部酸痛 1 个月余。

病史:今年 11 月起时感腰部酸痛不适,体检发现左肾囊肿,大小为 69mm×63mm,尿常规正常。体检同时发现血脂升高,总胆固醇 6.32mmol/L,低密度脂蛋白 4.18mmol/L。刻下:腰部酸痛,纳可,二便调,带下色白量多,苔黄薄腻,脉细。

诊断:肾囊肿,证属肾虚湿蕴。

治法:益肾清利法进治。

处方:炒独活 6g     桑寄生 15g     川断 15g

生地 10g     制黄精 20g     太子参 10g

生苡仁 30g     茯苓 30g     茅芦根各 20g

车前草 20g     白花蛇舌草 20g     荷叶 15g

生山楂 15g     决明子 15g     炒白术 10g

法半夏 6g     陈皮 10g     椿根皮 20g

蜀羊泉 20g。

二诊:2012 年 2 月 15 日。

诊疗情况:腰部无明显不适,纳可,小溲调,白带明显减少,有"痔疮"史,大便时夹血,脉细,苔薄黄,舌质红。

益肾和络渗利法续进。

处方:川断 15g     桑寄生 15g     制狗脊 20g

枸杞子 20g     太子参 15g     生黄芪 15g

生苡仁 30g     茯苓 30g     丹参 20g

白及 15g     茅根 30g     仙鹤草 30g

麦门冬 15g      制首乌 15g      干荷叶 15g

生山楂 10g      椿根皮 20g      蜀羊泉 20g

车前草 15g。

三诊:2012 年 2 月 29 日。

诊疗情况:药后腰部酸痛明显缓解,并未再发作。复查血脂较前明显下降。刻诊:便血减少,矢气多,大便软,日行 1 次,苔黄,脉细。

上方加佛手片 10g、谷麦芽各 20g。

按语:本例肾囊肿属于中医"腰痛"之范畴。本病主要缘于先天禀赋不足,肾气虚弱,水湿不运,气血运行不畅,瘀血内结,湿瘀交阻于肾,积久而发为本病。湿聚、气滞、瘀阻,肾络不畅,不通则痛;湿瘀日久化热,肾络受损,血溢脉外,随尿而出,则为尿血。本病病位在肾,肾虚为本,湿热、气滞、瘀血为标。邹师认为本病的治疗应采取标本兼顾的原则,以补肾强腰、渗湿清利,兼以活血和络为法,选方独活寄生汤加减。方中独活、寄生、川断强腰益肾,祛风除湿;生地、山萸肉、制黄精、太子参、生黄芪等益气养阴,补益肾元;生苡仁、茯苓等淡渗利湿;茅根、芦根清热利湿;丹参活血和络。全方标本兼顾,补泻兼施,一诊之后即明显改善了症状。

(易 岚)

石某,男,70岁。

初诊:2008年7月2日。

主诉:膀胱癌术后1年。

病史:患者2007年5月体检发现膀胱癌,6月于南京市鼓楼医院行全膀胱切除术+回肠代膀胱术。2007年10月查B超示:双肾盂积液,左肾囊肿。肾功能减退:BUN 11mmol/L,SCr 172μmol/L。刻下:尿频,尿急,尿路刺痛,尿路感染频作,腰痛不显,纳可,夜寐尚安,夜尿3次;肾功能:BUN 6.4mmol/L,SCr 175μmol/L;尿常规:WBC(+++);苔黄,舌中少苔,脉细弦。

诊断:膀胱癌术后,证属肾虚湿热浊瘀。

治法:益肾清利解毒,和络泄浊。

处方:川断15g 　　　桑寄生10g 　　　枸杞子20g

　　　大金钱草30g 　　冬葵子15g 　　　海金沙10g

　　　太子参20g 　　　生苡仁30g 　　　茯苓皮40g

　　　猪苓40g 　　　　车前子<sup>包</sup>30g 　　泽兰泻各15g

　　　白花蛇舌草20g 　半枝莲20g 　　　龙葵15g

　　　积雪草30g 　　　土茯苓30g 　　　制军10g

　　　生牡蛎40g 　　　六一散<sup>包</sup>10g

二诊:2008年7月23日。

诊疗情况:复查B超:右侧肾盂轻度积液,左肾囊肿;尿常规:WBC(+++),BLD(+);肾功能:BUN 8.34mmol/L,SCr 109.4μmol/L。刻下:尿频略减,纳寐可,夜尿3次,大便日行1次,成形,舌红,苔黄,脉弦。

处方:川断10g 　　　桑寄生10g 　　　枸杞子20g

　　　太子参15g 　　　生黄芪15g 　　　生苡仁30g

　　　茯苓皮40g 　　　猪苓30g 　　　　蒲公英15g

| | | |
|---|---|---|
| 紫花地丁 20g | 瞿麦 20g | 萹蓄 20g |
| 积雪草 30g | 土茯苓 30g | 车前草 20g |
| 制军 15g | 白花蛇舌草 20g | 半枝莲 20g |
| 大金钱草 30g | 海金沙 15g | |

患者坚持治疗 6 年，邹师以基本方益肾清利解毒、和络泄浊法加减，至近日复诊。

复诊：2014 年 2 月 26 日。

诊疗情况：诉无所苦，精神振，纳寐可，夜尿 1 次，大便日行 2 次，成形，舌红，苔薄黄，脉细弦。复查肾功能：BUN 7.7mmol/L，SCr 108μmol/L，UA 429μmol/L，ALB 47.5g/L，Hb 144g/L，尿常规（−）。

以健脾补肾、和络泄浊解毒法进治。

| | | |
|---|---|---|
| 处方：太子参 20g | 生黄芪 30g | 炒白术 10g |
| 生苡仁 30g | 茯苓 30g | 怀山药 20g |
| 川断 15g | 寄生 15g | 杜仲 20g |
| 怀牛膝 10g | 丹参 15g | 川芎 10g |
| 积雪草 20g | 土茯苓 20g | 茵陈 30g |
| 生蒲黄 30g | 五灵脂 30g | 制军 20g |
| 生牡蛎 40g | 白花蛇舌草 20g | 龙葵 15g |
| 小红枣 10g | 生甘草 5g | |

按：肾盂积液会引起肾后性肾衰竭，尿路梗阻时，肾脏分泌的尿液排出障碍，长时间积聚在肾脏内，肾盂扩张称为肾盂积液。肾盂积液进一步会造成肾盂、肾盏内压力上升，影响肾小球滤过作用，造成肾脏功能损害，肾实质也会逐步受压萎缩。该患者全膀胱切除术 + 回肠代膀胱术后，术后反复出现尿路感染，粘连，引起尿路梗阻导致梗阻性肾病，肾功能减退，血清肌酐升高。

根据临床表现，肾盂积液隶属中医"五脏水"中"肾水"范畴，进一步肾实质损害，肾功能减退，则进入"肾劳"范畴。邹师认为，肾属水脏，主津液，司开阖，"肾水者，其腹大，脐肿腰痛，不得溺，阴下湿如牛鼻上汗，其足逆冷，面反瘦"（《金匮要略》）。本例病案术后下焦湿热稽留，反复难祛，引起气化不利，气滞血瘀，血不利则为水，更加重水道不畅，水液停聚于肾盂，引起肾盂积液。水气犯肾久留，使得肾气亏耗，气化失常。肾元亏虚，"关门"

不利,不能气化蒸腾,开阖失司,导致湿浊瘀血内停,肾功能减退。邹师针对此例复杂病机,立益肾清利解毒、和络泄浊法治之。采用川断、桑寄生、太子参、生黄芪健脾益肾,补气以行水;生苡仁、茯苓皮、猪苓、车前子、泽兰泻以渗利水湿,配合丹参、川芎、怀牛膝活血化瘀,以期达到活血利水之效;并入利水通淋之品如大金钱草、海金沙、冬葵子,加强利水之功;蒲公英、紫花地丁、瞿麦、萹蓄、蛇舌草、半枝莲清利湿热解毒以祛除下焦湿热,控制感染,其中蛇舌草、半枝莲还有解毒抗癌之效;另以积雪草、土茯苓、制军、生牡蛎泄浊,减少毒素潴留。诸药配合,共奏减轻积液梗阻,恢复肾脏气化功能之效。

邹师采用益肾清利解毒、和络泄浊法加减,经过 6 年坚持不懈的治疗,患者肾盂积液消退,梗阻解除,肾功能恢复正常,获得了满意的临床疗效。

（仲　昱）

# 第二十三节 遗 精

**病案一**

秦某,男,54 岁。

初诊:2012 年 7 月 3 日。

主诉:滑精频作 4 年。

病史:患者有前列腺增生伴炎症病史多年,4 年前开始滑精频作,转诊各地医院疗效不佳。自服"补肾"药物后有短暂疗效,但夫妻性生活后滑精再作。就诊时感腰酸腰痛,尿频涩,活动后有低热感,口咽干燥,舌质红,苔薄黄,脉略弦。

诊断:遗精,证属气阴两虚、下焦湿热。

治法:益气养阴、补肾固涩,清利和络。

处方:

| | | |
|---|---|---|
| 川断 15g | 寄生 15g | 制狗脊 15g |
| 金樱子 15g | 覆盆子 15g | 菟丝子 15g |
| 生黄芪 30g | 生地 10g | 山萸肉 10g |
| 五味子 6g | 虎杖 15g | 怀牛膝 15g |
| 桃仁 10g | 红花 10g | 蒲公英 20g |
| 紫花地丁 20g | 知母 10g | 黄柏 10g |
| 车前草 15g | 白茅根 15g | 芦根 15g |

二诊:2012 年 7 月 18 日。

诊疗情况:服药后滑精症状明显好转,无腰痛乏力,无低热咽痛,纳谷可,二便调,舌质红,边有齿痕,苔薄黄,脉细。

原方去怀牛膝,加制黄精 20g。继服 14 剂。

三诊:2012 年 8 月 1 日。

诊疗情况:滑精症状消失,腰酸痛好转,口干不著,舌质红,边有齿痕,脉细。

宗补肾固涩,补气养阴,和络清利法续进。

原方去怀牛膝、虎杖,加制黄精20g、川石斛20g。30剂,巩固疗效。

按:滑精为无梦而遗精,甚至清醒时精液流出,多属遗精重症。本例患者病机属肾气阴两虚,精关不固;下焦湿热,相火妄动,扰动精室。故以益肾固涩,补气养阴,和络清利法治疗。邹燕勤教授善用和络之法,是其学术思想特点之一。方中桃仁、红花活血和络,川断、寄生、制狗脊、虎杖祛风湿而和络,蒲公英、紫花地丁、知母、黄柏除湿热阻络,车前草、白茅根利尿而通络。脉络通则气机畅,肾藏精则精关固。因气阴两虚为本,恐清利湿热之苦寒药伤阴,故加入制黄精、川石斛补肾益气,养阴清热。《名医别录》云:"黄精补中益气,除风湿,安五脏。"《药性切用》曰:"石斛平胃气而除虚热,益肾阴而安神志。"

### 病案二

朱某,男,34岁。

初诊:2012年7月11日。

主诉:遗精频作15年。

病史:患者15岁开始染上手淫习惯,后梦遗、滑精频作。就诊时感腰酸乏力,肢冷畏寒,小溲短涩无力,食纳可,大便日行1~2次,不成形,时有腹胀,梦多易醒,易汗出,舌质红,苔少,脉细。

诊断:遗精,证属肾气不固。

治法:补气益肾固涩。

处方:

| | | |
|---|---|---|
| 太子参10g | 生黄芪30g | 生地10g |
| 山萸肉10g | 南沙参15g | 北沙参15g |
| 天门冬15g | 麦冬15g | 川石斛15g |
| 川断10g | 桑寄生15g | 金樱子15g |
| 覆盆子15g | 菟丝子15g | 五味子6g |
| 合欢皮30g | 首乌藤30g | 茯神30g |
| 炒芡实20g | 佛手片10g | 小红枣10g |
| 炙甘草5g | | |

二诊:2012年7月25日。

诊疗情况:药后滑精减少,仍梦多遗泄,头面及上半身汗出较多,口苦腹胀,矢气多,舌尖红,苔薄少,脉细。

原方去小红枣,加知母10g、黄柏10g、川连3g。

三诊:2012年8月15日。

诊疗情况:滑精症状消失,偶有梦遗。腰酸乏力好转,尿频,无尿痛,无口干口苦,汗出减少,腹中胀气,舌质红,苔薄黄,脉细。

初诊方去小红枣,加知母10g、黄柏10g、炒谷芽20g、炒麦芽20g。30剂,巩固疗效。

按:本例患者病程较长,病机复杂,以肾气不固为基本病理。病位在肾,涉及心、脾、肝。病机中夹杂心肾不交,君相火旺,心脾气虚,肝肾阴虚。故以补气益肾固涩为治疗大法,方中以金樱子、覆盆子、山萸肉、五味子、芡实固涩为要,以合欢皮、首乌藤、茯神养心安神,以川连清心火,以知母、黄柏泄相火,佛手、谷麦芽醒脾和胃。邹燕勤教授继承其父邹云翔教授"保肾元"思想,提出"维护肾气,调摄阴阳"治疗原则。邹燕勤教授认为补肾既不可过于温燥,又要防止滋腻碍胃,还应详辨阴阳。平补当选川断、桑寄生,其中川断为"疏利气血筋骨第一药",桑寄生乃腰膝痛痹专药,助筋骨,益血脉。

(朱晓雷)

# 第二十四节 阳 痿

那某,男,42 岁。

初诊:2012 年 5 月 11 日。

主诉:房事勃起障碍 2 年。

病史:近 2 年房事勃起障碍。发现尿检异常 20 年,1992 年诊断为慢性肾炎,一直服用中药治疗,尿常规蛋白(+++),检查血肌酐、尿素氮一直正常,血压一直正常。目前服用泼尼松 10mg、每日 1 次,雷公藤多苷片 20mg、每日 1 次。刻诊:患者小便量少,尿中泡沫增多,易疲劳乏力,腰酸胀,阳痿,偶有晨间勃起亦不坚,四肢发胀,咽红,纳食香,大便调,寐安。舌质淡,苔黄腻,脉细。当地医院检查尿常规:蛋白(++)。

诊断:阳痿,证属气虚湿热。

治法:益气化湿渗利。

处方:川断 15g　　　桑寄生 10g　　　太子参 30g

　　　生黄芪 35g　　　生苡仁 30g　　　茯苓皮 50g

　　　青风藤 20g　　　鸡血藤 30g　　　制僵蚕 12g

　　　全蝎 3g　　　　蝉衣 6g　　　　　地龙 10g

　　　石韦 20g　　　　牛蒡子 15g　　　玄参 10g

　　　射干 10g　　　　茅芦根各 15g　　制苍白术各 12g

　　　防风 12g　　　　车前子<sup>包</sup>30g

二诊:2012 年 6 月 20 日。

诊疗情况:尿中泡沫明显减少,易疲劳,阳痿不举,食纳可,夜尿 2 次,大便日行 1 次,基本成形,夜寐安,舌质淡红,苔黄,舌上少津,脉细。

处方:川断 10g　　　寄生 10g　　　　仙灵脾 10g

　　　菟丝子 10g　　　厚杜仲 15g　　　怀牛膝 10g

　　　制首乌 20g　　　制黄精 20g　　　炒巴戟天 10g

| 蛇床子 15g | 韭菜子 20g | 生黄芪 30g |
|---|---|---|
| 南北沙参各 10g | 炙桂枝 6g | 肉苁蓉 15g |
| 红景天 15g | | |

三诊:2012年7月25日。

诊疗情况:昨日于当地医院复查尿常规(-),自觉无明显不适,时有腰酸,晨间勃起坚硬,但房事不利,夜尿1次,纳可,寐安,大便日行1次,成形,舌质淡红,苔黄,脉细。

| 处方:制首乌 20g | 菟丝子 15g | 川断 15g |
|---|---|---|
| 寄生 15g | 太子参 15g | 生黄芪 30g |
| 生苡仁 30g | 茯苓 30g | 怀山药 20g |
| 肉苁蓉 15g | 锁阳 15g | 蛇床子 25g |
| 韭菜子 30g | 当归 20g | 白芍 15g |
| 枸杞子 20g。 | | |

另:海马100g,磨粉,每次2g,每日3次;

　百令胶囊,每次4片,每日3次。

四诊:2012年8月19日。

诊疗情况:近期复查尿常规(-),泼尼松10mg、隔日1次,雷公藤多苷片20mg、隔日1次。诉偶有腰酸,夜尿1次,已能行房,舌淡红,苔薄,脉细。

原方加仙灵脾15g,生黄芪改40g。

另:海马100g,磨粉,每次2g,每日3次;

　百令胶囊,每次4片,每日3次。

五诊:2012年7月25日。

诊疗情况:近期尿常规(-),诉近期觉乏力,无腰痛,房事满意,勃起正常,夜尿2次,大便不成形,日行1次,咽红,无口干苦,纳可,夜寐安,苔薄黄,脉细。

从脾肾气虚证辨治。

| 处方:生黄芪 35g | 太子参 15g | 炒白术 10g |
|---|---|---|
| 生苡仁 30g | 茯苓 30g | 川断 10g |
| 寄生 10g | 肉苁蓉 15g | 锁阳 15g |
| 红景天 15g | 蛇床子 25g | 韭菜子 30g |
| 当归 20g | 白芍 15g | 枸杞子 20g |

炒芡实 20g

另：海马 100g，磨粉，每次 2g，每日 3 次。

按：《慎斋遗书》云："阳痿多属于寒，锁阳固精，肉苁蓉壮阳，菟丝子添精，杞子升发阳气，或建中汤以温之；阳痿，少年贫贱人犯之，多属于郁，宜逍遥散以通之。"首提"阳痿"病名，并为后世医家沿用。中医学对阳痿的认识具有悠久的历史，在长期的医疗实践中，逐渐形成了阳痿病机的两大主流观点，即肾虚观和肝郁论。《黄帝内经》云：男子"二八，肾气盛，天癸至，精气溢泻，阴阳和，能有子。"可见阴阳和顺是性功能正常的先决条件，否则，阴阳偏衰失谐即可导致性功能障碍。

本例患者久患肾病，肾气亏损，精气虚冷，宗经失养而成阳痿，补肾固本为治疗本病之大法。但本例患者是在慢性肾炎的基础上发生阳痿，况且病机复杂，初诊时病机为肾气虚夹有湿热，固不能一味温补固涩，否则有关门留寇之弊。邹老详查病机，以川断、桑寄生、太子参、生黄芪、生苡仁益肾健脾，牛蒡子、玄参、射干清利上焦咽喉，茯苓皮、石韦、茅芦根、车前子分利下焦水湿，制僵蚕、全蝎、蝉衣、地龙活血通络降蛋白尿，固涩精微，青风藤、鸡血藤祛风通络，如此守方月余，患者尿中泡沫明显减少，尿常规检查基本正常。二诊时始用仙灵脾、巴戟天、蛇床子、韭菜子、肉苁蓉、锁阳补肾壮阳之品，同时配以桂枝、红景天活血通络，宗经得养，络脉通畅。另邹老喜用海马磨粉服用，海马味甘、咸，性温，入肾、肝经，具有补肾壮阳、活血散瘀功效。对此例患者，病症参合得宜，先祛其邪，后施温补，配以活血通络，取得满意疗效。

（朱晓雷）

# 第二十五节　围绝经期综合征

尚某,女,54岁。

初诊:2013年1月16日。

主诉:耳鸣半年。

病史:患者半年来耳鸣明显,月经紊乱,淋漓不净,伴腰酸,乏力,眼花,视物模糊,汗出甚,夜寐差,入睡难,纳谷不振,大便尚调,已服用黄体酮100mg、每日3次,汗出略减,余证同前,苔薄黄,脉细。

诊断:围绝经期综合征,证属肝肾亏虚、心神失养。

治法:养血调肝,益肾宁心。

处方:

| | | |
|---|---|---|
| 当归 20g | 赤白芍各 15g | 枸杞子 20g |
| 生黄芪 30g | 生地 10g | 菟丝子 15g |
| 金樱子 15g | 覆盆子 15g | 五味子 6g |
| 首乌藤 30g | 合欢皮 30g | 青龙齿 30g |
| 茯苓神各 30g | 煅龙牡各 40g | 川芎 10g |
| 灵磁石 30g | 紫丹参 20g | 益母草 15g |
| 小红枣 10g | 生甘草 5g | |

二诊:2013年1月30日。

诊疗情况:药后腰酸减,夜寐改善,时有头晕,仍感耳鸣,乏力,纳谷不振,大便成形,日行1次,舌红,舌边有齿痕,苔薄黄,脉细。血压110/60mmHg。

原方加山萸肉10g、太子参15g、谷麦芽各20g。

按:妇女在自然绝经前后或多种原因导致卵巢功能衰退引起一系列症候群,90%的妇女出现不同程度的烘热汗出、烦躁易怒、潮热面红、心悸失眠、眩晕耳鸣、腰背酸楚、情志不宁等症状,称为围绝经期综合征。

《素问·上古天真论》云:"女子七岁,肾气盛,齿更发长……七七,任脉虚,太冲脉衰少,天癸竭,地道不通,故形坏而无子也。"《素问》云:"年四十而阴气自半,起居衰也。"女子一生中因经、孕、产、乳数伤于血,"妇人之生,有余于气,不足于血,以其数脱血也"(《灵枢·五音五味》)。邹师认为女子进入围绝经期,因生理性肾气衰退,肾元亏虚,精血不足,会进一步导致诸脏乃至全身功能失调。同时,女子以肝为先天,肝为刚脏,体阴而用阳,主乎动,主乎升,以血为主,以气为用,主疏泄而藏血。《灵枢·天年》有云:"五十年,肝气始衰,肝叶始薄。"肝肾同居下焦,肾藏精与肝藏血,精血互化,相互资用,共为生殖之本。若肝肾精血不足,水不涵木,直接导致肝脏阳热亢盛,可出现烘热汗出、烦躁易怒、潮热面红;同时由于心失肾水上济,呈现心火偏亢、心神不宁的证候,表现为心悸、失眠、舌红等。

对于此类患者可治以养血调肝,益肾宁心法。邹师于方中选用当归、赤白芍、枸杞子养血柔肝;生地、菟丝子、金樱子、覆盆子、五味子补益肾中阴精(气);首乌藤、合欢皮、青龙齿、茯苓神、煅龙牡、川芎、灵磁石、紫丹参、五味子以镇潜心肝,宁心安神。诸药配合,以期达到充养肝肾,精气血阴阳趋于调和的目的。另外,方中采用生黄芪、太子参、甘草、大枣、谷麦芽以健运中焦也至关重要。刘完素在《河间六书》中云:"天癸既绝,治在太阴。"脾胃乃后天之本,脾胃健运,则谷安精生,化源不竭,气血充盈,使已衰之肾气,得后天精微的充分滋养,有望可减慢衰势,临床上即达到补后天以充养先天的目的,而且健脾助运,可使药力得行,气血得充,往往能获事半功倍之效。

(仲　昱)

# 第二十六节  膏方验案

## 一、气阴两虚湿热慢性肾炎膏方应用

张某,女,36岁。

初诊:2007年12月26日。

主诉:腰酸痛乏力6年。

病史:患者5岁时因感冒发热,医用庆大霉素后伤肾致尿蛋白(++)~
(+++),经治疗未痊愈。30岁时经熟人介绍至邹师处治疗。当时觉腰酸痛
乏力,咽红。尿常规蛋白(++),隐血(+++),尿红细胞增多。从肾虚湿热证
辨治,尿蛋白渐消,尿有隐血,红细胞。继治病情长期稳定。2007年因工作
繁忙而尿检蛋白(++),又现隐血、红细胞,予以休息,继续中药治疗,精神好
转。今要求服用膏滋,刻下:自觉腰府酸痛,神疲乏力,活动多则气短,有时
胸闷,口干,寐中多梦,大便日行2次,质黏,有胆囊炎。舌象:舌质红,苔薄
黄。脉象:脉细。尿常规检查:蛋白(+),隐血(++),尿红细胞8~10个/HP。

诊断:慢性肾小球肾炎,证属肾气阴两虚、兼有湿热。

治法:益气养阴,健脾补肾,清咽渗利法调治,酌加宁心疏泄之品。

处方:

| | | |
|---|---|---|
| 太子参350g | 生黄芪350g | 党参350g |
| 薏苡仁300g | 茯苓300g | 米仁根300g |
| 怀山药200g | 制黄精150g | 肥玉竹150g |
| 女贞子200g | 墨旱莲200g | 桑椹子200g |
| 生地100g | 山萸肉100g | 南北沙参各150g |
| 川石斛200g | 制首乌300g | 熟地80g |
| 砂仁<sup>包、后下</sup>15g | 川断150g | 桑寄生150g |
| 制狗脊150g | 仙灵脾150g | 仙茅100g |
| 菟丝子200g | 紫河车100g | 补骨脂100g |

| 玄参 100g | 麦冬 150g | 射干 100g |
| 金银花 100g | 牛蒡子 100g | 当归 150g |
| 赤白芍各 100g | 青风藤 200g | 鸡血藤 200g |
| 枸杞子 200g | 丹皮参各 150g | 川芎 100g |
| 红花 100g | 全瓜蒌 150g | 炙远志 100g |
| 制僵蚕 150g | 全蝎 15g | 蝉衣 60g |
| 石韦 200g | 猫爪草 60g | 地龙 100g |
| 茅根 300g | 仙鹤草 300g | 大小蓟各 200g |
| 荠菜花 200g | 茜草根 200g | 侧柏叶 150g |
| 地榆 150g | 景天三七 150g | 水牛角片<sup>包</sup> 150g |
| 柴胡 30g | 黄芩 100g | 青龙齿 200g |
| 首乌藤 300g | 合欢皮 300g | 柏子仁 150g |
| 制香附 100g | 香橼皮 100g | 枳壳 100g |
| 广郁金 120g | 佛手片 100g | 百合 200g |
| 小红枣 200g | 炙甘草 30g | 白木耳 150g |
| 莲子肉 200g | 核桃肉 150g | 桂圆肉 100g |

以真阿胶 250g、鹿角胶 100g、龟甲胶 100g、白冰糖 600g、蜂蜜 100g 收膏，兑入西洋参 150g 浓煎药汁，调入参三七粉 30g。

药后 1 个月，反复尿检均阴性，并在正常避孕情况下于 2008 年 1 月底怀孕。孕后嘱停服一切药物，反复尿检，测血压等观察，数月来一切正常，于 2008 年 10 月 8 日剖腹生产。寄来喜蛋及母子照片，全家喜极，言谢不尽。今已产后 3 个月余，产后尿检及体检一切正常，母子健康。

按：患者是以蛋白尿、血尿为主要理化表现的慢性肾小球肾炎，临床特点是腰痛、咽部充血，结合舌脉辨证为脾肾气阴两虚，湿热内蕴。治疗自当补气养阴、健脾益肾、清利湿热为主，兼以祛风消蛋白尿、利咽凉血止血。补气邹师喜用太子参、党参、生黄芪、西洋参等；养阴习用制黄精、肥玉竹、女贞子、墨旱莲、桑椹子、生地、南北沙参、川石斛、制首乌；健脾每遣苡仁、茯苓、怀山药、小红枣、炙甘草等；补肾必选山萸肉、菟丝子，细分则以川断、桑寄生、制狗脊补肾气同时起引经作用，仙灵脾、仙茅温肾阳而不燥；紫河车、补骨脂、熟地、白芍、枸杞子益精气、养阴血，且邹师用熟地时必伍砂仁，以制其滋腻；以玄参、麦冬、射干、金银花、牛蒡子、赤芍养阴利咽；选青风藤、地龙、制僵蚕、全蝎、蝉衣祛风解毒消蛋白尿;用石韦、猫爪草、茅根、仙鹤草、大小蓟、荠菜花、茜草根、侧柏叶、地榆、景天三七、水牛角片凉血止血以消血尿;病久入络,以当归、鸡血藤、丹皮参、川芎、红花等养血通络,合柴胡、制香附、广郁金畅气血;邹师每料膏滋均佐以香橼皮、枳壳、佛手片之属,以行气疏和,健运脾胃,或合焦楂曲、炒谷麦芽、鸡内金等消食和胃之药,以期顾护胃气,补益祛邪之膏滋得以竟剂。此例在服膏不久即得以受孕,且顺利产子,母子健康,殊为可喜。

## 二、气阴两虚慢性肾炎膏方应用

傅某,男,52 岁。

初诊:2007 年 12 月 6 日。

主诉:蛋白尿伴红细胞尿近 2 年。

病史:患者有蛋白尿伴红细胞尿史近 2 年,平素无明显浮肿及腰痛,常服中药汤剂治疗,近期病情稳定,尿检蛋白(+),红细胞 6.7 万 /ml,多形型。血压、血脂、血糖正常,纳谷尚可,大便调,寐差,舌红,苔薄黄,脉细。

诊断:慢性肾小球肾炎,证属气阴两虚夹湿。

治法:益气养阴,兼以清利为法。

处方:

| | | |
|---|---|---|
| 太子参 300g | 生黄芪 300g | 党参 300g |
| 怀山药 300g | 炒白术 60g | 生苡仁 200g |
| 茯苓 200g | 芡实 200g | 扁豆 200g |
| 南沙参 150g | 麦冬 150g | 石斛 200g |
| 玄参 100g | 制首乌 200g | 生熟地各 100g |
| 制黄精 150g | 肥玉竹 200g | 女贞子 200g |
| 桑椹子 200g | 当归 150g | 赤白芍各 100g |
| 枸杞子 100g | 谷精草 150g | 续断 150g |
| 桑寄生 150g | 狗脊 150g | 杜仲 150g |
| 巴戟天 100g | 肉苁蓉 100g | 仙灵脾 150g |
| 蛇床子 150g | 韭菜子 150g | 菟丝子 150g |
| 鹿角片 100g | 紫河车 100g | 功劳叶 100g |
| 仙鹤草 300g | 荠菜花 300g | 生槐花 150g |

| 泽兰泻各 150g | 车前子<sup>包</sup>150g | 石韦 150g |
| 大小蓟各 150g | 茜草根 150g | 白茅根 300g |
| 丹参 200g | 川芎 100g | 青风藤 100g |
| 制僵蚕 100g | 射干 100g | 糯根须 300g |
| 瘪桃干 300g | 枳壳 100g | 佛手 100g |
| 荷叶 200g | 焦谷麦芽各 200g | 炙甘草 30g |
| 红枣 150g | 桂圆肉 150g | 核桃仁 200g |
| 银耳 100g | 莲子 200g | 百合 150g |

龟甲胶 150g、阿胶 250g、冰糖 500g 收膏,将西洋参 150g、冬虫夏草 40g 打粉兑入。早晚各一汤匙,空腹开水冲化后服用。

二诊:2008 年 12 月 5 日。

诊疗情况:服上述膏方后,精神佳,纳谷可,病情稳定,近来视物模糊,脉细,苔根黄腻。

前方基础上加青葙子 150g,杭菊花 60g,制苍术 100g,炒白术加量至 100g,法半夏 60g,陈皮 100g,水牛角片<sup>包</sup>150g,收膏药龟甲胶减为 100g。

近 3 年症状一直稳定,无明显不适,入冬则服膏滋 1 料,上方出入。

按:本例与前案例均为慢性肾小球肾炎,但此案临床表现除寐差外,无明显的症状,舌质红、脉细,结合年过五旬,当属正气亏虚、气阴不足为主,尿检蛋白尿、血尿(红细胞)则责之湿热兼夹风邪,故治疗上以益气养阴为主,兼以清利湿热祛风为法。邹师对于补气养阴、清利祛风之方药一如前例所述,不复赘述,而本例年已五旬,正气不足,当加强补益肾精,关键予以冬虫夏草,以固秘肾精,益阴阳之气;同时加强消食护胃,遣以焦谷芽、焦麦芽、荷叶、枳壳、佛手等,庶正气得固,故服完膏滋精神佳、病情稳定。二诊时苔根黄腻,责之下焦湿热明显,故加制苍术、法半夏化痰湿,炒白术加量以健脾,收膏药龟甲胶减量以防滋腻,因视物模糊,故加青葙子、杭菊花明目。辨证确切,坚持服膏,故近数年症状平稳,无明显不适。

## 三、气阴两虚湿热慢性肾盂肾炎

臧某,女,71 岁。

初诊:2008 年 2 月 26 日。

主诉:尿频、尿急、尿痛间作近50年,腰痛乏力。

病史:20余岁即发肾盂肾炎,急性期用西药控制。因工作繁忙,未能彻底治愈而即上班工作,之后劳则复发几十年(每年发作数次)。2008年2月26日来院求膏方调理。腰府酸痛,神疲乏力,头昏头晕,尿频溲黄,面黄欠华,眼睑微浮,舌红,苔黄,脉细弦。

诊断:慢性肾盂肾炎,证属肾虚湿热下注。

治法:益肾清利。

处方:

| | | |
|---|---|---|
| 川续断150g | 桑寄生150g | 杜仲150g |
| 怀牛膝150g | 制狗脊150g | 巴戟天100g |
| 淫羊藿100g | 菟丝子100g | 紫河车100g |
| 制首乌200g | 生地黄100g | 山萸肉60g |
| 枸杞子150g | 女贞子150g | 双钩藤200g |
| 明天麻100g | 夏枯草150g | 太子参300g |
| 生黄芪300g | 潞党参300g | 制黄精200g |
| 肥玉竹150g | 川石斛150g | 南沙参100g |
| 北沙参100g | 生苡仁200g | 茯苓皮200g |
| 当归150g | 赤白芍各100g | 紫丹参150g |
| 川芎100g | 桃仁60g | 红花60g |
| 蒲公英200g | 紫花地丁200g | 萹蓄200g |
| 瞿麦200g | 萆薢200g | 荔枝草200g |
| 积雪草200g | 土茯苓200g | 制军15g |
| 泽兰泻各150g | 枳壳100g | 佛手片100g |
| 车前子<sup>包</sup>200g | 茅芦根各300g | 谷麦芽各200g |

以阿胶200g、鹿角胶100g、龟甲胶100g、冰糖500g收膏。

患者服用2个月,肾盂肾炎1年未发。

按:本案例患者肾盂肾炎反复50年,期间时有发作,遇劳则作,是为淋证之劳淋也。腰部酸痛,神疲乏力,头昏头晕,尿频溲黄,面黄欠华乃肾之气阴不足也,兼有湿热,如舌红苔黄、脉细弦即是明征,眼睑微浮,乃有水湿逗留。邹师制方时以兼顾平补肾气、肾阳、肾阴,益气(阳)养阴,养血和络,清利下焦,并注意了健脾助运,从而能达到服膏2个月,1年未再复发之效果。

## 四、心肺肾虚、脉络瘀阻高血压

曹某,男,78岁。

初诊:2008年12月12日。

主诉:头晕心慌近20年,大便秘结10余年。

病史:有高血压病史近20年,最高时达200/100mmHg,头晕时作,或有心慌,15年前患脑梗死,便秘10余年,有白癜风,平素易感冒,血脂正常,苔薄黄,脉细。

诊断:高血压,证属心肺肾虚,脉络瘀阻。

治法:养心和络,补益肾元。

处方:

| | | |
|---|---|---|
| 太子参300g | 生黄芪300g | 党参300g |
| 炒白术100g | 生苡仁200g | 茯苓300g |
| 南北沙参各150g | 五味子60g | 麦冬150g |
| 制首乌300g | 女贞子200g | 桑椹子200g |
| 制黄精200g | 玉竹200g | 生熟地各60g |
| 菟丝子150g | 肉苁蓉150g | 锁阳150g |
| 续断150g | 桑寄生150g | 杜仲200g |
| 怀牛膝150g | 仙灵脾150g | 仙茅100g |
| 巴戟天100g | 紫河车100g | 丹参200g |
| 川芎100g | 炙远志100g | 全瓜蒌150g |
| 薤白100g | 桃仁60g | 红花60g |
| 白果100g | 防风50g | 火麻仁150g |
| 枳壳100g | 佛手100g | 香橼皮60g |
| 砂仁<sup>包,后下</sup>15g | 炙甘草30g | 红枣200g |
| 桂圆肉150g | 核桃仁150g | 莲子200g |
| 银耳100g | 百合250g | |

阿胶250g、鹿角胶50g、龟甲胶100g、蜂蜜250g、冰糖350g收膏,西洋参120g打粉兑入。

服后,血压平稳,大便通畅,全年感冒未作,进"九"则服膏滋调理至今。

按:患者高血压近20年,眩晕时作,或有心慌,合并有脑梗死,以大便秘结为主要症状,伴有容易感冒,兼有白癜风,辨证归属心肺肾之气阴不足,脉络瘀阻,治疗自当补气养阴,如参、芪、术、枣等补气,沙参、麦冬、制首乌、女贞子、桑椹子、制黄精、玉竹、生熟地以滋阴养血,着重补肾元,如续断、桑寄生、杜仲、怀牛膝、菟丝子补肾气,肉苁蓉、锁阳、仙灵脾、仙茅、巴戟天温肾阳,同时患者高龄之人,合以紫河车、鹿角胶、龟甲胶等血肉有情之品,以增滋补之力,配合桃仁、红花、川芎、丹参等活血和络。从而达到扶助正气,使阴阳平衡,气血流畅,病情平衡。

## 五、气阴两虚2型糖尿病

龚某,男,57岁。

初诊:2008年12月5日。

主诉:口渴多饮5年。

病史:患者有糖尿病史5年,长期服二甲双胍,血糖略偏高,现时有乏力,易疲劳,形偏瘦,二便尚调,口渴多饮,纳谷可,寐安,舌质红,舌边略有齿印,苔薄黄,脉缓。咽红,有慢性咽炎史,血压、肝肾功能、血脂、血尿常规均正常。

诊断:2型糖尿病,证属气阴两虚证。

治法:益气养阴为主。

处方:

| | | |
|---|---|---|
| 太子参300g | 生黄芪300g | 党参300g |
| 怀山药200g | 山萸肉120g | 制黄精200g |
| 制首乌200g | 女贞子150g | 桑椹子100g |
| 南北沙参各150g | 天麦冬各150g | 石斛200g |
| 玄参100g | 生熟地各80g | 天花粉100g |
| 生石膏150g | 鬼箭羽200g | 地骨皮200g |
| 地锦草200g | 虎杖150g | 丹参200g |
| 川芎100g | 赤芍200g | 红花100g |
| 桃仁60g | 怀牛膝150g | 续断150g |
| 桑寄生150g | 狗脊150g | 功劳叶150g |
| 仙灵脾100g | 仙茅60g | 蛇床子200g |
| 韭菜子250g | 巴戟天60g | 紫河车100g |
| 鹿角片50g | 白果100g | 射干100g |

| 金银花 60g | 辛夷花 100g | 白芷 100g |
| 车前草 200g | 枳壳 100g | 佛手 100g |
| 香橼皮 60g | 砂仁<sup>包,后下</sup>15g | 核桃仁 150g |
| 莲子 200g | 银耳 150g | 百合 250g |

阿胶 250g、龟甲胶 100g、木糖醇 300g 收膏。

次年冬天来诉,一料服完后,全年精神振作,耐疲劳,血糖基本正常,无口渴症状,体重有所增加。

按:糖尿病的基本病机为阴虚燥热,本例为糖尿病案例,阴虚之象明显,如形偏瘦、渴而多饮、舌质红;也有气虚之征,如乏力、易疲劳、舌有齿印等,而热象不甚显著,故邹师认为其辨证当以气阴两虚为主,治宜益气养阴为重点,参芪地黄汤合二至丸之意。邹师治燥热常用天花粉、生石膏、鬼箭羽、地骨皮、地锦草、功劳叶。邹师认为,糖尿病每有络脉瘀阻,故在养阴清热润燥同时,常配合活血通络之品,如丹参、赤芍、川芎、桃仁、红花、虎杖等。因其糖尿病,制膏时不用蜂蜜或冰糖,改以木糖醇,以免服膏引起血糖升高。

## 六、阴阳失调围绝经期综合征

金某,女,53 岁。

初诊:2008 年 12 月 19 日。

主诉:月经紊乱、头晕、耳鸣 1 年。

病史:月经已紊乱 1 年,1 个月 2 次,或 2 个月不潮,头晕、耳鸣时作,胸闷,夜间汗出阵阵,舌边齿印,苔薄黄,脉细,血压 130/96mmHg。

诊断:围绝经期综合征,证属阴阳失调,心肾不交。

治法:补肾养心。

| 处方:太子参 380g | 生黄芪 380g | 党参 380g |
| 生苡仁 200g | 茯苓 200g | 怀山药 200g |
| 芡实 200g | 山萸肉 100g | 制黄精 200g |
| 玉竹 200g | 制首乌 200g | 女贞子 200g |
| 桑椹子 200g | 南北沙参各 150g | 天麦冬各 150g |
| 生地 100g | 熟地 60g | 潼白蒺藜各 100g |

| | | |
|---|---|---|
| 当归 200g | 赤芍 200g | 白芍 100g |
| 灵磁石 300g | 续断 150g | 桑寄生 150g |
| 狗脊 150g | 杜仲 200g | 怀牛膝 150g |
| 仙灵脾 150g | 仙茅 100g | 菟丝子 200g |
| 巴戟天 100g | 鹿角片 100g | 紫河车 120g |
| 肉苁蓉 150g | 锁阳 150g | 川芎 150g |
| 丹参 200g | 决明子 120g | 炙远志 100g |
| 全瓜蒌 150g | 薤白 100g | 降香 包,后下 20g |
| 益母草 100g | 瘪桃干 300g | 糯根须 300g |
| 龙骨 400g | 牡蛎 400g | 浮小麦 300g |
| 白果 60g | 车前草 200g | 干荷叶 200g |
| 生山楂 150g | 玫瑰花 10g | 制香附 120g |
| 枳壳 100g | 佛手 100g | 香橼皮 100g |
| 砂仁 包,后下 15g | 焦谷麦芽各 200g | 红枣 200g |
| 桂圆肉 150g | 莲子 200g | 银耳 150g |
| 百合 250g | | |

阿胶 200g、鹿角胶 100g、龟甲胶 100g、蜂蜜 150g、冰糖 500g 收膏,西洋参 200g、冬虫夏草 30g 打粉兑入。

半年后来诉,服后觉精神好,头晕耳鸣不明显,盗汗未作,胸闷少作。

按:《素问·上古天真论》云:"女子……七七,任脉虚,太冲脉衰少,天癸竭,地道不通,故形坏而无子也。"本例年过五旬,月经已紊乱经年,头晕、耳鸣时作,胸闷,盗汗,属于中医"绝经前后诸证",西医之"围绝经期综合征",舌有齿印,脉细,证属阴阳失调,心肾不交,故治疗当予补肾养心为主,佐以敛汗、安神,结合行气疏和。补肾当阴阳并重,精气兼顾。养心邹师喜用玉竹、天麦冬、莲子、百合、炙远志等补养心气心阴,配合全瓜蒌、薤白、降香、川芎、丹参等宽胸散结活血和络。敛汗用瘪桃干、糯根须、龙骨、牡蛎、浮小麦、白果,其中龙、牡尚有安神之功。对于心情抑郁焦虑者,邹师习用玫瑰花或绿萼梅、制香附、佛手、香橼皮等疏肝解郁行气。因辨证精细,用药适切,故服膏后精神好,诸症得除或减。

（周恩超）

# 第五章 邹燕勤年谱

1933年农历四月初二出生于江苏省无锡县东绛镇(今太湖镇)邹家弄。1937年其父邹云翔在沪积极参加抗战工作,在中医救伤医院任内科主任,急往南京工作,嘱其母带子女从无锡至南京医院汇合同行,但全家到镇江时,南京沦陷,日军残暴屠杀同胞,遂举家回锡,在家乡读小学。

1946年抗战胜利后,邹云翔从重庆至南京行医,接全家由锡至宁,居住南京常府街申家巷。

1947—1950年就读于南京汇文女中,因成绩优秀,从第二学期起均获全免学杂费奖学金。在南京第一批参加共青团组织,任团支部组织委员、学生会委员、班长。

1950—1953年就读于无锡梅村师范学校,任学生会主席,不久当选团总支副书记。

1953—1955年因成绩优秀,被保送至苏州江苏师范学院生物系(原东吴大学,今苏州大学)学习。1954年评为学校优秀团员,1954年6月加入中国共产党。

1955年因大学院系调整,随全系迁至南京师范学院生物系。

1957年毕业于南京师范学院生物系获学士学位,因成绩名列前茅,留校任植物学助教,兼教研室秘书和一年级学生班主任。

1962年2月调入南京中医学院中药系任药用植物学助教。9月经组织决定,为保障名老中医的学术继承工作,重新进南京中医学院中医系六年制本科专职学习,在年级中任党小组长。休假日常随父亲抄方学习。

1966年受"文革"影响下放至昆山农村接受劳动改造。边劳动、边针灸医疗,深受农民欢迎。不久获"解放"回校。

1968年7月南京中医学院中医系6年制毕业,获医学学士学位,毕业后留南京中医学院中医系工作。

1969年6月至南京中医学院附属医院即江苏省中医院内科任住院医师。

1970年参加江苏省新医学院教学大队工作,参与《中药学》的编写工作,并任盐城地区招生组副组长。

1971—1973年参加学校举办的"名老中医学术继承班",在职学习,正式跟随邹云翔教授进行学术继承工作。在职学习期间,恢复了"文革"中已停止的肾病病房与肾病专科门诊,并带头参加了医院的劳动及血防医疗队工作。

1973年继承班学习结束后,被派留在附院工作,继续跟随父亲邹云翔教授学习,协助老师的医疗、教学与科研工作。参加会诊和硕士、博士生的带教工作,直至邹云翔教授86岁最后1次赴京为叶剑英元帅出诊为止。

1975年陪同邹云翔教授出诊湖南,为去湖南视察工作的人大副委员长谭震林同志看病,用中药退热并调治至病愈后陪同父亲回宁。之后,每年要陪同父亲到北京出诊数次,每次1~2个月,疗效很好,在协助父亲工作中,学到很多,提高了临床水平。

1976年在《新中医》发表总结邹云翔经验的《治疗肾炎的几点体会》。

1978年在《中华内科杂志》发表邹老学术经验《论治疗肾炎水肿的常用大法》一文。

1981年与同门师兄弟黄新吾主任、苏明哲教授合作编写《邹云翔医案选》(由江苏科学技术出版社1982年出版)。与黄新吾、苏明哲、谭德高、方克勤等合作完成了"邹云翔教授急、慢性肾炎诊疗与教学经验应用软件",并开设门诊临床应用。(1982年获江苏省科委科技进步四等奖)。

1983年与以上诸同志合作完成了"邹云翔教授肾系疾病诊疗与教学经验应用软件",并在门诊临床应用。(于1983年、1984年先后获江苏计算机应用展览会一等奖,全国微机应用展览会一等奖,国务院电子振兴工业领导小组三等奖)。11月出席在云南昆明召开的第一届肾病学术会议,被选为华东区负责人。12月担任南京中医学院附属医院,江苏省中医院党委副书记、中医系副主任。

1984年科研组继续完成了"肾系疾病护理咨询系统"软件。在《江苏中医杂志》撰写发表《邹云翔教授肾系疾病诊疗与教学经验应用软件临床应用二年疗效小结》一文。陪同邹云翔教授赴北京为叶剑英元帅出诊,叶帅退热后出席了中央1次重要的大会,当叶帅坐上主席台时,会场上响起了经久不息的掌声,邹云翔、邹燕勤父女被大会特邀参加了开幕式。

1985年主持江苏省中医院党委工作。担任江苏省中医院副院长,主持行政工作至1987年12月。"邹云翔教授肾系疾病诊疗与教学、护理咨询系统"获江苏省科委科技进步三等奖,被国家卫生部选送至日本筑波国际科技博览会展出半年,获国际行家的好评,该软件已在国内转让20余家医院临床应用,并由国家中医药管理局下文同意对外转让。出席全国中医代表大会,当选为中华中医药学会第二届理事。被江苏省卫生厅聘为第一届医学科学技术委员会通讯委员至1988年。

1986年在南京筹办了全国中医肾病第二届学术会议,任大会领导组副组长。在大会作了"保肾甲丸治疗慢性肾功能不全的临床与实验研究"的报告。当选为江苏省中医药学会第五届理事会理事。

1987年当选为江苏省政协第六、七届委员。晋升为南京中医学院江苏省中医院副主任医师、副教授、硕士研究生导师。参加天津召开的全国中医肾病第三届学术会议,参加会前的审稿工作,并在大会作了学术报告。当选为中国生物医学工程学会第一届理事。

1988年在张家港召开的江苏省第四届中医肾病学术会议上,由原江苏中医肾病研究委员会主任当选为江苏省中医肾病专业委员会主任委员。应邀参加在前苏联贝加尔湖苏联国家疗养院召开的国际学术研讨会,在大会作了题为"中医肾系疾病专家系统的医理设计"的报告,被大会主席马斯洛夫先生特许延长发言及提问、答问的时间,会后又组织了答问的小型会议,并评价其报告提高了会议的水平。出席了在甘肃兰州召开的全国中医肾病第四届学术会议,会前参加了在上海召开的审稿会议,在大会上作了有关"慢性肾功能不全多途径给药治疗经验"的报告,会议成立了全国中医肾病专业委员会,当选为副主任委员。主任委员是上海岳阳医院张天院长。

1989年参加编写《中医计算机模拟专家系统概论》,任编委,由人民卫生出版社出版。6月在杭州参加第五届肾病学术会议的审稿会议。7月20日被聘为江苏省残疾人福利基金会理事。

1990年晋升为主任医师。在《中西医结合杂志》发表《中药治疗IgA肾病40例》的临床报道。主持的"补气养阴和络渗湿法治疗慢性原发性肾小球肾炎气阴两虚证的临床与实验研究"课题通过省级鉴定,次年获省科委科技进步三等奖,治疗气阴两虚证的经验处方肾炎宁由医院转让,厂家已开发成新药,名为黄蛭益肾胶囊,国药准字Z20020086。3月5日由天津市中医院张大宁院长在天津筹办召开了首届国际中医肾病学术会议,受中华全国中医学会学术部之聘,任大会副主席,在大会宣读论文,并协助张大宁主席主持有关会议。10月受江苏省无锡县卫生局之聘,任无锡县中医院名誉院长。11月出席在安徽召开的全国中医肾病第六届学术交流会,会前在合肥参与审稿,会期有论文交流并协助主持会议。

1991 年主持的国家卫生部课题"慢性肾功能不全的辨证论治临床规律与原理研究"通过部级鉴定,获首届中医药工程国际学术会议金陵杯金奖,并于 1992 年获省级科技进步二等奖,其经验方保肾片由江苏省中医院转让江苏省康缘制药集团,现已开发成新药。当选为中华中医药学会江苏省分会第六届理事会理事。

1992 年晋升为南京中医学院教授。在《中华肾脏病杂志》发表《IgA 肾病的中医治疗》一文。被江苏省中医管理局聘为第一届中医药科学技术委员会委员。4 月 10 日出席中国中医药学会内科肾病专业委员会召开的"慢性肾炎及尿路感染专题研讨会",在大会交流了"雷公藤在肾脏疾病中的应用"。

1993 年享受国务院特殊津贴。参加《自由基与中医中药》编写,为副主编,主编王钢教授,由南京大学出版社出版。8 月,在哈尔滨参加中国中医药学会内科肾病专业委员会第八次全国中医肾病学术交流会。

1994 年获南京中医学院 1986—1994 年科技先进工作者奖。被第一批任命为江苏省名中医。主持的"健脾补肾益气法治疗慢性原发性肾小球肾炎脾肾气虚证的临床与实验研究"省教委课题,获江苏省科委科技进步四等奖,其经验方健肾片由南京中医药大学转让厂家,正在开发中。筹备并主持江苏省中医肾病第五届学术交流会于 5 月 27 日至 29 日在无锡召开。参与编写《临床中医内科学》,任编委,1994 年 12 月北京出版社出版,主编王永炎院士等。

1995 年担任国家及江苏省第四届、第五届药品审评委员会委员。

1996 年出席在山西太原召开的第十届全国中医肾病学术会议,在大会作了"IgA 肾病的中医治疗"的学术讲座。被科技部聘为国家自然科学基金会通讯评委。当选为江苏省中医药学会第七届理事会理事。4 月,主持的卫生部课题"慢性肾功能不全辨证论治的临床规律和原理研究"被科学出版社编委会评审,作为"八五"期间优秀科学技术成果,编入《中国"八五"科学技术成果选》一书中。10 月 10 日受聘为江苏省老科技工作者协会 1996 年卫生系列高级职称评审委员会专家组成员,负责江苏省中医院离退休职工的技术职称评审工作,将一批有水平的老专家、老同志评审为省老科协高级职称。虽不升工资,不增分房面积,但持有省老科协技术职称证书,被医疗机构认可。

1997 年参加编写《中医临床肾脏病学》,任编委,主编沈庆法教授,由上海科学技术文献出版社出版。由国家人事部、卫生部、中医药管理局遴选为全国第二批老中医药专家学术经验继承工作指导老师,带教学术继承人孔薇博士,于 2000 年如期结业。11 月 5 日在南京参加由中国海内外中医药学术发展研究中心与南京中医药大学联合组织的 97 海内外高龄化社会与中医药学术研究会,在大会上交流"中医药对老年慢性肾功能衰竭早、中期患者延缓其发展进程的探讨与治疗经验"。筹办全国第十二届中医肾病学术会议在无锡马山召开,任筹备委员会主席,主持开幕式,大会演讲"一代名医邹云翔教授""邹云翔教授的治肾学术思想与临床经验"。12月,与王钢教授主编出版《邹云翔学术思想研究选集》,由南京大学出版社出版。于 1998 年 1 月在长江路省政协礼堂内举行的纪念邹云翔教授诞辰 100 周年纪念会上送给到会者。

1998 年获江苏省卫生厅、江苏省中医管理局授予的江苏省中医药科技教育先进工作者奖。1998—2002 年出席在南京、杭州、广州、哈尔滨举办的国家中医药管理局第一期至第四期全国中医药管理局的全国中医肾病治疗新技术临床推广应用高级研修班,并讲课。

1999 年获南京中医药大学江苏省"三八"红旗手推荐奖。受聘为江苏省中医药学会肾病专业委员会第二届委员会名誉主任委员。8 月受山东省中医管理局、山东省中医药学会邀请在山东省肾病防治高级研讨班讲课,讲题为"慢性肾功能衰竭中医综合治疗方案"和"IgA 肾病的中医治疗"。

2000 年评为南京中医药大学"三八"红旗手。8 月 15 日参加在贵阳召开的第十四届全国中医肾病学术交流会,大会宣读论文"中医治疗慢性肾功能衰竭的系列临床报告"。

2001 年被邀出席由香港保健协会主席周文轩先生在沪主持的肾脏病专家座谈会,主题是慢性肾功能衰竭的中医治疗经验,随同周先生来组织座谈会的还有保健杂志副社长周薇青,主编冯广泉。2 月 28 日受安徽省马鞍山卫生局之聘,任该市卫生局跨世纪学术和技术带头人培养对象冯昕副主任医师的指导老师。

2002 年夏季,香港《保健》杂志主编冯广泉先生至南京专访邹燕琴教授,并以《承先启后继往开来振兴中医事业为己任》一文,报道邹教授的事迹于香港《保健》杂志 48 期刊出。6 月出席在苏州召开的全国中医肾病专业委员会华东地区中医肾病专业委员会举办的 2002 年华东地区中医肾病学术交流会及学习班讲课,在学习班上讲了"治疗慢性肾炎中药开发的意见"。8 月 20 日受南京医学会之聘,为南京医学会医疗事故技术鉴定专家。9 月出席在郑州召开的第十五届全国中医肾病学术交流会,交流了江苏省中医院肾病医疗中心历年来对肾病中医治疗研究的进展。12 月受香港保健协会周文轩主席邀请,赴港讲学,讲题是"慢性肾功能衰竭的中医治疗经验,预防及饮食治疗",被聘为香港保健协会顾问,由周文轩主席发了顾问证书,并邀请至赛马场用餐、观赛马。香港《保健》杂志 49 期报道了邹教授在香港讲课、答疑、交流、接受顾问证书等情景与照片。

2003 年与王钢教授、陈以平教授主编出版《现代中医肾脏病学》,由人民卫生出版社出版。与王钢教授主编出版《中国百年百名中医临床家·邹云翔》,由中国中医药出版社出版。继续选为全国第三批老中医药专家学术经验继承工作的指导老师,带教学术继承人曾安平副主任医师、周迎晨副主任医师,于 2006 年完成学业。受广西中医学院附属医院院长唐农教授的邀请,在该院肾科门诊、查房带教徒弟史伟并讲课。受到广西壮族自治区王万宾常务副主席及原政协副主席侯德彭教授的接待与壮族礼节的宴请。出席在江西南昌召开的第十六届全国中医肾病学术会议(专题研讨会)参与了 IgA 肾病专题研讨;并在大会介绍"治疗慢性肾衰的经验"。7 月 1 日受江苏科学技术出版社之聘,为《中医内科查房手册》一书的审阅专家。该书主编王钢教授、副主编曾安平、沈洪、陈晓虎等主任。

2004 年受美国波特兰市东方医学院教务长金虹博士邀请,由南京中医药大学派往美国俄勒冈州东方医学院博士生班讲课,同往的有南京中医药大学国际教育学院资深翻译陶锦文教授,被聘为该院客座教授。10 月出席在广西南宁召开的第十七届全国中医肾病学术会议,并至广西中医学院附院义诊。12 月在北京出席世界中医药联合委员会肾病专业委员会第一届学术会议,会上交流了"中医补肾、理脾、泄浊法治疗慢性肾功能衰竭的经验",被聘为顾问。

2006 年创办南京博大肾科医院及邹燕勤中医研究院。该院已是南京中医药大学教学医院,省、市公费,省、市医保,社区医保定点医院,国家中医药管理局肾病重点专科协作组成员单位,南京市卫生局肾病重点专科。

2007年被江苏省中医院聘为院内带教老师,徒弟刘泽宣正在带教中。受常州市中医院院长张琪博士邀请参加由常州市中医院、孟河医派研究所组织的孟河医派名家学术经验学习班讲课,讲题是"孟河医派名家邹云翔教授学术思想与临床经验"。在南京出席世界中医药联合委员会常务委员会议,会上报告了"孟河医派传人邹云翔教授的学术思想与临床经验"。

2008年1月获江苏省中医院全国老中医药专家学术经验继承工作优秀指导老师特别鼓励奖,并遴选为国家第四批老中医药专家学术经验继承工作的指导老师。2008年8月,江苏省中医院召开了国家第四批老中医药专家学术经验继承启动工作会议,带教徒弟周恩超博士与易岚硕士,均为副主任医师,9月1日正式跟随临床。9月底至10月初,受邀在加拿大温哥华参加了第五届国际中西医结合肾脏病学术会议,并作专题讲座。11月1日在北京出席全国中医肾病第二届第二十一次学术交流会,并作专题讲座,题为"从补肾为主配制膏方治疗慢性肾病的经验"。并受邀在北京中医药大学附属东直门医院以此专题内容为主作专题讲座。11月27日在扬州参加江苏省中医工作会议。会上被授予国家中医药管理局优秀带教老师奖。

2009年11月,在南京中医药大学参加第四批全国名老中医药专家学术经验继承工作继承人导师聘任及带教培训工作会议,受聘为南京中医药大学中医师承博士生导师,带教博士生易岚,会议由吴勉华校长做工作报告,同时受聘的还有国医大师朱良春等。2009年12月,主编的《中国现代百名中医临床家丛书·邹燕勤》由中国中医药出版社出版,参与主编的还有全国第三批师承弟子曾安平、周迎晨,共22万字。在天津出席全国中医肾病第二届第二十二次学术交流会,大会讲题为"邹氏对反佐疗法的研究"。

2010年,继承父亲邹云翔治肾学术思想经验,应用多年的院内制剂保肾片,研究成果转让社会后,成功开发为国家级新药:参乌益肾片(国药准字Z20100051)。早先治疗慢性肾炎的肾炎宁胶囊转让社会也已开发为国家级新药:黄蛭益肾胶囊(国药准字Z20020086)。6月在江苏江阴市,由江苏省中医药学会主办的"江苏省名中医学术经验传承高级论坛暨全国名老中医内科学术经验传承学习班"上,作了学术交流。弟子周恩超撰写论文《邹燕勤教授治疗慢性肾功能衰竭心法》、易岚撰写论文《补气清利法治疗慢性肾炎的经验》入选大会论文集。10月与王钢教授等主编的《中华中医昆仑·邹云翔卷》由中国中医药出版社出版。

2011年，带教的第四批国家师承弟子周恩超、易岚通过考核、答辩顺利结业。周恩超博士获国家中医药管理局颁"优秀结业论文奖"；易岚硕士通过博士（中医师承）专业答辩，获得医学博士（中医师承）学位。9月由国家中医药管理局批准成立《全国名老中医药专家邹燕勤传承工作室》，工作室由孙伟教授任主任，周恩超主任医师任副主任，由学术弟子为主担任专职研究人员，均有高级职称，其中博士6人、硕士4人。工作室主要对我的学术思想和临床经验进行整理、挖掘和总结，重点研究慢性肾炎、慢性肾衰、糖尿病肾病、难治性尿路感染、肾癌术后肾衰等病种，建立相应的诊疗方案，推广应用于临床。工作室面向全国开放，接受进修、研修人员，举办国家级继续教育项目，是中医药传承型人才培养流动站。

2012年5月，由肾科主办的"2012年邹氏治肾学术思想传承与创新暨肾病新进展学习班"在南京举行，有来自全国各地的学员100余人，在会上作了"邹云翔先生治肾学术思想介绍"的主题报告，主体内容由学术弟子介绍了我的治肾学术思想和临床经验。9月，江苏省中医院召开了国家第五批老中医药专家学术经验继承启动工作会议，带教徒弟仲昱博士与朱晓雷硕士，均为副主任医师，9月1日正式跟随临床。指导第三批全国中医优秀中医临床人才研修学员周恩超、许陵冬、叶进三位主任医师。10月在南京市中医肾病学术年会及学习班进行学术经验介绍。

2013年1月，被国家中医药管理局批准为全国首批传承博士后导师，进京参加中国中医科学院传承工作会议，并作为江苏导师代表，接受卫生部副部长、国家中医药管理局局长王国强的授牌。5月在南京，由江苏省中医院、南京中医药大学第一临床医学院、南京博大肾科医院举办的第七届国际中医肾病学术大会期间，在大会上作了主题报告。由弟子周恩超主编的《邹燕勤教授执教从医55周年学术论文集》收录了120多篇学术论文。南京中医药大学赠送"百年树人"的牌匾。与王钢教授、周恩超主任医师主编，由弟子、学生联合编写的学术专著《邹云翔实用中医肾病学》于6月由中国中医药出版社出版，共145.5万字。8月受新疆维吾尔自治区中西医结合学会邀请，出席新疆中西医结合肾病分会成立大会，并在大会作"慢性肾衰的中医综合疗法"的主题报告，受伊犁哈萨克自治州中医医院邀请作"中医膏滋的临床应用"讲座。11月在河南开封出席中华中医药学会第二十六届中医肾病学术年会,在大会上做"治肾经验方介绍"的专题演讲,并被聘为开封市中医院内科首席专家。在常州第二届孟河医派国际高峰论坛上做"对慢性肾衰治法的研究"的专题演讲。12月,受江苏省中医院青年中医师传承协会之邀,给全院青年医师进行讲座。由弟子周恩超主持的江苏省科技厅科技支撑计划——"江苏中医肾病名家诊疗经验及临床应用示范研究(BE2009614)"于12月通过专家组鉴定验收。研究成果由其主编,经我主审的《邹燕勤中医肾病学术经验继承与创新》获得江苏省金陵科技著作出版基金资助,将于2014年出版。12月底,弟子易岚博士通过进站考核正式成为我的博士后,随我至北京出席全国中医药传承博士后进站启动会及拜师仪式。

2014年3月,江苏省中医院举办了中医传承博士后集中开题仪式,传承博士后工作正式开始。由弟子周恩超、易岚主编,工作室成员共同编写,经我主审的《邹燕勤中医肾病临床求真》将由人民卫生出版社出版。同年,南京中医药大学进行博士开题报告,弟子朱晓雷通过博士生开题报告,正式跟随我攻读博士学位。9月12日出席在杭州召开的中华中医药学会第二十七届中医肾病学术年会,在大会上作"集众家之长,悟一己心得"的专题报告。

2015年5月,邹燕勤工作室迎接国家中医药管理局人事教育司组织的全国名老中医药专家传承工作室建设项目的验收,并顺利通过验收。验收专家组对工作室的建设工作给予高度评价:"工作室传承研究人员在优势病种诊疗方案、发表论文、出版专著、老专家资料收集等传承工作方面做了大量的工作,资料丰富、珍贵程度高,学术影响力较大。""特别是该工作室研究人员收集整理的跟师医案、读书临证心得等传承资料,内容翔实,质量较高。该工作室在学科多年的名老中医学术经验继承工作基础上,致力于新药的研发,开发出治疗慢性肾炎、慢性肾衰的新药两种,取得了创新性的成果。"6月12日,在扬州召开的世界中医药联合会首届夏季峰会上做专题演讲。9月10日,在中国民族医药学会肾病分会首届大会上被聘为顾问专家。10月28日,做客中央电视台第四套中华医药栏目,与王钢教授、吴勉华教授一起做科普节目。

2016年2月,被江苏省卫生和计划生育委员会、江苏中医药局授予首批江苏省"国医名师"。6月,应邀参加山东省中医药学会第十四次肾病学术交流会暨全省中医药治疗肾脏病新进展学习班,做专题演讲并进行义诊。11月,被江苏省科协授予"第十二届江苏省优秀科技工作者"称号。10月,指导的首届传承博士后易岚在北京通过中国中医科学院传承博士后出站考核答辩。12月,在南京举办的"中医肾病名家流派学术经验传承学习班"上,以《浅谈怎样做好中医肾病学的传承与发展工作》做大会演讲。

2017年2月,在《江苏中医药》杂志发表《治肾学术思想与临证思辨》。5月,主编出版《邹云翔手録孤本张简斋医案》,张简斋是金陵医派的奠基人,张氏自己无医案存书,故此书出版很有价值。2017年6月29日,在北京被国家人力资源社会保障部、国家卫生和计划生育委员会、国家中医药管理局授予第三届"国医大师"的荣誉称号,并在授奖大会上代表国医大师发言。7月,与在宁的学生弟子见面,并赠书《邹云翔手录孤本张简斋医案》留念。11月18日,参加在苏州举行的江苏省中医肾病学术年会,举办讲座,进行授课,19日携弟子赴苏州市中西医结合医院,在该院院长、书记的陪同下,参观"士材学派传承工作室",参观结束后与工作室同志交流,赠送"传承李士材学术思想,创新发展中医药学"的题字,并与该院青年医生座谈,以自己学习、工作的经历鼓励青年医生坚持传承、创新发展中医药事业。11月底,弟子易岚、仲昱经过层层选拔,被国家中药医药管理局确定为第四批全国中医临床优秀人才研修项目培养对象。2017年起作为指导老师带教第四批全国中医临床优秀人才、第六批全国名老中医药专家继承人。12月,易岚博士后进京参加了首批传承博士后出站大会。作为南京中医药大学中医博士专业学位研究生导师,带教博士研究生。

2018年3月,在江苏中医药发展、中西医结合学术大会上,被江苏省中医药发展研究中心评选委员会评为"2017年度江苏中医药新闻人物"。带领学术传承团队完成的《邹氏中医肾病诊疗经验传承、创新及临床应用示范》研究项目荣获2017年度江苏中医药科技二等奖。4月13日,中国中医药报第三届国医大师列传专栏做题为《邹燕勤:孟河飞出金陵燕、勤研经典愈痼疾》的专篇报道,并专版介绍邹燕勤学术思想及养生经验。4月28日,世界中医药联合会肾病专业委员会第十二届学术年会暨纪念一代名医肾病宗师邹云翔教授诞辰120周年学术思想研讨会在无锡召开,做专题演讲以纪念父亲邹云翔教授对中国中医肾病学所做出的重要贡献。6月23日，做客中央电视台CCTV4《中华医药》栏目，谈"养生先养肾"的养生治肾经验。7月，国家中医药管理局建立邹燕勤国医大师传承工作室，任工作室专家，并相继成立邹燕勤国医大师学术传承新疆伊犁工作站、江苏张家港工作站。6月12日，在第四批全国中医（临床、基础）优秀人才研修项目第二期中医药经典理论培训班上，以《学习〈内经〉理论指导防治肾脏病的体会》为题进行授课。6月30日，参加中国肾脏病大数据应用创新联盟会议，被聘为顾问，并在肾病分会场进行讲课。11月11日，在省中医药学会肾病专业委员会、邹燕勤国医大师传承工作室承办的全国性学术会议"名老中医学术传承及国医大师肾脏病诊疗经验学习班"上讲座授课。8月17日，江苏省庆祝首个中国医师节大会上，代表全体医师宣读《江苏省医师自律宣言》。中秋节，受南京晨报记者华琳月等同志之邀，向晨报读者祝福健康，并介绍秋季养生食品。

2019年2月，邹燕勤国医大师传承工作室揭牌仪式暨建设工作会议在江苏省中医院313会议室召开，参加会议的领导有省卫健委副主任、省中医药管理局局长朱岷，省中医药管理局石健锋、陈燕处长，以及江苏省中医院方祝元院长（工作室主任）、陈晓虎副院长，教育处陈理处长、施荣伟副处长等，对如何建设好邹氏中医肾病事业提出要求。4月25日，来自全国各地的邹燕勤国医大师弟子、邹氏中医肾病传人共聚杭州，召开"国医大师邹燕勤学术座谈会"，以《介绍我和父亲邹云翔教授运用"反佐疗法"治疗的四例典型病例》为题，为学生介绍了4例跟随父亲邹云翔教授学习及自己临床实践总结的"反佐疗法"治验病案，参会的弟子们就反佐疗法在遣方用药中的心得感悟进行了交流探讨。4月26日，在世界中联肾病专业委员会肾病分会第十三届学术年会上做专题演讲。5月25日，邹燕勤国医大师工作室姜堰市中医院工作站成立，到会参加启动揭牌仪式。7月25日，在江苏省中医院举办的全国中医院科主任培训班上授课，题目为《谈谈科主任的中医临床与实践》。8月17日，在全国中药及大数据会议上做《辨治慢性肾衰竭经验，开发参乌益肾片思路》的授课。10月13日，在世界保健日"健康南京、你我同行"活动中，被南京市卫生健康委员会、南京市爱国卫生运动委员会聘为"健康南京公益形象大使"。10月，弟子孔薇、周恩超教授主编，邹燕勤国医大师传承工作室主要成员参与编写的

《邹燕勤肾病十讲》一书由科学出版社出版,本书来源于临床第一手资料,以授课的形式呈现,利于邹氏肾科学术思想与经验的传播。10月26日,在中医药临床研究及名老中医经验传承全国学习班授课,题目为《慢性肾功能衰竭治疗体会》。10月成立邹燕勤国医大师工作室无锡新吴区中医院工作站。11月30日,参加南京中医药大学一流本科教育大会并做发言。12月7-8日,由江苏省中医院主办、邹燕勤国医大师传承工作室承办的"邹氏中医肾病学术传承暨国医大师邹燕勤教授学术思想与临床经验学习班",四川省中管局、江苏省中管局联合主办、江苏省中医院承办的"四川省第二批优秀中医临床人才研修项目江苏培训班",在江苏省中医院南院学术报告厅正式开班,亲自做《一代名医邹云翔为中国中医肾病学发展做出的主要贡献》的主题报告,工作室的主要成员、跟师弟子们围绕邹氏中医肾病学术思想的传承与发展、国医大师邹燕勤教授治肾学术经验的运用与体会、中医肾病临床研究的沿革及展望、基础研究的进展与分享开展授课,邹氏中医肾病传人组成的学术团队、全国20余省市各级中医院的临床医师、中医优秀人才培养对象、中医院校研究生、规培医师、进修医师等近300名代表参加了学习班。至2019年底带领团队与学生撰写论文:《浅谈治肾学术思想与临证思辨》《中医肾病辨治概要》《慢性肾炎的临证辨治撷要》《慢性肾衰竭中医辨治思路》《论杂病辨治纲要》,总结整理邹氏治肾学术思想与经验,分期发表在《江苏中医杂志》。

2020年3月,组织学生学习新型冠状病毒肺炎的中医防治理论与辨治思考。亲自开出预防新型冠状病毒肺炎的"养肺健脾解毒汤",并捐献给武汉一线抗疫医务人员。6月,弟子孔薇、周恩超教授主编的《邹燕勤肾病查房实录》由科学出版社出版,邹燕勤国医大师传承工作室主要成员、弟子、学生等邹氏肾科传人均参与编写,该书以问难与释难的形式阐述对肾病的辨证治疗思维,旨在提高临床医师的中医思辨能力和诊疗水平。6月20日,在南京中医药大学参加"纪念习近平同志在南京中医药大学中医孔子学院重要讲话发表十周年理论研讨会",并做主旨报告。7月29日,以《和诚精勤,守正创新,做大德大爱的南中医人》为题,为南京中医药大学代言。9月6日,邹燕勤国医大师承办的国家级继续教育学习班"国医大师邹燕勤教授诊治慢性肾脏病经验传承学习班"在江苏省中医院召开,做《邹氏中医肾科八十年创建,传承创新发展的启示与展望》的主题授课,线上线下学员

500余学员积极参与学术交流。带领邹氏肾科团队撰写《邹云翔手录孤本张简斋医案评析》，已完成统稿，即将出版，并分期发表相关论文。2017年至今，亲自带教学术继承人、研究生、全国中医优秀临床人才、江苏省中医优秀临床人才、第六批全国名老中医学术经验继承人、工作室进修医师约50余人，为培养人才，在临床带教及讲座讲课均竭尽全力，倾囊相授。